U0926497

全国中医药行业高等教育“十三五”创新教材

医学信息技术

（供医学信息学、中医药学专业使用）

主　编　叶青　彭琳

中国中医药出版社
·北　京·

图书在版编目（CIP）数据
医学信息技术/叶青，彭琳主编．—北京：中国中医药出版社，2019.8（2025.6重印）
全国中医药行业高等教育“十三五”创新教材
ISBN 978-7-5132-5686-5

Ⅰ.①医… Ⅱ.①叶… ②彭… Ⅲ.①计算机应用-医学-高等学校-教材
Ⅳ.①R319

中国版本图书馆CIP数据核字（2019）第175917号

中国中医药出版社出版
北京经济技术开发区科创十三街31号院二区8号楼
邮政编码 100176
传真 010-64405721
北京盛通印刷股份有限公司印刷
各地新华书店经销

开本 787×1092 1/16 印张 13.75 字数 348 千字
2019年8月第1版 2025年6月第5次印刷
书号 ISBN 978-7-5132-5686-5

定价 52.00元
网址 www.cptcm.com

服务热线 010-64405510
购书热线 010-89535836
维权打假 010-64405753

微信服务号 zgzyycbs
微商城网址 https://kdt.im/LIdUGr
官方微博 http://e.weibo.com/cptcm
天猫旗舰店网址 https://zgzyycbs.tmall.com

如有印装质量问题请与本社出版部联系（010-64405510）
版权专有 侵权必究

全国中医药行业高等教育“十三五”创新教材

《医学信息技术》编委会

主　编　叶　青（江西中医药大学）
　　　　　彭　琳（江西中医药大学）

副主编　张　康（江西中医药大学）
　　　　　宋伟才（江西中医药大学）
　　　　　聂　斌（江西中医药大学）

编　委（以姓氏笔画为序）
　　　　　朱彦陈（江西中医药大学）
　　　　　李智彪（江西中医药大学）
　　　　　何扬名（江西中医药大学）
　　　　　胡海生（江西中医药大学）
　　　　　韩奇日嘎（江西中医药大学）
　　　　　程春雷（江西中医药大学）
　　　　　雷银香（江西中医药大学）
　　　　　廖春华（江西中医药大学）

编写说明

现代计算机技术、信息技术和医学技术的融合，给生命科学带来了新的发展契机和巨大的推动力。医学信息技术是以医学信息为主要研究对象，以医学信息的规律及应用为主要研究内容，以计算机为主要工具，用信息科学的原理和方法，解决医药领域从业人员处理医学信息过程中的问题。

医学信息技术是一门应用计算机技术解决医学领域问题的跨学科知识交叉融合的课程，目的是让学生掌握医学信息技术的基本概念、方法和应用，能够使用信息技术开展医学研究，具备解决实际工作中遇到的医学信息处理问题的能力，满足医疗卫生领域对从业人员信息素养和信息技能的需求。

本教材以提高医学生的信息素养和信息技术应用能力为主线，以案例导向、面向应用、注重实用为特色，顺应信息时代要求，普及医学信息技术，促进医疗信息化建设。本教材共五章，第一章为医学信息技术概述，第二章为医院信息系统，第三章为医学图像处理，第四章为医学数据统计分析，第五章为医药数据挖掘。本教材力求做到语言简洁、层次清晰、图文并茂；既注重信息技能培养，又注重基础理论掌握；既通俗易懂，又突出案例导向。结合医学案例进行讲述，直观易学、切合实际，使学生通过案例加深对知识点的理解、掌握，提高使用信息技术解决医学领域实际问题的能力。

本教材可以作为医学信息类和中医药类相关专业的必修课和选修课教材，也可供医疗信息和医疗卫生领域从业人员的参考。

参加编写的人员都是多年从事计算机和医学信息技术教学的一线专职教师，具有丰富的理论知识和实践教学经验。第一章由叶青编写；第二章由彭琳、廖春华、程春雷编写；第三章由何扬名、张康编写；第四章由韩奇日嘎、朱彦陈、李智彪、宋伟才编写；第五章由聂斌编写。全书由叶青、彭琳统稿，胡海生、雷银香老师参与了资料的收集整理和校对工作。

教材编写过程中，我们虽然参阅了国内外大量的文献资料，但由于专业知识和学术水平有限，不妥之处请各位前辈、同行和广大读者指正，以便再版时修订提高。

《医学信息技术》编委会

2019 年 3 月

目 录

第一章 医学信息技术概述

随着信息社会的到来，信息作为与物质和能量一样重要的资源，在社会生产和日常生活中起着越来越重要的作用。以开发和利用信息资源为目的，信息技术已广泛应用于社会生活的各个领域，成为信息化社会的主要推动力。信息技术在医学研究和医疗卫生服务领域的应用，从交叉学科到医学信息学的产生和发展，到先进的数字诊疗技术的应用，乃至数字化医院的建设，推动着医学研究和医疗卫生信息化的进程。

医学信息技术是研究如何通过现代信息技术有效地收集、储存、检索、分析，以及利用患者的医疗信息、临床研究信息等，以提高医疗卫生管理与决策、医院各个信息系统的合理建设、医疗质量和医学科学研究效果。

医学信息技术是用信息科学的原理和方法，研究医学信息传输和处理的一门技术，是应用计算机技术解决医学领域问题的跨学科知识交叉融合的课程。

本章在介绍信息、医学信息和医学信息技术及其相关概念的基础上，重点介绍医学信息获取及利用的相关基础知识。

第一节 医学信息基础

随着信息技术的日益发展，人们对卫生环境、疾病预防、医疗服务和自身健康水平的关注与需求也日益增长。人们为如何应用医学信息处理技术来满足这些需求，适应建设和谐健康社会的要求而不懈努力。20 世纪 80 年代，开始出现了一门新兴的科学——医学信息学。

医学信息学（medical informatics，MI）是在信息科学、计算机科学、人工智能与医学科学经过不断的交叉、融合和应用，逐步形成的一门多边缘的交叉学科。其主要任务是研究医学领域中各种医学信息的性质、获取、转换、编码、传递、控制和利用，以便在卫生管理、临床控制和知识分析过程中做出决策和解决问题的科学，是现代医学研究和医疗保健不可缺少的重要组成部分。

医学信息学的发展，一方面，推动着医学的发展，成为有利于医学研究和医疗卫生管理的技术手段；另一方面，对医学工作者也是新的挑战。当前，医学信息学研究正快速发展，各种专业研究机构和公司如雨后春笋般涌现，医疗卫生机构内部的医学信息学研究部门与日俱增，医学信息学已成为现代和未来生物医学发展的基石。

一、信息与医学信息

信息与人类的生产、生活息息相关。从古代人类存储信息的方式（结绳记事）、传递信息的方式（烽火狼烟），到今天的互联网应用，人类对信息的认识和利用源远流长。对信息的认识和理解是开发利用信息资源的前提。

（一）信息

在信息社会中，信息是如此普遍和多样，从日常生活到科学研究，信息无处不在。人类从来没有像今天这样面对信息的海洋，如此重视和研究信息。信息的本质不断被揭示，并应用于社会科学、自然科学、社会服务等各个领域，人类进入了信息社会。

1. 信息的概念

信息，是指音讯、消息、通讯系统传输和处理的对象，泛指人类社会传播的一切内容。人通过获得、识别自然界和社会的不同信息来区别不同事物，得以认识和改造世界。在一切通讯和控制系统中，信息是一种普遍联系的形式。1948 年，数学家香农在题为《通讯的数学理论》的论文中指出：信息是用来消除随机不定性的东西。

信息一词在英文、法文、德文、西班牙文中均是 information，日文为情报，我国台湾称之为资讯，我国古代用的是消息。作为科学术语最早出现在哈特莱（R. V. Hartley）于 1928 年撰写的《信息传输》一文中。20 世纪 40 年代，信息的奠基人香农（C. E. Shannon）给出了信息的明确定义，认为“信息是用来消除随机不确定性的东西”，这一定义被人们看作是经典性定义并加以引用。控制论创始人维纳（Norbert Wiener）认为“信息是人们在适应外部世界，并使这种适应反作用于外部世界的过程中，同外部世界进行互相交换的内容和名称。”它也被作为经典性定义加以引用。

随着社会的不断进步与发展，各学科间的相互联系、相互渗透，使得信息理论在 20 世纪中后期得到了空前的发展。由于其涉及的学科非常广泛，所以信息在不同的学科范畴中有不同的含义和特征。如数学家认为，信息是概率论的发展；通信学家认为，信息是不确定性的描述；哲学家认为，信息是认识论的一部分；管理学家认为，信息是提高决策的有效数据；电子学家、计算机科学家认为，信息是电子线路中传输的信号等。

不同学者从不同学科角度去认识信息、解释信息，对信息概念得出了不同的定义。美国信息管理专家霍顿（F. W. Horton）给信息的定义为——信息是为了满足用户决策的需要而经过加工处理的数据。简单来说，信息是经过加工的数据，或者说，信息是数据处理的结果。我国著名的信息学专家钟义信教授认为，“信息是事物存在方式或运动状态，以这种方式或状态直接或间接的表述”。

目前，有关信息的定义已逾百种，之所以有这么多对信息概念的不同解释，与不同的社会发展时期、不同的约束条件有关。当前，比较一致的看法是：信息作为与物质、能量并列的人类历史上最重要的三个基本概念，信息是普遍的、客观的存在。从这种观点出发可以得出信息的一般概念，即本体论层次的信息概念：信息是物质运动的状态和存在方式的表现形式，是物质的一种普遍属性。另外，人是认识的主体，信息只有被人感知和认识，才能作为资源被开发利用，从这种观点出发产生了认识论层次的信息概念：信息是认识主体所感知或认识事物运动的状态和存在方式的表现形式，是人脑关于事物的运动状态和存在方式的描述和反映。需要指出的是，这里所说的“事物”泛指一切物质客体和精神现象，“运动”则泛指一切意义上的变化。

由于设定了认识主体这一约束条件，认识论层次的信息概念比本体论层次的信息概念更为具体和全面。在现实世界中，人们只有感知事物存在的方式和运动状态的形式，理解其内容，认识其作用，才能更好地把握该事物的信息。而人对事物的认识是一个发展变化的过程，因此，在不同时期、不同阶段，对信息的认识和理解，取决于人的认识能力和水平。

2. 信息的分类

信息广泛地存在于自然界和人类社会，信息存在的普遍性和多样性，使得人们可以根据研究需要从不同角度、不同层次对信息进行类型划分，由于对信息含义的理解和使用目的不同，因此对信息的分类也各不相同。常用的信息划分方法和分类如下。

（1）根据信息的来源划分　信息可分为生物信息、自然信息、社会信息。生物信息是反映生物运动状态和方式的信息，如遗传密码便是生物信息。自然界经过漫长时期的演变，产生了生物，逐渐形成了复杂的生物世界。生物信息形形色色，千变万化，不同类别的生物发出不同的信息。自然信息是自然界事物的特征、变化及事物之间内在联系的反映，是客观事物自身规律的反映和表现形式。社会信息是指反映人类社会活动的信息，包括政治、经济、文化、军事、科技等方面的内容，人类依靠社会信息，认识和掌握事物的发展变化规律，达到认识世界、改造世界的目的。社会信息可分为政务信息、经济信息、科技信息、文化教育信息和军事信息等。

（2）根据信息的层次划分　信息可分为语法信息、语义信息和语用信息。认识论认为，信息有三个层次，任何一个信息都可划分为语法信息、语义信息和语用信息。语法信息是信息的最基本层次，又称句法信息，是认识主体感知或表述的事物运动状态和特征的形式化关系。它只涉及事物运动的结构，即只考虑状态和状态之间的关系，也就是说，只表述客观事物运动状态而不考虑其意义的符号排列和组合。通常把与事物运动状态及变化方式的因素相联系的认识论信息称为语法信息，把与含义因素相联系的认识论信息称为语义信息，把与效用相联系的认识论信息称为语用信息，而把语法、语义和语用信息的有机整体称为全信息。例如，对于“某高血压患者服药半小时后，经血压计测量，目前血压 125/80mmHg，心率 80 次/分”这样一条信息，从语法信息层次理解，只要保证承载该信息的语句符合语法规范即可解读；而从语义信息层次理解，则包含“患者目前血压正常”这一信息；从语用信息层次理解，则要求医生结合专业知识和经验进行解读。

（3）根据信息的时间划分　信息可分为历史信息和预测性信息。历史信息是已知的信息。在认识事物时，有了历史信息，就可能预测未来。如果对历史信息进行科学的分析，就可以预测事物的发展趋势。预测性信息是指能够在一定程度上表现事物未来发展趋势的信息，是制定规划不可或缺的信息。对未来的猜想不是预测性信息，预测性信息必须建立在科学分析、科学预见的基础上。

（4）根据信息的处理划分　信息可分为原始信息和加工信息。原始信息即通常所说的“第一手材料”，这是最全面、最基本、量最大的信息资料，是信息工作的基础。对原始信息进行不同程度的加工处理，就可成为适应不同对象、不同层次需要的加工信息。对信息加工处理是指通过判别、筛选、分类、排序、分析和再造等一系列过程使收集到的信息成为我们需要的信息，即信息加工的目的在于发掘信息的价值，方便用户使用。信息加工是信息利用的基础，使信息成为有用资源的重要条件。

（5）根据信息的性质划分　信息可分为定性信息和定量信息。定性信息是指用非计量形式来描述各种事物变化特征的信息，主要反映事物的性质，用于揭示事物的本质和特征。定量信息是指用计量形式来描述各种事物变化和特征的信息，主要反映事物的数量关系，用于揭示事物量的特性。定性信息和定量信息都是信息构成必不可少的因素。例如，对于“目前该患者血压很高”和“目前该患者血压 170/120mmHg”两条信息，前者属于定性信息，后者属于定量信息。

（6）根据信息的类别划分　根据信息的应用领域可分为工业信息、农业信息、军事信息、政治信息、科技信息、文化信息、经济信息、市场信息和管理信息等；根据信息的作用可分为有用信息、无用信息和干扰信息；根据信息的载体可分为文字信息、声像信息和实物信息；根据信息的运动状态可分为连续信息和离散信息，或动态信息和静态信息。

对于医学信息，我们可以从信息所表现的形式来划分它的类型，即将其划分为医学常规数据信息、医学生理信息、医学图像信息和医学知识信息等几种形式。

3. 信息的特征

与信息的分类类似，信息的特征呈现出多样多面，具有普遍性、价值性、相对性、时效性、识别性、表征性、存储性、传递性、依附性、变换性、知识性、共享性等主要特征。

（1）普遍性　信息概念反映了客观世界最一般的本质联系，是一切事物（包括物质客体和人的生产活动）的普遍属性。无论是自然世界，还是人类社会，信息都是无处不在、无时不有的。例如，交通的红绿灯、上课的铃声，我们每天看到的、听到的都是信息。

（2）价值性　信息不能直接提供给人们物质需要，人们离不开信息，信息具有价值性。信息的价值性体现在两个方面：一方面，直接体现为意识形态，提高精神生活、思维能力，满足人们精神领域的需求；另一方面，作用于实践，促进物质、能量的生产与使用。信息只有被人们利用，才有价值，信息是可以增值的。

（3）相对性　信息是否有价值是因人而异的，即信息具有相对性。一方面，同一信息，对于不同的个体，作用是不一样的；另一方面，不同的用户对信息的认识和需求也是不同的。信息使用价值的大小取决于接收信息者的需求及其对信息的理解、认识和利用的能力。

（4）时效性　信息的时效性是指信息从大众媒介发出到受众接收、利用的时间间隔及其效率。信息不是一成不变的东西，会随着客观事物的变化而变化，信息的时效性也会随着时间的推移而变化，即使是很有价值的信息，一旦失去了时效，它就会变成无人问津的东西。

（5）识别性　信息是可以识别的，识别又可分为直接识别、间接识别和比较识别等多种方式。直接识别是指通过感官的识别；间接识别是指通过各种测试手段的识别。不同的信息源有不同的识别方法。

（6）表征性　世界上一切事物的存在和运动都会产生信息，而信息正是表征这些事物存在方式和运动状态的一种形式。例如，从中医的观点看，口苦体现了肝胆热、肠胃热等信息；口甜体现了脾胃功能失常的信息；口咸体现了脾虚湿盛、肾虚火旺的信息；口酸体现了脾胃气弱的信息；口淡体现了脾胃虚寒、食欲不振的信息；口涩体现了脾肾衰败、气血瘀结的信息；口辣体现了肾阴不足、肝火偏旺的信息；口臭体现了消化系统功能紊乱的信息。

（7）存储性　信息具有存储性。信息的可存储性使信息可以积累，信息经过记忆、记录等存储起来，以便今后使用。人类的大脑就是一个天然信息存储器，人类发明的文字、摄影、录音、录像以及计算机存储器等都可以进行信息存储。

（8）传递性　信息是可以传递的，也就是说信息具有传递性。信息可通过一定的物质载体（信道），从发信者（信源）传递到收信者（信宿）。信息的传递方式是多样化的，语言、表情、动作、报刊、书籍、广播、电视、电话、网络等是人类常用的信息传递方式。

（9）依附性　信息是通过载体来表示（表达）和传播（传递）的。信息不能独立存在，需要依附于一定的载体；载体本身不是信息，其中所传递的事物状态或事件的真相才是信息；同一个信息可以依附于不同的载体，语言、文字、声音、图像和视频等是信息的载体。

（10）变换性　信息是可以变换的，可以从一种形态变换为另一种形态。如自然信息可为语言、文字和图像等形态，也可变换为电磁波信号和计算机代码。信息的变换性可以根据不同用户的不同需求，采用不同的信息表现方式和方法来加工处理。例如，可以采用数据二维表的方式表示，也可以采用折线图等直观方式来表示。

（11）知识性　信息具有知识的属性，但信息并不等于知识。信息只有经过人类的智力加工，去粗取精、去伪存真，才得以成为人类公认的知识；反之，知识也不等于信息，它只有通过传递才能转化为信息。

（12）共享性　信息作为一种资源，不同个体或群体在同一时间或不同时间可以共同享用。信息的共享性主要表现在信息传递和使用过程中，允许多次和多方共享使用，信息的提供者并不会因信息的提供而失去对信息的拥有和信息的使用，也不会因使用次数的累加而损耗信息的内容。信息可共享的特点，使信息资源能够发挥最大的效用。

（二）医学信息

医学研究人体的结构与功能，研究疾病的病因、发生、发展、分布、转归及各种疾病间相互关系的规律和原理，以诊断、治疗、预防、控制疾病、维护、康复和增强人类个体和群体身心健康的科学。医学发展源远流长，是医学信息不断产生的源泉。

1. 医学信息的概念

医学信息（medical information）是指在医学研究、临床实践和医学管理等过程中所产生的以及从各种载体中获取的各种形式的信息。医学信息是信息的一部分，是面向医学领域的专门化的、有针对性的一类信息。这些信息包括文字（如医学书刊、医学报告、临床文档、病历、处方、医嘱等）、数据（如实验数据、临床过程的观察数据、公共卫生的调查数据等）、表单（如各种医学统计表格、临床中的检查单、化验单和护理单等）、图形（如心电图、脑电图等）、影像（如X射线图像、CT图像、MRI图像、PET图像、超声图像等）和声音（如听诊、叩诊或检测中所产生的心音、肺音）等。可见，不同的医学实践，会产生多种类型的医学信息。

2. 医学信息的分类

医学信息涉及医学科学和医疗服务的所有领域，内容广泛而复杂。与信息的类型划分类似，可以根据不同的划分原则，从不同的角度对医学信息分类。

（1）*根据医学信息的存在方式划分*　分为人体内信息和人体外信息。人体内信息是指与生命现象有关的、在人体内不同层次（基因、核酸、蛋白质、细胞、器官、系统等）发生、传递、接收并执行生命系统功能的各种信息。人体外信息是指与医学研究、医疗活动、医院管理，以及药学研究、药物生产、流通和使用等有关的各种信息。

（2）*根据医学信息的来源划分*　分为系统内部信息和系统外部信息。系统内部信息主要是指来自医学领域各业务部门、医疗卫生活动全过程、医学科学和技术的发展以及医学卫生行政管理等，并以统计、报表、分析、总结、资金、库存、设备、药品、病案、规章、标准等形式表现出来的信息。系统外部信息是指反映医学卫生系统外部环境变化的信息。

（3）*根据医学信息的应用领域划分*　分为医学生物信息、临床医疗信息、医学管理信息、医学研究信息和公共卫生信息等。医学生物信息是指包含生物信息的采集、处理、存储、传播和分析应用，并从中提取生物学新知识；临床医疗信息是指与疾病诊治有关的信息，主要包括诊断信息、治疗信息、医学影像检查信息、护理信息、病案信息、临床用药信息、药品质量信息等；医学管理信息是指与卫生事业管理有关的一类信息，主要包括医院管理与决策信息、药事管理信息、医学教育信息及科研管理信息等；医学研究信息是指与医学和药学研究有关的信息，主要包括与医学和药学各学科科研现状和研究进展有关的信息及与临床药学研究有关的信息；公共卫生信息是指与疾病预防、防疫、公共卫生服务有关的信息，主要包括疾病预防报告与监测、调查、干预、评价、卫生检测和监测等信息。

（4）*根据医学信息的表现形式划分*　分为医学常规信息、医学生理信息和医学图像信息等。医学常规信息是指在进行医学临床、医学实验、医学教学、医学预防和医学管理等一般性的医学实践和科学实验中所得到的各种常见的医学数据；医学生理信息是指人体的生理信号，是医学领域中最能直接反映生命特征的医学信息；医学图像信息是指用图像表达医学信息的信息源，与其他诸如心电、脑电、体征等信源一样是医学诊断的重要依据。

3. 医学信息的特征

医学信息除具有一般信息共有的特点外，还具有自己的特征，主要表现在以下几个方面。

(1) 医学信息的多样性和复杂性 医学信息以人作为信息收集对象，包括基础医学信息、临床医学信息、医疗卫生保健信息、公共卫生信息等，具体包括纯数据、文字、信号、图像等医学信息，不仅数据量大，而且数据类型、属性、表达方式较为复杂。

(2) 医学信息的广泛性和重要性 医学信息无论对个人、对社会都具有很大的作用和意义。如流行病、公共卫生等信息的采集、处理、监控和发布涉及千家万户，对提高卫生和医疗工作的水平也具有指导意义。

(3) 医学信息的私密性和公开性 医学信息涉及个人、家庭、民族、地方甚至国家的相关信息。个人的诊疗信息作为个人隐私，受法律的保护。而解决医疗纠纷、疫情防控、流行病学调查、司法鉴定等很多方面则要求真实可靠的医学信息来佐证，因此对医学信息的安全保密工作显得尤其重要。同时，医学信息也属于社会信息，在学术研究、临床实践、医学教育、公共卫生、大众健康、政府政务等方面有针对性地满足社会的合理需求是医学信息公开性的特征。

(4) 医学信息的连续性和时间性 就个人医学信息来说，它是伴随每个人终身的健康档案，几十年甚至上百年的连续而完整的医学记录尤其显示出生命信息的珍贵。同时，医学检测的波形、图像都是时间的函数，还有一部分医学信息，如患者的身份记录的静态数据，虽然不带有时序性，但都是对患者在某一时间医疗活动的记录。

(5) 医学信息的不完整性和冗余性 疾病信息所体现出的客观不完整和描述疾病的主观不确切，使医学信息的表达、记录本身的不确定和模糊性，形成了医学信息的不完整性。医学信息数据是一个庞大的数据资源，每天都会有大量相同的或部分相同的信息。例如，对于某些疾病，患者所表现的症状、化验的结果、采取的治疗措施等存在着类同数据信息。

4. 医学信息的作用

医学信息是医学研究的基础，是临床医疗的依据，是市场竞争的灵魂，是全民健康的保障，是医疗卫生事业管理的支柱。医学信息在反映医药卫生领域发展态势、促进医学科技发展中具有重要作用，主要体现在以下几个方面。

(1) 辅助医疗卫生决策 充分利用医学信息，可以帮助医疗系统的决策者进行医疗决策活动。医学决策关系着人民群众的生命健康，涉及诊疗方案、医疗费用等项目的选择，而医学信息是医疗卫生决策的科学依据，无论对患者还是医疗机构的决策者都至关重要。

(2) 提升医学科技创新能力 医学科技创新的目的在于探索生命的本质、过程、生命活动的规律和机理，作为引领 21 世纪科技发展的医学科学技术，科技创新已成为推动其发展的根本动力。医学信息是医学科技创新的重要支撑条件，对医学科技创新的实施起到支持、促进、指导和规范作用。

(3) 加强医药卫生事业管理　医药卫生事业管理信息内容广泛，涉及医疗、医药、健康保障、疾病预防控制、公共卫生、健康教育、医药科技、公共卫生安全等。不同的信息为医药卫生事业工作正常开展及其有效管理提供必要的信息保证，从而提高工作效率，辅助高层领导决策，获得更好的社会效益与经济效益。

二、医学信息技术

医学信息技术是用信息科学的原理和方法，应用计算机技术来研究医学信息获取、处理、分析和利用的一门技术。随着现代计算机技术和互联网的不断普及，医药信息技术是一个多学科相互交叉的学科，其研究领域涉及医学、药学与管理学等学科。

(一) 计算机与医学信息的获取

利用计算机软硬件技术、网络通信技术等现代化手段，对在医疗活动各阶段中产生的数据进行采集、存储，即可获取医学信息。众所周知，信息是由数据推演而来的，数据是信息的载体，信息是数据处理的结果。数据可以通过不同方式采集而得到，数据采集方式不科学，获取的数据就会产生偏离或错误。例如，诊疗过程中的数据采集，数据输入时可由自动测量设备输入替代手工输入，以减少数据输入时的错误概率。因此，医学数据的采集不断朝着自动化方向迈进。如临床实验室中使用的各种自动分析仪器（血糖仪、血液凝固分析仪、血气分析仪等）、心电图记录设备、核磁共振、CT、B 超等。

获取有效的医学信息是帮助医疗科技工作者提供决策支持的基础。以临床为例，临床观察阶段的任务就是获取能提供相关决策信息的数据，以减少关于患者疾病的不确定性。在数据收集时，通过相关基础检查、生理病理分析和参考患者的既往病史等，有时会遇到不完整的数据或掺杂有杂质的数据。因此，为了获取更有效的医学数据，在数据获取过程中，需用完全不同的方式得到的患者数据以相互佐证与补充，以获得更加可靠的诊断与决策医学信息。医学信息的自动获取是计算机在医学中应用的一个大课题，如何保证所获信息的正确性，是医药科技工作者与计算机科学工作者深入合作的动力。

(二) 计算机与医学信息的处理

医学信息处理，即对医学信息的处理，其任务是通过计算机技术对获取的医学信息数据进行加工，确定数据的含义和形式，从中得到有用信息。在医学临床与科学研究过程中，会得到大量的原始数据，其中包括大批图片资料及多媒体信息，医学信息处理就是对已收集医学数据集进行存储、检索、统计、分类、传输等操作。医药科技人员最常做的医学信息处理工作就是医学数据分析，医学数据分析的核心环节是数据检索、数据统计、数据挖掘及数据的可视化表达等。

将医学信息正确地显示给用户是理解医学信息的基本条件。通常专用的医学信息处理软件能让用户以最方便和最明确的方式提取相关医学信息。医学信息处理涉及广泛的计算机科学知识与技能。为了能更直观地呈现医学数据信息，医学信息表达中会大量地应用图表。现代计算机技术并不只限于用表格和图形的方式来显示数据，它也可以用多媒体的方式来表示数据。例如，电子病历的患者心脏数据不只包括病史记录和物理检查中的字符数字数据，也可以包括实验室检查的数值数据、X 线、B 超、CT 检查的图像数据和动态血管视频数据，以及心音和心电图信号。

（三）计算机与医学信息的分析

医学信息分析是指从混沌的医学信息中萃取出有用的信息，从表层医学信息中发现相关的隐蔽信息，从过去和现在的医学信息中推演出未来的医学信息，从部分医学信息中推知总体的医学信息，以揭示相关医学信息的结构和发展规律。因此，医学信息分析是对各种相关医学信息的深加工，是深层次或高层次的医学信息处理，是一项具有研究性质的智能活动。从医学信息分析的整个工作流程来看，它也具备信息的整理、评价、预测和反馈四项基本功能。具体而言，整理功能体现在对医学信息进行收集、组织，使之由无序变为有序，是进行服务医学教学和临床医疗的基础；评价功能体现在对医学信息价值进行评定，以达到去粗（取精）、去伪（存真）、辨新、权重、评价、荐优的目的，评价的结果可以辅助医学的研究活动；预测功能体现在通过对已知医学信息内容的分析获取未知或未来信息，以保障医疗服务领域的有序运转；反馈功能体现在根据医疗临床的实际效果对医学信息评价和预测结论进行审议、修改和补充，为医药科学管理发挥参谋和智囊作用。

医学信息分析的目的是为医学科学决策服务的。医学信息分析方法包含对医药信息研究过程中所采用的一切方法和技巧，是在收集、加工、存储和传递医学信息的基础上，采用定性和定量的方法对其进行处理，从中提取出更直观的知识，以便制定或选择决策方案。常规的医学信息分析方法大都是从卫生统计学中获得的，但随着信息技术在医疗卫生领域的深入应用，获取的医学数据是呈几何级数增长的。面对海量的信息和数据，由此产生了集统计学、数据库、机器学习等技术为一体的数据挖掘分析技术，数据挖掘和知识发现的科研活动在医药卫生领域已得到逐步开展。

（四）计算机与医学信息的利用

医学信息利用是指如何有效地利用所获得的医药信息来解决临床与科研中的各种问题，不断地自我更新知识，并能用新信息提出解决问题的新方案。在信息时代的今天，从海量数据中获取信息，进而变为自己的知识，是许多医学科技工作者的愿望。科学而有效地利用医学信息的一种重要技术就是医药信息检索。现代的医药信息检索也是基于计算机及其网络开展工作的技术，它能更好地指导临床实践与医学研究，也是医生终身学习提高的重要途径。

医学领域的资源丰富，存储量大，大量的在线数据库作为一种重要的信息资源，目前已普遍得到人们重视，应用越来越广泛，如医学文献数据库、生物医学文献数据库、期刊全文数据库、电子刊物数据库等。在计算机网络中包含的医学资源也比较广泛，不仅有网络医学中文献的数据库信息、关于医学发展教育的信息，还有医学中各个研究病状的影像、基因数据库等。除此之外，还有医学电子刊物信息资源、数字化医学图书馆信息资源、医学网站信息资源等。

循证医学是一种临床医学模式，是研究如何合理、正确地利用最新的相关信息（证据）进行临床决策的一门医学学科。循证医学实践的过程离不开数字化医疗、计算机技术、网络通信技术，尤其是因特网技术的迅速发展，为循证医学的研究和实践提供了重要的支撑条件，各种与循证医学相关的数据库为医学信息的获取提供了重要的系统资源。

三、医学信息素养

随着信息时代的飞速发展，面对各种各样的海量信息，人们需要有足够的能力来获取、鉴别和有效地利用信息，这也是需要不断培养和提高一种新的素养，即信息素养。信息素养是信息社会衡量人们综合素质的重要指标，是人们在信息社会生存和发展的基础。医学生作为国家医疗领域的后备军，其信息素养水平关系到国家医疗服务水平的高低。

（一）信息素养的概念

信息素养（information literacy）的本质是全球信息化需要人们具备的一种基本能力。信息素养这一概念是信息产业协会主席保罗·泽考斯基于 1974 年在美国提出的，并解释为“利用大量的信息工具及主要信息源使问题得到解答的技能”。但这一时期对信息素养的定义多在强调信息获取的技巧、信息定位与信息利用等。20 世纪 80 年代，信息素养的内涵得到进一步扩展和明确，不仅包括信息技术和技能，而且涉及个体对待信息的态度（如信息意识）、确定与利用信息的愿望、对信息价值的评价和判断、对信息的合理利用等。1989 年美国图书馆学会（American library association，ALA）对信息素养进行了重新定义，即能够判断什么时候需要信息，并且懂得如何去获取信息，如何去评价和有效利用所需的信息。20 世纪 90 年代后，信息素养的概念进一步完善，逐步与终身学习能力关联起来，并强调信息素养为一生的学习奠定了基础，它适用于各个学科、各种学习环境和教育水平，可以让学习者掌握内容，扩展研究的范围，有更多主动性和自主性。

信息素养是指在信息社会中，人们所具备的信息处理所需的实际技能和对信息进行筛选、鉴别和使用的能力。信息素养是一种综合能力，是发现、检索、分析、评价与利用信息的技能或能力。

（二）医学信息素养的内涵

21 世纪是医学与生命科学的世纪，医学已成为科技领域发展进步最迅速的学科，医学信息呈几何级数增长，医学知识“老化”进程和更新周期不断加快，信息技术在医学领域日趋广泛应用，临床医疗和医学相关科研工作信息化程度越来越高，未来医生及研究人员面临着不断扩大的工作领域和日益复杂的临床诊疗和科研等工作。以医学信息获取、评价和利用等处理能力为核心的信息素养是当今医学人才综合素养的核心，信息素养能力将成为今后临床医疗及医学相关科研工作的重要条件和必备素养。医学信息素养的内涵较丰富，主要包括以下几方面。

1. 信息意识

信息意识指信息在人脑中的反映，即人对各种信息的自觉心理反应，反映人在信息活动过程中对信息的认识、态度、价值趋向和一定需求。作为信息社会的医学生，应具备良好的信息意识，积极认识和重视信息与信息技术在临床医疗、科研和管理等中的重要作用，具备医学信息价值的自觉认识及敏锐的判断力和分析力，形成良好的信息习惯，善于捕捉、分析、判断和吸收医学领域信息知识，对最前沿的医学情报信息、相关技术动态具有敏感性和洞察性能力。

2. 信息知识

信息知识是指一切与信息活动有关的基本理论、知识和方法。医疗工作者必须掌握所需的信息知识，才能对医药信息进行有效的收集与利用。医学生应掌握的信息知识如下。

（1）*医学信息基础知识*　包括信息的概念、内涵、特征、医学信息源知识、医学信息检索工具知识、医学数据库知识等。

（2）*现代信息技术知识*　包括信息技术的原理、作用、发展等及其在医学领域的应用，以及医疗、科研中涉及的信息技术知识（如医院信息系统、电子病历、现代医疗技术知识）等。

3. 信息能力

信息能力是指医学生有效利用信息技术和信息资源获取信息、分析信息、处理信息，以及利用信息解决医学研究和临床实践中实际问题的能力。医学生应掌握的信息能力如下。

（1）*常用信息工具的使用能力及信息技术应用能力*　包括会使用文字处理工具、浏览器和搜索引擎、电子邮件等，以及能够运用信息和通迅技术解决医疗、科研的问题。

（2）*信息获取和识别能力*　医学生能够根据自己的需要选取合适的信息源，并掌握检索方法和技巧，采用多种方式，从信息源中提取自己所需要的有用信息的能力。

（3）*信息加工和处理能力*　医学生能够从特定的目的和需求角度，结合医学专业知识对所获得的信息进行整理、鉴别、筛选、重组，并以适当方式分类存储。

（4）*创造、传递新信息的能力*　医学生能够根据所获得整理的信息，形成新的医学信息知识体系，以便应用于医疗和科研之中，并有效地与同学、同行、教师、患者等进行沟通和交流的能力。

（5）*信息素养终身学习能力*　医学生能够具备终身学习能力，并关注专业领域的最新进展。

4. 信息道德

信息伦理道德是指在信息获取、使用、创造和传播等信息活动中，医学工作者应自觉遵守的道德准则和信息法律法规。主要包括以下内容。

（1）了解与信息相关的伦理、法律和社会经济问题。

（2）遵循在获得、存储、交流、利用信息过程中的法律和道德规范，包括遵守医学信息行为规范、患者病历文件、知识产权权益、保密和剽窃，尊重患者隐私等伦理约束。

以上医学工作者信息素养的四个要素共同构成一个不可分割的统一整体。信息意识是先导，信息知识是基础，信息能力是核心，信息道德是保证。

（三）信息素养培养

当今社会，唯有终身学习，才能培养完善的人，只有具备了信息素养的人，才能实现终身学习。信息素养与运用信息技术的技能有关，即运用计算机技术、网络及多媒体等工具搜集信息、处理信息、传递信息、发布信息和表达信息的能力。

当代医学生的信息素养能力包括：①对于网络数据库的了解，即各种医学及相关学科专业文献检索工具、数据库的特点和检索方法，以及网络医学资源的分布和利用方法；②信息检索能力，即电子与网络文献信息、数据库与 Internet 上医学文献信息的检索中有效地获取所需信息；③对于外文文献的理解和利用能力；④信息评价和有效利用，即严格评价信息及其相关资源，把所选信息融合到个人的知识库中，有效运用信息达到特定目的，运用信息同时了解所涉及的经济、法律和社会范畴，合理合法地获得和利用信息。

（四）医学信息素养培养

医学信息素养培养是医学生保持终身学习的基础，医学生的信息技能是医学信息素养体现的重要方面。加强医学信息技能培养，并在其培养过程中，注意把握好学习方式方法。

1. 医学信息技能培养的内容

（1）医学信息获取能力　医药信息的收集、归纳、整理与展示能力。掌握基本应用技术软件（如 Google、百度等信息检索，微软的办公软件中的 Word、Excel、PowerPoint 等）。

（2）信息资源管理能力　掌握数据库管理技术及相关资源管理软件的使用。

（3）医学数据分析能力　加强医学数据分析能力的培养，掌握 Excel、SPSS、SAS 等统计软件的使用。

（4）高级数据分析能力　运用医学数据挖掘、医学图像处理、医学智能信息处理等技术，提升高级数据分析能力。

2. 医学信息技能培养的方式

（1）逐步深入　在学习计算机技术时，总会遇到一些难以理解的概念或难以掌握的操作过程，不必强求立即学会，也不必强求把遇到的所有问题全部解决，可以在学习一个阶段后再回过来温习理解，或者通过与他人讨论获得一些认知。

（2）循序渐进　注重医学信息基础理论知识和基本技能培养的同时，加强对医学信息需求的分析和评价，并能有效地利用所需要的医学信息。医学信息技能的培养是一个循序渐进的过程，具有连续性、探索性和创造性等特点，以提高医学生综合运用多种学科知识、专业知识的能力。

(3) 注重实践　计算机是实践性很强的学科，理论学习和实际使用计算机的实践活动要互相配合，在理解了基本概念和操作方法之后，需尽快实践，以掌握要领并加深对基本概念的理解。对于以后要从事医药卫生领域工作的学生而言，一定要将所学的知识与即将从事的专业结合起来，做到有的放矢去学习与实践。

(4) 勇于探索　用计算机解决领域问题时，通常不止一种途径。因此初学计算机者，面对不同规模的任务，应该尝试用不同的方法来解决问题，并比较不同方法之间的差异，找出最优方法。对于医药学工作者，在掌握了一般的计算机办公技术之后，应该着重跟踪计算机技术发展对自己所从事专业工作的影响，思考技术引入医药领域解决问题的可能性，以培养自己的创新能力。

计算机作为一种智能化的工具，其硬件发展速度难以预料，软件也不断推陈出新。当前较为实用的软件，随着时间的推移，总会被功能更新的软件所替代。因而在学习本课程时，应该强调研究性学习、协作性学习和自主性学习等多种学习方法的整合，以培养自我的信息技能。

第二节　医学信息获取和利用

随着医疗卫生领域信息化的推进，在疾病的预防、诊断和治疗这样一个医学信息的处理过程中，涉及病患的临床医疗信息、生物遗传信息、个体卫生行为信息、家族健康史及社会生态信息等医学信息，如何及时获取这些方面的最新信息，并正确分析和使用这些信息是保证医疗质量的关键。

本节将分别从医学信息获取的基本知识、医学常规数据信息的获取和利用、医学生理信息的获取和利用、医学图像信息的获取和利用几个方面来具体介绍医学信息的获取和利用。

一、医学信息获取的基本知识

(一) 医学信息获取的含义

医学信息的获取，就其字面理解其含义十分明显，获取就是得到。信息获取是研究和处理医学信息过程中首先要解决的问题。一般来说，医学信息的获取包含两层含义：一是信息获取，二是信息表示。

1. 医学信息获取的理解

医学信息获取是把借助某种换能器将医学实体的非电信号转换成医学模拟电信号，再由模/数转换。即A/D转换或称ADC (analog to digital converter) 器将模拟电信号转换成医学数字信号的过程，这个过程通常也称为医学数据采集。这种方法无论在软件

（理论研究）上，还是在硬件（换能设备）上都已经非常成熟，目前在医学领域和整个科学技术领域都有极其广泛的应用。随着信息社会的不断发展，人们对医学信息获取的理解和定义，已不再将信息获取局限在传统的理解上，现在更多的认为，凡能够采用某种方法得到所需医学信息的过程都称为医学信息获取。

2. 医学信息的表现形式

在进行信息获取过程中，人们根据不同要求采用不同方法得到的信息，信息可通过数字、符号和图表等直观或非直观的形式表示出来。但不管是哪种形式，它们必须能为计算机识别，或方便数字化处理。众所周知，计算机所能识别和处理的只能是二进制数字，对于医学领域中各种类型的医学信息，由于获取的方法不同，或直接采集，或使用设备获取，或通过某种算法软件自动生成，因此得到的医学信息形式也各不相同，有的可能是为计算机直接识别的数字信息，有的可能是必须经过某种变换或某种编码才能为计算机所识别，如生理信息、图像信息或文本信息。显然这里的数字变换或编码其实都是信息的一种表示形式。

（二）医学信息获取的基本前提

信息感知是对信息感觉和知觉的总称，它是信息用户吸收和利用信息的开端。信息感知就其本身而言，只是感受到了事物运动表征的形式方面，并不理解事物运动表征的逻辑含义和它的效用价值。因此，信息感知的输出结果只是语法信息，而不是语义信息或语用信息。虽然信息感知系统输出的只是事物的语法信息，但是人类根据长期积累的知识和经验以及当前的需求，通过推理思维，对感知到的语法信息赋予相应的语义和语用因素，即对感知到的信息进行加工，为人类需求服务。

信息感知是获取所需信息的前提，任何类型的信息，只有感知它才能获取它。医学信息的获取也不例外。

1. 信息感知是对医学实体信息的认知和感悟

按照认识论观点，医学领域中各种事物运动的状态和存在方式所表现出来的一种自身的信息，可被称为医学实体信息。无论是在医疗过程、卫生保健、心理康复，还是医学教育和研究中所产生的各种形式的信息，人们必须去感知、洞察和识别它们，当然，信息感知仅仅是对医学实体信息的一种潜能的感悟。

2. 信息感知来自于人体的感觉器官

对于具体存在的物质世界或一个实物对象的感知，人类通常依靠自身的视觉、听觉、嗅觉、味觉和触觉等器官感受其运动状态及变化方式。例如，人眼是人的视觉器官，人眼视网膜的感光细胞能够对外部事物投射的光强（亮度）、波长（颜色）及其变化产生反应，并转变为相应的神经生理电信号，此电信号携带了视觉器官感知后输出的语法信息。

3. 信息感知的局限性

人类的感官具有十分精巧的工作机制，但同时存在一些天然的不足，这主要表现为敏感域有限、敏感度不高和分辨率较低。例如，人类的视觉器官的敏感域在可见光范围内，无法直接感知红外或紫外光范围的各种信息；听觉器官只对声频范围的信息有响应能力，无法直接感知次声频或超声频范围的信息；在敏感度方面，人眼很难在微弱光照条件下产生正常的感知响应，人耳也很难在微弱声场中保持良好的感知特性。但是，众所周知，这些人类感知不到的信息，对于人类的生存与发展具有重要的意义。因此，要获取这些人体无法直接感知的信息为医学服务，就必须借助人工感知系统（如医学传感器），以扩展和延伸人体感知器官功能。

（三）医学信息获取的信息来源

关于信息源，联合国教科文组织出版的《文献术语》定义为：组织或个人为满足其信息需要而获得信息的来源，称为“信息源”。一切产生、生产、贮存、加工、传播信息的源泉都可以看作是信息源。信息资源即“作为资源的信息”，可以理解为有价值的信息，然而信息的价值是体现在使用中的。依照此定义，人们总是根据医学应用的目的来获取相关医学信息的，获取医学信息的来源主要有以下几个方面。

1. 医学成果信息源

医学成果信息源主要是指通过各种途径传递医学科学研究成果和医疗技术改进等方面的医学信息。一般以正式出版的文献信息源为主，这类信息主要是由医学图书馆、医学信息研究所和信息中心等专业信息机构来收集、整理并提供各种服务。医学成果信息源对医学科学研究、医疗工作的改进和提高起着重要的作用。

2. 临床诊疗信息源

临床诊疗信息源是指临床医生在诊断和治疗患者的过程中所需要的所有信息，包括患者对自己病情的描述、各种实验室诊断数据、图像及各种治疗的备选方案等。诊疗信息是疾病诊断的基础和依据，是治疗疾病的主要参考。诊疗信息在患者的临床诊治过程中具有重大意义和利用价值。

3. 医学统计信息源

医学统计信息源主要是指以日常诊疗为基础的，以诊断、治疗的计划和效果的评定等医学本身的研究为目的的统计资料和有关医学的动物实验、特殊实验研究的统计资料，以及医学科学研究和人员分布状况等医学统计为内容的信息资料。医学统计信息对医院医疗质量提高有促进作用，为医院获得更好的可持续发展提供依据。

4. 医学产品信息源

医学产品信息源包括制药厂的产品说明、医学产品的动物实验、其他实验数据、医学产品的临床使用评价，以及医学产品的毒理、药理学研究结果等。医学产品信息源在临床药物治疗、医学产品研制、新药品评价等方面具有重要的信息价值。

5. 循证医学信息源

循证医学是指遵循科学依据的医学。其核心思想是医疗决策（即患者的处理、治疗指南和医疗政策的制定等）应在现有最好的临床研究依据基础上做出，同时也重视结合个人的临床经验。循证医学中的证据主要指临床人体研究的证据。

6. 病案信息源

病案也称病历，是一类特殊的医学信息源，是指人们由于健康的需要在医疗卫生机构进行检查、诊断、治疗和康复整个过程的原始记录。电子病历（electronic medical record，EMR）也称基于计算机的患者记录，是用电子设备保存、管理、传输和重现的数字化的患者医疗记录；电子健康档案（electronic health record，EHR）是与个人健康相关活动的电子化记录，不仅包括人们接受医疗服务的记录，还包括免疫接种、接受保健服务、参与健康教育活动的记录等。

7. 网络信息源

网络信息源是一种非常重要的信息源，主要指包含因特网在内的各种有线或无线计算机网络中所蕴藏的医学数据、文字、音像等浩如烟海的信息资源。

（四）医学信息获取的基本途径

由于各种医学信息的信息源和载体不同，它们的性质也有所不同，因此获取它们的途径也应有所不同。例如，对于那些医学管理、医学统计、医学分析、疾病普查和环境因素对人类健康影响等的数据信息，获取的方法相对比较简单，一般采用实验记录、现场调查等基本做法。对于那些人体内的各种生理信息、图像信息，则需要借助特定的设备才能获得；对于人体体内自然的生物信息，当前还未达到可直接获取的程度，只能通过相关实验和特定算法，并借助网上已有的各种类型的生物信息数据库去获取所需的信息；对于医学领域中的某些知识信息的获取，还可借助于人工智能技术来获取。

二、医学常规数据信息的获取及利用

在医学领域，医学常规数据信息是最常见、最基本的信息，不仅获取的范围广，而且获取的方法也相对比较简单。

（一）医学常规数据信息的含义

什么是医学常规数据信息？这里是指在进行医学临床、医学实验、医学教学、医学预防和医学管理等一般性的医学实践和科学实验中，所得到的各种常见的医学数据。医学常规数据信息多以数据形式直观表现，具有明显可测性的特点。

医学常规数据信息多种多样，人们在医学领域的日常工作中产生的大量数据一般都属于这个范畴。例如，各种临床体征数据、治疗过程中的观察数据、医学研究中的各种实验数据、大量医学支持的各种管理数据，如病案管理、药品管理、设备管理、财务管理及人事管理等各种形式的数据等。

医学常规数据基本以医学中常用的计量指标数据和计数指标数据形式体现。其中计量指标数据是指在医学领域中获取的各种物理和化学指示的数据信息，如从对人体的物理测量（身高、体重、体温、心率、血压、脉搏等）和化学检验（血红蛋白、红细胞计数、血小板计算和血清中各种微量元素的含量等）中所获取的各类数据；而那些不能用数量描述的文本数据信息称为计数指标数据，如对医学对象的性质和功能的说明，对性别、职业、文化程度，以及对药品产地、药品性能和药品质量等级的描述等。

（二）医学常规数据信息的获取方法

医学常规数据信息获取的方法相对比较简单，有传统方法和网上搜索方法。

1. 传统方法

获取医学常规数据信息，人们传统上采用的方法有文档查阅法、现场调查法和实验研究法三种方法。其中文档查阅法较简单，即可直接从医学书籍、报刊和杂志等相关的文档资料中查阅所需的信息；现场调查法主要针对预防医学和社会医学工作者在人口普查、环境监测、流行病调查和疾病预防中，面向较为广阔的区域或范围进行调查（包括走访、采样、问卷等）而获取所需数据；实验研究法是非常重要的方法，因为它得到的“第一手资料”很可能是最珍贵的原始数据。实验研究法一般包括临床试验和实验研究两个方面，临床试验主要针对临床医师在临床实践中，用临床观察的方法从治疗的患者身上不断记录各种治疗数据信息；实验研究主要针对各种类型的医学科研人员在科学研究中，采用实验设计的方法从各种不同的实验中获取所需数据信息。

2. 网上搜索方法

随着互联网的快速发展，在网上搜索所需的医学信息数据是当今医疗科技工作者非常重要的一种方法。伴随着大数据时代的来临，网络资源越来越丰富多样。目前，来自网络的医学信息已经形成一个较大的数据群，网上有成千上万的、存放各种类型数据的数据库，要从这些区域广布、类型多样、数量巨大的网络数据库中获取到所需的医学数据信息，一般可通过光盘数据库系统、门户网站、搜索引擎等途径来获得。在信息化社会的当今，医学网络资源非常丰富，在计算机网络中包含的医学资源也比较广泛，不仅有网络医学中文献的数据库信息、关于医学发展教育的信息，还有医学中各个研究病状的影像、基因数据库等，利用这些信息医护工作者能在计算机应用中通过检索等工作方便查询和了解相关信息。

在实际运用过程中，医学科技工作者可根据自己的具体需要，分别采用传统方法，或者是利用搜索引擎、网络数据库及专业的医学搜索引擎等方式，来获取大量的医学数据信息。

（三）医学常规数据信息获取的基本原则

在进行数据信息获取的过程中，不管采用什么方法，都要遵循数据信息的正确性、数据信息的完整性、数据信息的统一性和数据信息的可操作性等基本原则。只有这样，才能使获取的数据信息具有价值。

1. 数据信息的正确性

医学数据信息的正确性是指在获取医学数据信息的过程中所得到的测量值与其真实值的一致程度。人们总是希望获取真实的数据信息，期望发生的错误率越小越好，但由于种种原因总会产生一定的误差。例如，测量血压时，血压数据信息会随着情绪、活动、身体姿势等因素不停地发生变化；测量方法不当或测量位置不对，身体、环境及活动中的细微变化都可能对血压测量值产生重大的影响，以致使血压数据信息出现误差。因此在测量血压时，需尽可能排除干扰因素，以确保数据信息的正确性。

2. 数据信息的完整性

医学数据信息的完整性是保证医学数据处理正确性的基础。医学数据信息的完整性对人类健康行业来说是必备的首要条件。在获取医学数据信息时，需完整地、真实地记录表示数据的所有信息，不要出现数字遗漏、残缺和丢失等现象，如有违背数据完整性的数据信息会产生不良后果，可能伤害患者，甚至危及生命安全。

3. 数据信息的统一性

医学数据信息的统一性是指在获取和使用医学数据信息时必须具有一致性，主要体现在两个方面：一是医学数据信息的形式和名称不能出现二义性，必须统一；二是医学数据信息必须遵循一定的标准。遵循标准的原则是国内标准优先国际标准，国家标准优先行业标准。

4. 数据信息的可操作性

在医学数据采集和整理过程中，还必须注意医学数据信息的可操作性，注重对数据进行分类、归并、排序、存取、检索等，使其便于在计算机上操作。

(四) 医学常规数据信息获取的利用途径

医学常规数据信息的利用途径涉及医学的各个领域，面广用法多，主要包括以下几方面。

1. 统计处理

对在医学实验研究或临床观察中获取的数据进行统计处理，是医学专业人员或医学信息专业人员常见的一种数据利用途径。在临床研究、实验研究及流行病学调查研究中，需要处理大量信息。应用计算机可以准确快速地对这些数据进行运算和处理。为了这方面的需要，用各种计算机语言开发了不少软件包供科技人员直接使用，较著名的有SAS、SPSS、SYSTAT 等。目前 SPSS 和 SAS 这两个软件包在我国多数医学院校和医学研究机构中被采用。

2. 数据库构建

在医学研究和医学实践中，需要大量的医学数据库作为技术支撑，尤其是在医学信息系统中，数据库系统更是信息系统的核心所在。医学数据库技术的引入，能够极大程度的节省医学数据存储的空间，更好地保护患者的隐私，进一步实现各不同单位间的资源共享，更细致的整合互联网的各种医学资料及更加快捷的检索各种信息，从而给医学工作者带来极大的便利。

3. 科学计算

在医学科学中，对于常规数据信息的科学计算相对于其他自然科学来说，虽然少但还是涉及多方面，如预测模型的创建、人体生理信号的频谱计算、药物和血液的动力学计算等。所有这些计算，所采用的数据信息都是基本的医学常规数据信息。

4. 大数据利用

伴随着云计算、物联网等新技术而产生的大数据技术，在基础医学、临床医学及公共卫生领域的应用正如火如荼。医学大数据的广泛应用是实现传统医学模式向“精准医学”（precision medicine）转变的必要前提和核心动力。在大数据时代，通过手机、计算机、传感器并借助各种网络记录和传送每个时刻、每个位置，以及每个人的健康或患病的实时数据，只有通过大数据技术才能实现真正意义的数据共享、交叉复用，获得最大的利用价值。

三、医学生理信息的获取及利用

医学生理信息即人体生理信号，是医学领域中最能直接反映生命特征的医学信息。

（一）医学生理信息的含义

一个生命体在其生命活动过程中，无论是组织、器官，还是各类细胞都可能成为生理信息产生的信息源。生理信号如果从电的性质来讲，可以分成电信号和非电信号，如心电、肌电、脑电等属于电信号；其他，如体温、血压、呼吸、血流量、脉搏、心音等属于非电信号，非电信号又可分为：①机械量：如振动（心音、脉搏等）、压力（血压、气血和消化道内压等）、力（心肌力、肌肉力等）；②热学量：如体温；③光学量：如光透射性（光电脉波、血氧饱和度等）；④化学量：如血液的 pH 值、血气、呼吸气体等。

生物医学信号由于受到人体诸多因素的影响，因而有着一般信号没有的特点。

1. 信号弱

例如，从母体腹部取到的胎儿心电信号 10～50μv。脑干听觉诱发响应信号小于1μv。

2. 噪声强

由于人体自身信号弱，加上人体又是一个复杂的整体，因此信号易受噪声的干扰。如胎儿心电混有很强噪声，一方面，来自肌电、工频等干扰；另一方面，在胎儿心电中不可避免的含有母亲心电，母亲心电对我们要提取的胎儿心电变成了噪声。

3. 频率范围一般较低

除心音信号频谱成分稍高外，其他电生理信号频谱一般较低。

4. 随机性强

生物医学信号不但是随机的，而且是非平稳的。

正是因为人体内产生的各种生理信号具有信号弱、频率低、信噪比低、随机性强、容易受到干扰而不易被识别和一般需要换能器才能获取的特点，使得生物医学信号处理成为当代信号处理技术最可发挥其威力的一个重要领域。

（二）医学生理信息获取的基本原理

由于人体生理信息的特殊性，要获取它一般很难通过人们的感官直接实现，只能借助一定的技术和设备才能完成。

1. 医学生理信息获取的基本过程

一般来说，对于人体生理信息的获取过程如图 1-1 所示。信息获取阶段包括两个过程：一是信号感知与拾取过程，二是信号转换过程。前者是通过医学传感器将人体各种生理信号转换成模拟电信号；后者是通过模数转换器，即 A/D 转换器将模拟电信号转换成数字信号，然后再送入计算机分析处理系统。

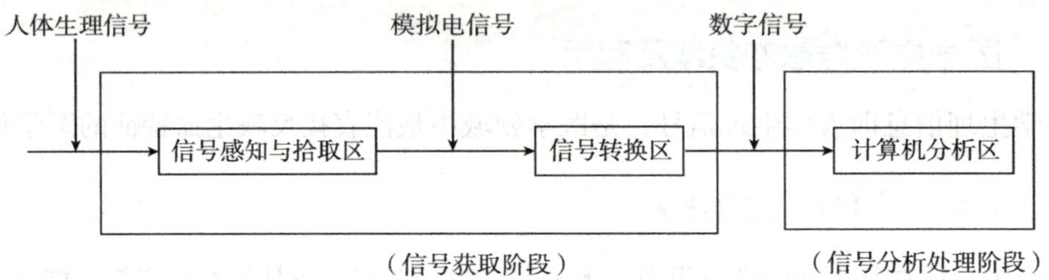

图 1-1 人体生理信息的获取与分析过程

2. 医学生理信息获取的基本技术

人体生理信息的获取，主要涉及生理信号的表征，医学传感器的原理、分类用途，生理信号的转换。

（1）*人体生理信号的表征* 人体的生命过程是一个时间连续过程，这种过程具有高度的复杂性和动态性。由此产生的各种生理信号经传感器或电极获取后形成了模拟电信号，因此人体生理信号通常也可看成是一个时间连续过程，或者说是一个时间的函数。同时，致使人体生理信号呈现多样性，所以每一种生理信号都有各自的参数特性和表征形式。对于具有连续重复特征的生理信号，如心跳和呼吸等生理信号，通常能呈现出周期性的、准周期性的或瞬时性的确定波形，通常是采用准周期函数（如心电图信号）或瞬时函数（如眼动信号）进行描述；对于具有随机特性的生理信号（如脑电图信号），由于这类信号的波形特性很不确定，因此多数情况只能用统计学的方法进行描述。

（2）*医学传感器拾取信号的原理、分类及用途* 医学传感器是应用于生物医学领域的那一部分传感器，是把人体的生理信息转换成为与之有确定函数关系的电信息的变换装置。它所拾取的信息是人体的生理信息，而它的输出常以电信号来表现。它是目前获取生理信息最重要也是最基本的技术。其种类繁多，分类方法也多种多样。根据工作原理分为：①物理传感器（利用材料的物理变化，用于测量和监护生物体的血压、脉搏、体温、心音，以及血液的黏度、流量和流速等物理量）；②化学传感器（利用化学反应原理，把化学成分、浓度转换成电信号，用于生物体液，如血液、尿液和汗液的 pH 值检测）；③生物传感器（利用生物活性物质选择性识别来测定生化物质，用于生物体中组织、细胞、酶、抗原、抗体、受体和激素等神经递质、DNA、RNA、蛋白质等生物量的检测）和生物电电极传感器（将生物体中的离子电流转换为电极上的电子电流，用于测量和监护生物体的各种生物电，如心电、脑电、肌电、神经元放电等）。根据被测量的种类分为位移（心脏收缩变化、肠蠕动等）、流量（血流量、心输出量等）、温度（体表温度、口腔温度等）、速度（血流速度、分泌速度等）和压力（血压、眼压等）传感器等等；根据对人体器官功能分为视觉、听觉、触觉、嗅觉和味觉传感器等。根据其用途分类就更多了，如脉搏传感器、脑电传感器、胃电传感器等，数不胜数。无论是何种类型的医学传感器，它们都是由两个部分组成：一是感受器，二是换能器。前者的作用是完成对人体温度、压力和流量等物理量的识别和拾取；后者的作用则是将拾取强弱不等的物理量通过化学或物理的方法转换成大小不同的电信号形式。医学传感器在医学上的用途有：①检测，即检测正常或异常生理参数。例如，先天性心脏病患者手术前须用血压传感器测量心内压力，估计缺陷程度。②监护，即连续测定某些生理参数是否处于正常范围，以便及时预报。例如，在 ICU 病房，对危重患者的体温、脉搏、血压、呼吸、心电等进行连续监护的监护仪。③ 控制，即利用检测到的生理参数控制人体的生理过程。例如，用同步呼吸器抢救患者时，要检测患者的呼吸信号，以此来控制呼吸器的动作与人体呼吸同步。

(3) 生理信号的转换　人体生理信号经传感器拾取后得到的是模拟电信号，要使这种模拟信号能够被计算机分析程序所接受和利用，还必须通过 A/D 转换或 ADC（即模拟数字转换器，是指将连续变化的模拟信号转换为离散的数字信号的器件。真实世界的模拟信号，如温度、压力、声音或者图像等，需要转换成更容易储存、处理和发射的数字形式，ADC 可以实现这个功能）转换技术，使其数字化。ADC 一般要经过采样、保持、量化和编码四个步骤来完成从模拟量到数字量的转换。

1）采样：在某些特定的时刻对这种模拟信号进行测量叫作采样。量化噪声及接收机噪声等因素的影响，采样速率一般取 $FS=2.5f_{max}$。通常采样脉冲的宽度 tw 是很短的，故采样输出是断续的窄脉冲。

2）保持：要把一个采样输出信号数字化，需要将采样输出所得的瞬时模拟信号保持一段时间，这就是保持过程。

3）量化：是将连续幅度的抽样信号转换成离散时间、离散幅度的数字信号。量化的主要问题就是量化误差。假设噪声信号在量化电平中是均匀分布的，则量化噪声均方值与量化间隔和模数转换器的输入阻抗值有关。

4）编码：是将量化后的信号编码成二进制代码输出。这些过程有些是合并进行的，例如，采样和保持就利用一个电路连续完成，量化和编码也是在转换过程中同时实现的，且所用时间又是保持时间的一部分。

（三）医学生理信息获取的方法及利用

从目前医学领域对人体生理信息的应用研究情况看，其信息的获取功能都是集成在各种临床专用的生理信号分析系统和设备中。这些系统和设备很多，下面以心电信号的数字化获取方法及其分析为例，来简单介绍医学生理信息获取的方法及利用分析。

心电图（electrocardiogram，ECG）是指心脏在每个心动周期中，由起搏点、心房、心室相继兴奋，伴随着生物电的变化，通过心电描记器从体表引出多种形式的电位变化的图形。心电图是反映人体心脏周期活动的重要指标，它一直是临床中诊断心脏疾病的主要依据，因为它既能显示健康人心脏的正常信息，也可蕴含心脏病患者心脏的病理信息。

目前，临床使用的心电图设备不仅能记录心电信号的图形，而且还能对获取的心电信号进行数字化分析，即将心电信号的获取、波型描记和心电信号的数字化分析等多项功能集成在一个心电检测设备中。常见的用于心电信号的数字化采集和分析的应用系统包括：①用于动态心电图分析的动态心电信号采集和分析系统；②用于检测心律失常的心电信号采集和分析系统；③用于心率变异分析的心电信号采集和分析系统。具有这些功能的仪器设备有心电图机、心电生理检测仪、动态心电图检测仪、运动平板心电检测机、心电监护仪等。

无论是哪种类型的系统，尽管其功能有所不同，但从系统构成的结构上看，大多由测量程序和分析程序两大部分组成。测量程序的功能是实现心电信号的数字化准确获取，一般各种类型的心电系统，其测量程序的功能和方法基本相同，而分析程序则因不同类型的心电系统差别较大，由于不同的系统所采用分析算法、数学理论和计算机技术有所不同，因而其分析和检测功能也各有区别。

四、医学图像信息的获取及利用

现代医学越来越离不开医学图像提供的信息，医学图像往往在疾病的确诊、分期，以及选择治疗方法和手段方面起决定性的作用。由于医学图像能够直观地反映患者的病情，从而大大提高了医生诊断的正确率。医学图像信息作为图像信息的一个重要分支，一直是医学信息获取及利用的重要内容。随着计算机技术的飞速发展，以及 CT、MRI、PET、可视化数字计划的相继问世，使得医学图像信息处理进入了一个辉煌的时期。

（一）医学图像信息的含义

医学图像信息是一种用图像表达医学信息的信息源，与其他诸如心电、脑电、体征等信息源一样是医学诊断的重要依据。医学图像种类丰富多彩，常见的有 X 射线图像、超声图像、磁共振图像、同位素图像和显微图像等多种形式。

1. 医学图像信息的分类

一方面，医学图像的分类可从图像携带信息的种类的角度分类，可分为：①符号图像信息，一般是用文字、符号、图形等表示的具体的或抽象的事物；②景物图像信息，一种给人以主观感觉但不取决于人本身的客观场景信息；③情绪图像信息，一类依赖于受信者的图像信息，它不仅能给人以直观感觉，而且能以其特殊的艺术内容刺激人的感官，使受信者“触景生情”，引起感情的波动和情绪上的共鸣。另一方面，根据获取医学图像不同的成像技术和医学应用的角度分类，可分为超声扫描图像、核磁共振图像、CT 图像、PET 图像、X 射线图像、DSA 数字减影图像、红外图像和显微镜图像等。

2. 医学图像信息的特征

从生物医学信号的分类可知，按信号的物理维数可分为：①一维信号，随时间变化的信号，如心电信号、心音信号、骨骼肌电信号、平滑肌（胃、子宫、膀胱等）电信号、脑电信号；②二维信号，二维空间坐标的函数（平面图像），如肺部的X光平片、病理的切片图；③三维信号，三维空间坐标的函数（空间图像），如CT和核磁共振成像的图像序列；④四维信号，空间图像随时间变化，如体内药物的浓度随部位及时间而变化，则药物浓度的信号就是一种四维信号。通常我们把一维信号的处理称为信号处理，对二维及以上的信号处理称为图像处理。

医学图像具有很多性质，但基本特性包括以下两点。

(1) 维数多　众所周知，从生物医学信号分类可知，医学图像信息是一张平面图或立体图，具有二维及以上的多维结构特点，正是因为医学图像信息的多维结构特点，给医学图像信息的采集、存储和分析处理带来了一定的复杂性。

(2) 信息量大　医学图像信息所反映的是人体内各种组织的形态，包含着巨大而丰富的信息量。

(二) 医学图像信息获取的基本原理

医学图像信息获取的方法与人体生理信息获取的方法类似，也分为两个过程：①光电转化：光电转化过程是将反映不同光强度的医学图像信息转化成模拟电信号，光电转换设备即图像传感器；②模数转化：模数转化过程是把模拟图像信号转化为数字图像信号，即实现图像的采样和量化两个功能。

实现医学图像信息的表示，是对图像信息进行计算、分析和处理的基础。经过采样得到的图像，要表示它，最通用的方法是采用直观的矩阵形式表示。在医学图像信息的获取和分析中，对其进行必要的编码处理也是一个重要内容。

1. 图像信息编码

图像编码也称图像压缩，是指在满足一定质量的条件下，以较少比特数表示图像或图像中所包含信息的技术。图像信息编码是一种图像信息的表示方法，其含义是如何使图像信息在计算机中占用较少的存储空间，以实现提高图像信息的存储、处理和传输效率为目的。

2. 图像信息的编码方法

图像信息的编码方法有多种，其中根据压缩效果可以分为有损编码和无损编码。有损编码在编码的过程中把不相干的信息都删除了，只能对原图像进行近似的重建，图像质量降低；而无损编码的压缩算法中删除了图像数据中的冗余信息，解压缩时能够精确恢复原图像。另外，根据编码原理可以分为熵编码、预测编码、变换编码和混合编码等。在医学图像的研究中，信息编码始终是一个热点内容，因此也产生了许多具有使用价值的高效编码方法，其中哈夫曼编码方法就是一种简便、常用的方法。

(三) 医学图像信息获取的方法及利用

对于一般图像信息的获取，有两种形式：①借助摄影设备（数码相机、手机、摄像机、扫描仪、遥感器等）进行获取；②通过网络进行获取，在 Internet 上，有许多网站和搜索引擎中提供了大量不同类型的图像库，也可采用专用的图像信息搜索系统来获取。

对于医学图像信息的获取，基本的、至关重要的方法是医学图像的成像操作。从临床应用来看，其获取过程就是利用一定的技术和成像设备将人体内部的生理信息直观地用数字图像显示出来。数字成像系统或设备的类型很多，无论是哪种类型，它们都是通过光子、电磁波、能量波和粒子束等信息载体，携带人体的生理信息，通过物理成像系统和计算机系统形成人体相应的数字图像。依据目前在临床应用中能够直接获取数字图像的成像系统，可分别通过从 X 线成像系统、超声成像系统、磁共振成像系统、核医学成像系统中获取图像信息。

1. 从 X 线成像系统中获取图像信息

1895 年伦琴发现 X 线，使人们通过 X 线第一次无须手术就能观察到人体内部的结构，为医生确诊疾病的病因提供了重要直观的信息。从 X 线成像系统中获取图像信息，是利用人体器官和组织对 X 线的衰减不同，透射的 X 线的强度也不同这一性质，检测出相应的二维能量分布，并进行可视化转换，从而可获取人体内部结构的图像。当前，在放射科的检查中大约有 70%以上采用 X 射线成像方法，通常有常规 X 线数字成像系统和 X 线断层扫描成像系统两种形式。

(1) 常规 X 线数字成像系统　常规 X 线数字成像系统是指将传统的 X 线摄影和透视装置与计算机相结合，对 X 线透视影像进行数字化后，再生成数字图像显示的一种新的 X 线成像系统，通常包括计算机 X 线摄影系统（computed radiography，CR）如图 1-2 所示；数字化 X 线摄影系统（digital radiography，DR），如图 1-3 所示；数字减影血管造影系统（digital subtraction angiography，DSA），如图 1-4 所示。

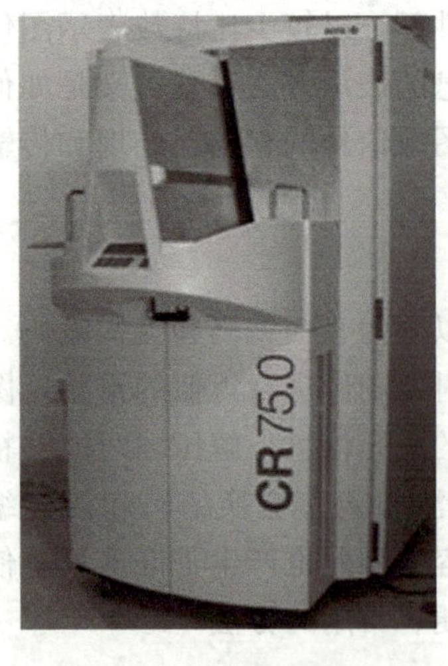

图 1-2　X 线摄影系统 CR

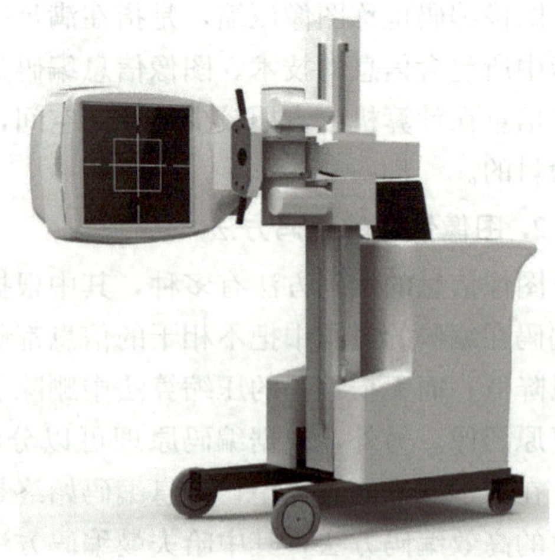

图 1-3　数字化 X 线摄影系统

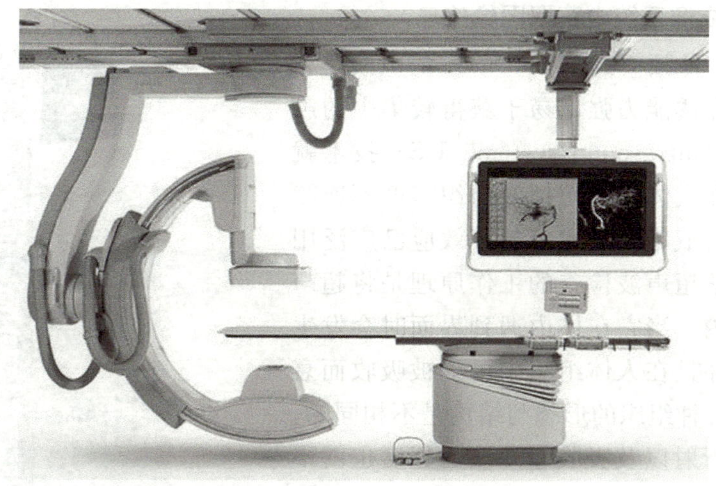

图 1－4　数字减影血管造影 DSA

（2）*X 线断层扫描成像系统*　X 线断层扫描成像系统（X－ray computerized tomography，X－CT），即 CT 系统，是以测定 X 射线在人体内的衰减系数为物理基础，采用投影图像重建的数学原理，经过计算机高速运算，求解出衰减系数数值在人体某断面上的二维分布矩阵，然后应用图像处理与显示技术将该二维分布矩阵转变为真实图像的灰度分布，从而实现建立断层图像的现代医学成像技术，如图 1－5 所示。

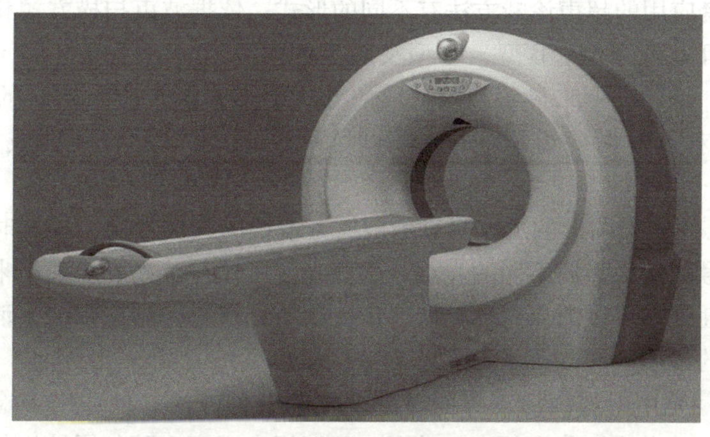

图 1－5　X 线断层扫描成像系统 CT

与传统的 X 线检查手段相比，CT 具有的优点是能获得真正的断面图像，具有非常高的密度分辨率，可准确测量各组织的 X 线吸收衰减值，并通过各种计算进行定量分析。随着科学技术的发展，CT 系统经历了螺旋 CT、多层 CT 和容积 CT 等多次发展和进步。目前，螺旋 CT 是世界上最先进的 CT 设备之一，其扫描速度快、分辨率高、图像质量优。

2. 从超声成像系统中获取图像信息

超声波是一种频率高于20000Hz的声波，它的方向性好，穿透能力强，易于获得较集中的声能。超声成像（ultrasound system，US）技术就是利用超声波在人体内部传播时组织密度不连续形成的回波进行成像的技术。超声效应已广泛用于医学中，医学超声波检查的工作原理是将超声波发射到人体内，当它在体内遇到界面时会发生反射及折射，并且在人体组织中可能被吸收而衰减。因为人体各种组织的形态与结构是不相同的，因此其反射与折射以及吸收超声波的程度也就不同，医生们正是通过仪器所反映出的波形、曲线，或影像的特征来辨别它们。此外，再结合解剖学知识、正常与病理的改变，便可诊断所检查的器官是否有病变。目前，临床中应用的超声系统有超声诊断系统即B超（B-scan or B-mode）、超声彩色多普勒血流成像系统（彩超）及超声计算机体层成像系统等，如图1-6所示。

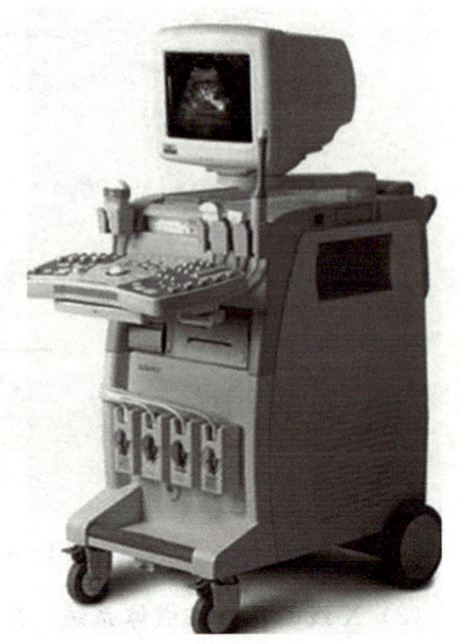

图1-6 超声彩色多普勒血流成像系统（彩超）

医疗工作者应用的超声诊断方法有不同的形式，依据波束扫描方式和显示技术的不同，超声图像可分为A型、B型、M型及D型四大类。

（1）A型 是以波形来显示组织特征的方法，主要用于测量器官的径线，以判定其大小。可用来鉴别病变组织的一些物理特性，如实质性、液体或是气体是否存在等。

（2）B型 用平面图形的形式来显示被探查组织的具体情况。检查时，首先将人体界面的反射信号转变为强弱不同的光点，这些光点可通过荧光屏显现出来，这种方法直观性好，重复性强，可供前后对比，所以广泛用于妇产科、泌尿系统、消化系统及心血管等系统疾病的诊断。

（3）M型 是用于观察活动界面时间变化的一种方法。最适用于检查心脏的活动情况，其曲线的动态改变称为超声心动图，可以用来观察心脏各层结构的位置、活动状态、结构的状况等，多用于辅助心脏及大血管疾病的诊断。

（4）D型 是专门用来检测血液流动和器官活动的一种超声诊断方法，又称为多普勒超声诊断法。可确定血管是否通畅，管腔内是否狭窄、闭塞。近年来，科学家又发展了彩色编码多普勒系统，可在超声心动图解剖标志的指示下，以不同颜色显示血流的方向，色泽的深浅代表血流的流速。

随着科学的进步，新的超声成像技术研究会给医学影像领域带来巨大的影响。立体超声显像、超声CT、超声内窥镜等超声技术不断涌现，并且还可以与其他检查仪器结合使用，使疾病诊断的准确率大大提高，更好地造福于人类。

3. 从磁共振成像系统中获取图像信息

磁共振成像系统（magnetic resonance imaging，MRI）是利用人体内氢原子核质子（^{1}H）在磁场内共振的特性，通过不同的扫描脉冲序列形成横断面、冠状面和任意切面的扫描成像。磁共振成像是断层成像的一种，它利用磁共振现象从人体中获得电磁信号，并重建出人体信息，如图 1－7 所示。磁共振成像技术与其他断层成像技术（如CT）有一些共同点，如它们都可以显示某种物理量（如密度）在空间中的分布；同时也有其自身的特色，磁共振成像可以得到任何方向的断层图像、三维立体图像，甚至可以得到空间-波谱分布的四维图像。

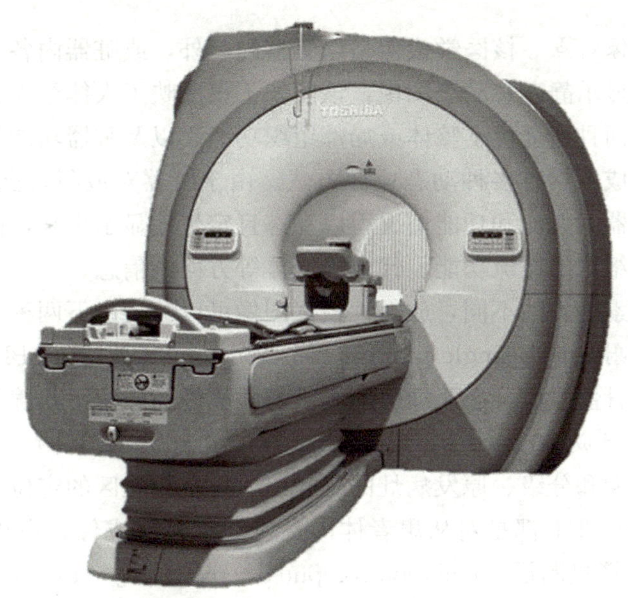

图 1－7　磁共振成像系统 MRI

磁共振成像的图像与 CT 图像非常相似，两者都是“数字图像”，并以不同灰度显示不同结构的解剖和病理的断面图像。与 CT 一样，磁共振成像也几乎适用于全身各系统的不同疾病，如肿瘤、炎症、创伤、退行性病变，以及各种先天性疾病等的检查。磁共振成像无骨性伪影，可随意做多方向（横断面、冠状面、矢状面或任何角度）切层，对颅脑、脊柱和脊髓等的解剖和病变的显示，优于 CT，磁共振成像借助其“流空效应”，可不用血管造影剂显示血管结构，故可“无损伤”地显示血管（微小血管除外）；对肿块、淋巴结和血管结构之间的相互鉴别方面，有独到之处。磁共振成像有高于 CT 数倍的软组织分辨能力，它能敏感地检出组织成分中水含量的变化，故常可比 CT 更有效和早期发现病变。

4. 从核医学成像系统中获取图像信息

核医学成像即原子核医学成像，又称放射性核素成像（radio nuclid imaging，RNI）是核医学和计算机技术相结合的新技术。放射性核素成像技术是通过将放射性示踪药物引入人体，使带有放射性核的示踪原子进入要成像的组织，然后测量放射性核素在人体内的分布来成像的一种技术。放射性核素成像技术能够反映人体内的生理生化过程，能够反映器官和组织的功能状态，可显示动态图像，是一种基本无损伤的诊断方法。

（1）核医学成像原理　先把某种放射性同位素标记在药物上，形成放射性药物并引入人体，当它被人体的脏器和组织吸收后，就在体内形成了辐射源；用γ射线检测装置可以从体外检测体内放射性核素在衰变过程中放出的γ射线，从而构成放射性同位素在体内分布密度的图像。核医学成像系统是由探测器、扫描床和计算机系统组成，在功能上都是通过探测器对γ光子的获取，并经光电和模数转换实现对人体图像的处理。

（2）核医学成像特点　核医学成像是以脏器内、外，或脏器内各部分之间的放射性浓度差别为基础，显示静态和动态图像，该图像不仅反映了人体组织、脏器和病变的位置、形态、大小，而且还提供了整体或局部组织功能，以及脏器功能的每个微小局部变化和差别。核医学成像具有多种动态成像方式。由于脏器对放射性药物的摄取、吸收、排泄等作用，使脏器的血流和功能情况得以动态且定量地显示出来，同时提供多种功能参数以反映机体及组织的血流功能、代谢和受体等方面的信息。

按照放射性核素种类的不同，放射性核素图像可以分为以下两种形式。

（1）单光子发射成像（single photon emission tomography，SPECT）　早期诊断恶性肿瘤骨转移的骨骼显像、心肌缺血的心脏灌注显像及异位甲状腺的甲状腺显像。

（2）正电子发射成像（positron emission tomography，PET）　对肿瘤的早期诊断、恶性肿瘤的分期和分级、原发病灶的寻找、放疗生物靶区的定位。

因为SPECT和PET都是对从患者体内发射的γ射线成像，所以将这两种成像技术统称为发射型计算机断层（emission computed tomography，ECT）。受图像融合技术的启发，科学家们把CT和PET/SPECT两种技术合二为一，推出了一种新的影像诊断设备，即PET（SPECT）-CT。其既能单独完成超高档螺旋CT的所有功能，又能单独完成PET/SPECT的所有功能，将PET图像和CT图像融合，可以同时反映病灶的病理生理变化和解剖形态结构的变化，明显提高诊断的准确性。PET/CT一次显像可获得全身各方位的断层图像，可一目了然地观察全身整体状况，达到早期发现病灶和诊断疾病的目的。PET/CT的出现是医学影像学的又一次革命，得到了医学界的高度认同，堪称现代医学高科技之冠。

思考题

1. 如何理解信息和医学信息概念。
2. 信息的特征有哪些？
3. 如何理解医学信息技术概念。
4. 如何加强医学信息素养的培养。
5. 什么是医学常规数据信息、医学生理信息和医学图像信息？请举例说明。

第二章　医院信息系统

提高医疗质量和医疗效率、改善医疗服务一直受到各方的关注，特别是随着医疗卫生体制改革的深入和社会医疗保险制度的发展以来，加快医疗卫生领域信息化建设显得尤为重要。医院信息系统已经成为医院必不可少的基础设施和环境支持。要实现医院信息系统之间的信息共享必须构建合理的信息标准体系，建立完善的信息标准，只有这样才能真正做到信息互联互通、共享融合。我国医疗卫生信息化建设经历了近40年的历程，取得了不错的成绩。

本章在介绍信息技术基础、国内外相关医疗卫生信息标准和医院信息系统的基础上，着重介绍国外常用信息标准和医院信息系统的功能。

第一节　信息技术基础

一、信息的基本概念

在信息时代，信息一词的使用频率很高，如我们经常说到“商品信息”“市场信息”“经济信息”“科技信息”“医学信息”“信息技术”“信息科学”“信息高速公路”“信息社会”等。我们获取信息的手段也多种多样，有书籍、报刊、网络等。因特网促使人们可获取的信息成倍增加，呈爆炸趋势。

信息与物质、能量一样，是构成现代信息社会的要素，它正在改变人们的生活环境和生存方式。

（一）基本概念

1. 信息

回顾第一章中关于信息的定义，我们可以总结信息是反映一切事物属性及动态的消息、情报、指令、数据和信号中所包含的内容。信息含义的本质是内容。信息具有依附载体性、可处理性、传递性、共享性、价值相对性、时效性、真伪性等。

2. 数据

数据是对事实、概念或指令的一种特殊的表达形式，这种特殊的表达形式可以用人工的方式或者用自动化的装置进行通信、翻译转换或者进行加工处理。

数据既不是物质，也不是能量，而是信息的载体。在计算机中，所有的数字、文字、图画、声音、动画、影像等都是数据，都可以加工成人们所需信息的原材料。

3. 知识

不同文献对知识有不同的定义。

知识是指人们在改造世界的实践中所获得的认识和经验的总和。

——《现代汉语词典》《现代汉语辞海》

知识是人们通过实践、研究、联系或调查获得的关于事物的事实和状态的认识，是对科学、艺术或技术的理解，是人类获得的关于真理和原理的认识的总和。

——《韦氏字典》

上述定义的共同特点是：知识是人们在处理信息的基础上，所获得的对研究对象更深层次的认识。我们认为，知识是认识论范畴的概念，它所表述的是事物运动的状态和状态的变化的规律。例如，牛顿第二运动定律 F＝ma 是一个关系运动的知识，质量为 m 的物体，在受到大小为 F 的作用力后，会产生加速度为 a 的加速运动。这里，知识告诉我们的是，一类受力作用的物体的运动状态及运动状态的变化规律。

4. 数据、信息与知识之间的关系

数据是信息的基础，信息是对人们有用的数据，即已经按照某种规则进行筛选过的数据，知识是在信息的基础上进一步提炼而成的关于自然和社会的认识和经验的总和，也是目前人们希望通过运用计算机技术在大量的数据中寻找数据的内在关系，即指导人们从大量的数据中认识信息的某种规律。

总之，信息是人们通过对数据进行加工处理后获得的有用数据，数据既不是物质，也不是能量，而是信息的载体。

（二）信息的处理流程

1. 信息收集

信息收集是运用信息的基础。收集的原则为有重点、有目的、有计划、真实、及时、全面。收集信息必须明确目标。该目标包括确定信息的服务对象、确定收集信息的内容、确定信息收集的范围。信息收集方式是自下而上的广泛收集、有目的的专项收集、随机积累收集信息。收集方法有阅读法、投书法、询问法、观察法、收听法、采集法、购买法、网络法、挖掘法等。

2. 信息分析

信息必须经过分析才有用处。信息分析原则为注意信息的时空性、注意信息的旁系性、注意信息的内涵性、注意信息的可拓展性、注意信息的可组合性、注意信息的类比性等。

3. 信息传输

信息传输是指对所收集的数据进行加工处理后，通过各种载体提供给信息使用者。信息传输必须有载体，如口头、书信、电话、电子邮件、广播、电视、通信卫星等。信息传输方式分为无向传递和有向传递、主动传递和被动传递、各种方式的交叉组合。传递模式有线性传递和非线性传递（如反馈传递模式、超文本传递模式、超媒体传递模式）。

(三) 信息的计算与信息的数字化

物质与能量都可以计量，人们也比较熟悉计量方法。信息如何计量？在日常生活中，我们经常遇到过如下类似的情况：有人简单说了一句话，我们感觉这句话信息量很大，一时缓不过神来。有的人说了一堆话，感觉和没说一样，半天提取不出来重点信息。如果遇到过这种情况，我们应该有所感觉信息应该是可以度量的。

1. 信息量

信息量是一个很抽象的概念，我们从一个例子引入信息量的概念。假设我和小美在聊天，小美说："明天天气真好，是晴天，气温有 25℃。"这句话很短，对于我来说，我要从这句话中提取出有用的信息，但问题来了，我不可能在听到小美说的话后就立刻在自己的脑海里刻上这条信息。明天天气是否真的那么好？会是晴天吗？如果是晴天，可能达到 25℃吗？也就是说这条信息具有不确定性，不确定性和信息的大小是密切相关的，如果一条信息的不确定性很大，我们要获取到它，必须查阅很多的资料。明天是晴天？我先去看看天气预报。如果小美说："今天天气真好，是晴天。"这句话的不确定性就非常小，因为我知道今天是什么天气。

从上面的例子我们知道，信息的信息量与其不确定性有着直接的关系。

不确定性就是事件的概率和事件的结果。明天是不是晴天，简单分类事件的结果会有两种，晴天或不是晴天，晴天的概率是 50%，不是晴天的概率是 50% 。

信息量的引入，使通信、信息及相关学科得以建立在定量分析的基础上，为各相关理论的确立与发展提供了保证。所谓信息量是指从 N 个相等可能事件中选出一个事件所需要的信息度量或含量，也就是在辨识 N 个事件中特定的一个事件的过程中所需要提问"是或否"的最少次数。1928 年，哈特莱提出了信息定量化的初步设想，他将符号取值数 m 的对数定义为信息量，即：

$$I=\log_2 m \quad \text{(公式 2-1)}$$

1948 年香农（C. E. Shannon）引入了信息量的统计特征描述。香农信息论应用概率来描述不确定性。信息是用不确定性的量度定义的。一个消息的可能性愈小，其信息愈多；而消息的可能性愈大，则其信息愈少。事件出现的概率小，不确定性愈多，信息量就愈大；反之，则小。如已知事件 X_i 已发生，则表示 X_i 所含有或所提供的信息量为：

$$H(X_i)=-\log_2 p_i \quad \text{(公式 2-2)}$$

式中：X_i 表示第 i 个状态（总共有 n 种状态）；p_i 表示第 i 个状态出现的概率；$H(X_i)$ 表示用以消除这个事物的不确定性所需要的信息量。

例 2-1：若在一次国际象棋比赛中谢军获得冠军的可能性为 0.1（记为事件 A），而在另一次国际象棋比赛中她得到冠军的可能性为 0.9（记为事件 B）。试分别计算当你得知她获得冠军时，从这两个事件中获得的信息量各为多少？

解：$H(\mathrm{A})=-\log_2 p(0.1)\approx 3.32$（比特）

$H(\mathrm{B})=-\log_2 p(0.9)\approx 0.152$（比特）

香农指出信息源给出的符号是随机的，信息源的信息量应是概率的函数，即：

$$H(U) = -\sum_{i}^{n} p_i \log_2 p_i \qquad \text{(公式 2-3)}$$

式中：p_i表示信息源中不同种类符号的概率，$i=1、2\cdots\cdots n$。

若一个连续信息源被等概率量化为 4 层，即 4 种符号。这个信息源每个符号所给出的信息量应为 $I=-(4\times1/4)\log\left(\frac{1}{4}\right)=2$（比特），与哈特莱公式 $I=\log_2 m=\log_2 4=2$（比特）一致。实质上哈特莱公式是等概率时香农公式的特例。

例 2：向空中投掷硬币，落地后有两种可能的状态，一个是正面朝上，另一个是反面朝上，每个状态出现的概率为 1/2。如投掷均匀的正六面体的骰子，则可能会出现的状态有 6 个，每一个状态出现的概率均为 1/6。试通过计算来比较骰子状态的不确定性与硬币状态的不确定性的大小。

解：H（硬币）$=-(2\times1/2)\times\log_2 p\left(\frac{1}{2}\right)\approx1$（比特）

H（骰子）$=-(1/6\times6)\times\log_2 p\left(\frac{1}{6}\right)\approx2.6$（比特）

由以上计算可以得出两个推论：

推论 1：当且仅当某个 $P(X_i)=1$，其余的都等于 0 时，$H(X)=0$。

推论 2：当且仅当某个 $P(X_i)=1/n$，$i=1、2\cdots\cdots n$ 时，$H(X)$ 有极大值 $log_2 n$。

信息的单位有比特、奈特和哈特三种，定义分别如下。

比特 $I(X)=\log_2[1/P(X)]$

奈特 $I(X)=\log_e[1/P(X)]$

哈特 $I(X)=\log_{10}[1/P(X)]$

以抛硬币为例，其信息量为：

比特 $I(X)=\log_2(1/0.5)=\log_2 2=1$

奈特 $I(X)=\log_e(1/0.5)=\log_e 2=0.69$

哈特 $I(X)=\log_{10}(1/0.5)=\log_{10} 2=0.3$

换算：1 奈特=1.44 比特；1 哈特=3.32（比特）

2. 信息数字化

数字化是进行信息处理的关键之一。如邮政编码、条形码等都是数字信息号。数字化技术已经进入我们的日常生活，如数码相机、数码电视。医学领域处理文字、符号、图像、声音等信息都已经数字化了。除此之外还有规范化的问题。

二、信息系统

（一）系统

1. 概念

系统是一组为实现共同目标而相互联系、相互作用的部件。系统被认为是一个整体，它由若干个具有独立功能的元素组成，这些元素之间相互联系、相互制约，共同完成系统总目标。目标、元素和联系是系统不可缺少的要素。系统与环境是紧密相关的，系统必须在环境中运转，系统不可能独立于环境而存在。

2. 分类

根据不同的应用和分类标准，系统有不同类型。根据构成系统的内容来分类：物质系统、概念系统；根据系统形成的特点来分类：自然系统、人造系统、复合系统；根据系统自身特点及与环境的关系来分类：封闭系统、开放系统；根据系统的运动特征与时间的关系来分类：静态系统、动态系统；根据系统的综合复杂程度分类：最复杂系统、生物系统、物理系统。系统还可以根据具体研究对象进行分类，如工程系统、操作系统、管理系统、信息系统，还有发大系统、巨系统、复杂系统等概念。

3. 组成

一般系统模型包括六个组成部分：输入（input）、处理（process）、输出（output）、反馈（reaction）、控制（control）和边界（boundary），如图 2－1 所示。系统边界是系统与环境分割开来的一种假想线，也可看作系统的范围，即系统包括的要素、性能和选项等。系统根据预先设定的控制，接收边界的输入，经过处理后形成输出，并提供反馈机制进行必要的修正。

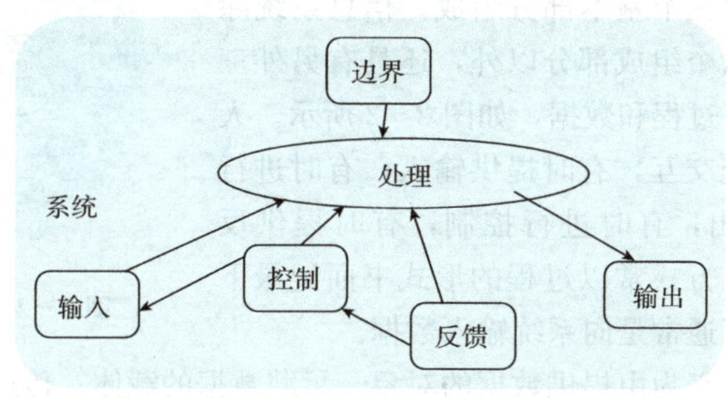

图 2－1　由六部分组成的系统模型

4. 特性

（1）整体性（integrality）　从系统的含义可以看出，系统内的各个组成部分都是为了某一特定目标而联系在一起的。因此，在评价一个系统时不要只从系统的单独部分，即系统的要素或子系统来评价，而要从整个系统出发，从总目标、总要求出发。

（2）层次性（hierarchy）　系统可以分解成一系列的子系统，这种分解实质上是系统目标、系统功能或任务的分解，而各子系统又可分解为更低一层的子系统。一个系统可以由许多层组成，这样就构成一个层次结构。如组织内结构可以看作是层次的。

（3）关联性（relationship）　由于系统是由内部各个元素彼此相互依存又相互制约形成的，因此构成系统的要素之间、要素与系统之间、系统与环境之间存在着相互联系、相互依存、相互制约的关系。各个组成部分在功能上相对独立，又彼此联系，即具有关联性。

（4）目的性（purpose）　建立一个系统，就是为了某一特定目标服务的，每个系统都有其要达到的目的和需要完成的任务或功能。系统是为了完成某一特定目标而构造的，系统的目的决定着系统的基本作用和功能，而系统的功能通过一系列子系统的功能来体现，这些子系统的目标之间往往相互矛盾，其解决办法是在矛盾的子目标之间需求平衡折中，以期达到总目标。开发新系统的第一步是确定系统的目标，这个目标必须是明确的、切合实际的，切忌提出含糊、空洞、脱离实际的目标。

(5) 环境适应性（environment applicability） 任何一个系统的存在必然被包含在一个更大的系统内，这个更大的系统被称为“环境”。任何一个系统都是更大系统的子系统，任何系统都存在于一定的环境中，环境可以理解为一个系统的补集。

（二）信息系统

信息系统（information system），从技术角度定义为由若干相互连接的部件组成的，收集（或检索）、处理、存储和发布组织中的信息的系统，用以支持组织制定决策和管理控制。信息系统包括组织内或组织所处环境中的重要人员、地点和事情的信息。

1. 信息系统的组成

信息系统，顾名思义是传递、交流信息的系统，由信源、信道和信宿三个基本部分组成。信息系统除了具有一般系统的六个组成部分以外，还具有另外三个组成部分：人员、过程和数据，如图 2-2 所示。人们以某种方式与系统交互，有时提供输入，有时进行处理，有时接受输出，有时进行控制，有时提供反馈。人与系统的交互方式常以过程的形式书面记录下来。人与系统的交互通常是向系统输入数据。

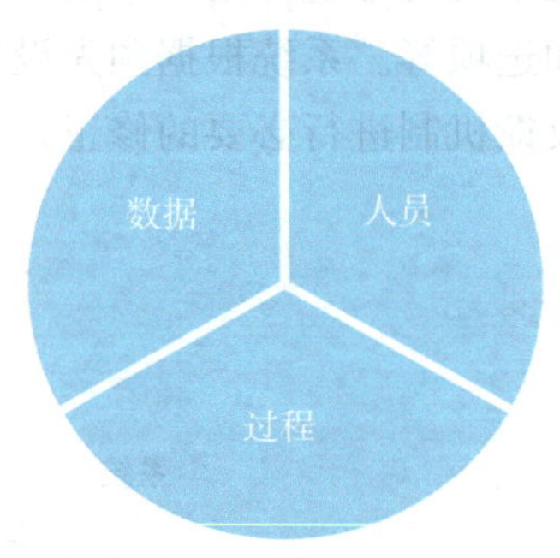

图 2-2 信息系统组成

信息系统可以定义为由提供数据的对象、承载数据的载体、传递数据的信道、处理数据的规则和目的等要素组成，是具有对数据进行采集、处理、存储、传输、检索和管理等功能的一种人工或非人工的系统。

2. 信息系统的功能

在信息系统中的三类活动分别是输入、处理和输出，组织可以利用这些信息来决策、控制运营活动、分析问题和创造新产品或服务，如图 2-3 所示。输入是指获取或收集组织内外的原始数据，处理是指把原始输入数据转变为有意义的表达方式，输出是指将处理后的信息传递给需要使用的人或活动。如用户需要的二、三次文献等。对信息系统的满意程度必须通过输出信息来实现。就整个信息系统来看，输入功能、存储功能、处理功能、控制功能都必须根据输出功能的情况不断地进行调整。信息系统还需要有反馈，是指信息输出返回给组织里合适的人员，或帮助他们评估或校正输入。有时为了信息的共享和持久化，信息系统还需要有存储设备。

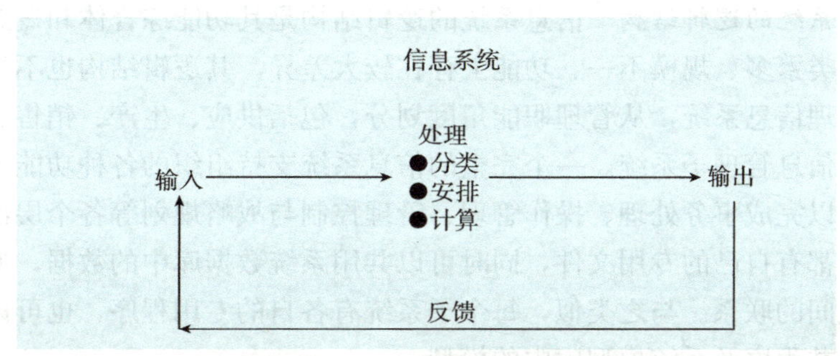

图 2-3 信息系统的功能

3. 信息系统的结构

信息系统结构分为物理结构与逻辑结构两种，物理结构是指不考虑系统各部分的实际工作与功能结构，只抽象地考察其硬件系统的空间分布情况。逻辑结构是指信息系统各种功能子系统的综合体。

（1）信息系统的物理结构　按照信息系统硬件在空间上的拓扑结构，其物理结构一般分为集中式结构与分布式结构两大类。

1）集中式结构：集中式结构是指物理资源在空间上集中配置。早期的单机系统是最典型的集中式结构，它将软件、数据与主要外部设备集中在一套计算机系统之中。由分布在不同地点的多个用户通过终端共享资源的多用户系统，也属于集中式结构。其优点是资源集中、便于管理、资源利用率较高。但是随着系统规模的扩大，以及系统的日趋复杂、集中式结构的维护与管理越来越困难，不利于用户发挥在信息系统建设过程中的积极性与主动性。此外，资源过于集中会造成系统的脆弱性，一旦主机出现故障，就会使整个系统瘫痪。目前，在信息系统建设中一般很少使用集中式结构。

2）分布式结构：随着数据库技术与网络技术的发展，分布式结构的信息系统开始产生，分布式系统是指通过计算机网络把不同地点的计算机硬件、软件、数据等资源联系在一起，实现不同地点的资源共享。各地的计算机系统既可以在网络系统的统一管理下工作，也可以脱离网络环境利用本地资源独立运作。由于分布式结构适应了现代企业管理发展的趋势，即企业组织结构朝着扁平化、网络化方向发展，分布式结构已经成为信息系统的主流模式。其主要特征是可以根据应用需求来配置资源，提高信息系统对用户需求与外部环境变化的应变能力，系统扩展方便，安全性好，某个结点所出现的故障不会导致整个系统的停止运作。然而由于资源分散，且又分属于各个子系统，系统管理的标准不易统一，协调困难，不利于对整个资源的规划与管理。

分布式结构又可分为一般分布式与客户机/服务器模式。一般分布式系统中的服务器只提供软件与数据的文件服务，各计算机系统根据规定的权限存取服务器上的数据文件与程序文件；客户机/服务器结构中，网络上的计算机分为客户机与服务器两大类。服务器包括文件服务器、数据库服务器、打印服务器等；网络结点上的其他计算机系统称为客户机。用户通过客户机向服务器提出服务请求，服务器根据请求向用户提供经过加工的信息。

（2）信息系统的逻辑结构　信息系统的逻辑结构是其功能综合体和概念性框架。由于信息系统种类繁多、规模不一、功能上存在较大差异，其逻辑结构也不尽相同。对于一个工厂的管理信息系统，从管理职能角度划分，包括供应、生产、销售、人事、财务等主要功能的信息管理子系统。一个完整的信息系统支持组织的各种功能子系统，使得每个子系统可以完成事务处理、操作管理、管理控制与战略规划等各个层次的功能。在每个子系统中都有自己的专用文件，同时可以共用系统数据库中的数据，通过接口文件实现子系统之间的联系。与之类似，每个子系统有各自的专用程序，也可以调用服务于各种功能的公共程序及系统模型库中的模型。

4. 信息系统的特征

信息系统的发展与信息处理技术密切相关，信息系统与计算机关系密切，但是计算机并不是信息系统所固有的。信息系统是一种开放系统，通常由若干子系统构成，其目标一般不是单一的，而是多目标的，且信息系统内各要素（或子系统）之间存在互相依赖的关系，信息系统中的信息反馈用于系统的控制。综上所述，系统的基本特征可总结为以下几点：①信息系统不是孤单的、自足的系统，它总是附属于一个更大的系统，作为这个大系统中的一个关键的、具有特殊地位的子系统而存在；②信息系统的作用是间接的，它的效益是通过支持管理决策，通过管理水平的提高间接地表现出来的；③信息系统本身也是一个包括组织机构、人员、设备的有机的整体；④信息系统的任务是处理信息。系统处理信息的能力是评价一个信息系统的基础。

5. 与信息系统相关的理论

系统论、控制论和信息论是20世纪40年代先后创立并获得迅猛发展的三门系统理论的分支学科。虽然它们仅有半个世纪，但在系统科学领域中已是资深望重的“元老”，合称“老三论”。人们摘取了这三论的英文名字的第一个字母，把它们称之为SCI论。

耗散结构论、协同论、突变论是20世纪70年代以来陆续确立并获得极快发展的三门系统理论的分支学科。虽然时间不长，却已是系统科学领域中比较重要的成员，故合称“新三论”，也称为DSC论。

（1）系统论　是研究系统的一般模式结构和规律的学问，它研究各种系统的共同特征，用数学方法定量地描述其功能，寻求并确立适用于一切系统的原理、原则及数学模型，是具有逻辑和数学性质的一门科学。

（2）控制论　是研究动物（包括人类）和机器内部的控制与通信的一般规律的学科，着重于研究过程中的数学关系。

（3）信息论　是运用概率论与数理统计的方法研究信息、信息熵、通信系统、数据传输、密码学、数据压缩等问题的应用数学学科。

（4）耗散结构理论　是研究耗散结构的性质，以及其形成、稳定和演变规律的科学。它以开放系统为研究对象，着重阐明开放系统如何从无序走向有序的过程。它指出，一个远离平衡态的开放系统通过不断地与外界交换物质和能量，在外界条件变化达到一定阈值时，可以通过内部的作用产生自组织现象，使系统从原来的无序状态自发地转变为时空上和功能上的宏观有序状态，形成新的、稳定的有序结构。这种非平衡态下新的有序结构就是耗散结构。

(5) 协同学 又称协同论或协和学，是研究不同事物共同特征及其协同机理的新兴学科，是近十几年来获得发展并被广泛应用的综合性学科。它着重于探讨各种系统从无序变为有序时的相似性。协同论的创始人哈肯说过："这个学科称为'协同学'，一方面，是由于我们所研究的对象是许多子系统的联合作用，以产生宏观尺度上结构和功能；另一方面，它又是由许多不同的学科进行合作，来发现自组织系统的一般原理。"

(6) 突变论 是研究客观世界非连续性突然变化现象的一门新兴学科，自20世纪70年代创立以来，数十年获得迅速发展和广泛应用，引起了科学界的重视。突变论的创始人是法国数学家雷内托姆，他于1972年编撰的《结构稳定性和形态发生学》一书阐述了突变理论，荣获国际数学界的最高奖——菲尔兹奖章。突变论的出现引起各方面的重视，被称为是牛顿和莱布尼茨发明微积分三百年以来数学上最大的革命。

6. 信息系统的基本原理

信息系统的基本原理是研究和开发信息系统时必须遵循的客观规律。研究和掌握信息系统的基本原理，将有助于我们在更深层次上认识信息系统，有助于我们更加科学、有效地开发信息系统。

(1) 整体性原理 整体性是系统的本质特征。整体性原理是一般系统中最基本、最核心的原理，1+1>2。

(2) 自组织原理 系统在一定的条件下自行产生组织性和相干性，完成从无序向有序转化的过程。自组织有三个条件：①系统是一个开放系统，与外界环境有物质和能量交换；②外界环境对系统有恒定、持续的作用；③系统内部存在多种发展可能性。

(3) 环境适应性原理 在一定条件下，耗散结构理论已经证明外部环境因素会影响系统的结构和功能（来自信息系统外部环境的影响有社会环境、经济环境、技术环境、文化环境等，来自信息系统内部环境的影响有人员因素、组织结构等）。

(4) 用户友好性原理 易于理解、使用，遵从人的行为自然特性，为用户提供指导和帮助，并特别强调未经训练的用户的适应性。

(5) 系统安全性原理 信息系统的数据是共享的，因此对系统安全性要求较高（未经授权人员不得偷看或窃取数据；未经许可不可修改、删除、非法复制系统数据和程序；尽量避免自然、物理和人为因素损害系统；加强计算机系统、网络系统的安全，避免信息泄露；安装防毒软件、防火墙，防止病毒入侵，防止信息泄露；及时做好数据备份工作）。

(6) 系统兼容性原理 是指信息系统各组成要素之间、信息系统彼此之间，以及信息系统与环境之间可以共享对信息处理结果的一种特性。信息共享是信息系统兼容的出发点和归宿点。

信息资源的共享原理：共享是信息的特性，是信息资源区别于其他资源的标志。

三、医学信息学

（一）医学信息学概念与发展史

1. 概念

医学信息学是一门以医学信息为主要研究对象，以医学信息的运动规律及应用方法为主要研究内容，以现代计算机为主要工具，以解决医药工作人员在处理医学信息过程中的各种问题为主要研究目标的一门新兴学科，是计算机科学、信息科学在医学、生命科学、卫生保健等领域应用的一门新兴交叉学科。在优化医药、卫生和生物医学信息的获取、存储、检索和利用等方面有重要意义。

医学信息学是探讨生物学、医学或广义的健康数据的采集、存储、交互和展现的过程的科学；是探讨如何利用计算机信息处理技术来优化这些过程的科学；是探讨如何利用这些数据实现信息和知识层次的各种应用的科学。

2. 发展史

医学信息学这一学术用语始于 20 世纪 70 年代。国外早期的医学信息学的含义有 health informatics 和 medical informatics 之分。前者侧重于医药卫生管理，即卫生信息学；后者侧重于医学（医疗），即医学信息学。我国除了这两方面的内容外，还有从图书情报领域演化过来的医学信息（情报）学，以及为了深入开展医学院校计算机基础教学而产生的医学信息学中的另一个分支，即医学信息技术应用。

以下是国际医学信息学发展的大事件：1959 年国际信息处理联盟（international federation of information processing，IFIP）成立；1967 年国际信息处理联盟（IFIP）成立与医学卫生相关的专业委员会；20 世纪 60 年代诞生了医学文献自动化检索系统；1989 年成为独立的国际医学信息学会。

国内医学信息学发展：1980 年计算机诊疗系统研究会召开；1981 年首届中国人工智能学会成立大会召开，在此大会上作为中国人工智能学会二级分会的医药信息处理学会与中国人工智能学会同时成立；1983 年 3 月医药信息处理学会改名为中国电子学会医学信息学会，对外使用中国医学信息学会的名称；1987 年成立中国生物医学工程学会中医工程分会，同年成立中国计算机用户协会医药卫生分会；1993 年成立中华医学会医学信息学会；2003 年成立中国中医药信息研究会。

3. 研究内容

医学信息学的研究内容包括医院信息系统、医学决策支持系统、医学数据库、医学统计分析、医学图像处理、医学信号分析和远程医学等，涉及健康，以及医学信息的采集、存储、检索、利用相关设备和方法的开发等。

（1）医院信息系统　是指利用计算机软、硬件技术、网络通信技术等现代化手段，对医院及其所属部门的人流、物流、财流进行综合管理，对医疗活动各阶段中所产生的数据进行采集、存储、处理、传输、汇总、加工生成各种信息，从而为医院的整体运行提供全面的、自动化的管理及各种服务的信息系统。

（2）医学决策支持系统 是针对患者诊断所开发的决策支持系统，它可以提供更为直接的帮助，是针对某一患者特定的疾病而提出的解决方法。一方面，这种方法需要把各种推理机制与医疗管理系统结合起来；另一方面，还要评价和修正其理论上和实践上的效果。

（3）医学数据库 作为一种重要的信息资源，目前已普遍得到人们的重视，其应用领域也越来越广泛。近些年来，我国在医学领域自行开发建设的数据库也获得了很大的发展，从综合型数据库到专业型数据库，从文献型数据库到事实型数据库，数目已达几十个。这些大大小小的数据库为广大医学科研人员提供了极大的便利，使他们在查找和获取生物医学信息时更加高效快捷。

（4）医学统计分析 目的是以精炼的、明确的方式来描述实验观测的结果，在从所研究的数据中获取最佳科学信息，以及尽量减少为得到肯定的科学结论所需的观察次数。选择适当的统计方法制定研究计划，可以使暴露于实验危险因素的患者数量减少到最小，或减少研究工作中所需的资源。统计分析一般采用相应的软件工具，如应用于医学统计分析的软件包括SAS统计分析、SPSS统计分析等。

（5）计算机医学图像处理 其包括医学图像的基本处理和技术、医学图像处理系统等。关于图像处理这部分内容在本书的后续章节有专门论述。

（6）医学信号分析 其包括计算机在医学信号检测与控制中的应用、医疗仪器及新测试技术、计算机心电图分析标准等内容。

（7）远程医学 是指通过远程通信技术和计算机多媒体技术跨越空间限制远距离实时（或非实时）地提供医学信息和服务。其包括远程诊断、远程咨询会诊及远程护理、远程教育、网上虚拟医院、远程医学信息服务等医学活动。

（二）中医药信息的特点

1. 历史与现代并重

在漫长的发展过程中，中医药学积累了大量的文献信息。

2. 多学科相互交融

现代医学技术虽然发展到了细胞分子学理论水平，但对人类的一些疑难病症，如自身免疫系统疾病、病毒感染、恶性肿瘤等，仍没有特异性的治疗方法，而中医学治病以其更接近自然的疗法，正被全世界同行所关注。

3. 数量迅速递增

中医药经过千百年的发展，为我们留下了巨大的知识宝库，现代中医药在传统理论的基础上更加丰富和发展了原有的内涵，开创了中西医结合学、中药药理学、中药制剂学、中医时间医学、中医心理学、中医药信息学等，进一步拓展了中医药知识信息容量。

4. 质量良莠不齐

在市场经济的条件下，多种利益群体的博弈，使得中医药信息也受到影响，广播电视、报刊杂志和网络宣传等的无序宣传，对人民群众来说可谓是鱼龙混杂、真伪难辨。这就要求执业药师要根据自己所学的专业知识，认真分析辨识，学会去伪存真，为人民群众提供切实、可靠的药学信息服务，保障人民的用药安全。

（三）数字医学

数字医学，是信息科学与医学结合的前沿交叉学科。随着计算机科学技术在医学领域的不断深入，借助现代信息技术将医学研究和临床实践推进至一个前所未有的新高度。形成数字医疗诊断技术、治疗技术和检测技术为主要特征的前沿交叉学科。

数字医学是研究数字技术、信息技术、计算机技术、通信技术、人工智能、虚拟现实等技术在医学领域的应用规律和发展趋势，探讨计算机科学、信息学、电子学等与医学相互交叉或结合而形成的新理论、新知识、新技术和新产品，挖掘基于数字化条件下衍生的新模式、新流程和新机理，摸索数字化技术在医学领域的信息采集、处理、传递、存储、利用、共享和实现过程等内容的一门科学。

数字医学已然交叉渗透到了整个医学科技领域，研究内容包括医学影像学研究、数字化人体与数字解剖学的相关研究、计算机辅助设计/制造/分析技术在临床的应用研究、数字化医院的建设与管理、区域医疗协同与信息资源共享数据库的构建、远程医疗会诊与远程医学教育等各个分支学科。

1. 数字化人体

数字化人体的研究对象是活人，是建立在以多时空、动态的人体系统为研究对象，以人体实时观测、网络和计算机信息处理为主体的技术系统。

数字化人体，是确定个体基因组中的所有生命代码，是拥有远程持续监控每次心跳、每时每刻的血压读数、呼吸频率与深度、体温、血氧浓度、血糖、脑电波、活动、心情等所有生命与生活指征的能力，从人体功能状态入手，采集人体内、体表的物理信息与人体感官信息，把握人体的功能状态和生命活动规律。数字化人体，是对身体任何部位进行成像处理，进行三维重建，随时能够展现出来，并最终实现打印器官的能力；或是利用小型手持高分辨率成像设备，在任何地方快速获取关键信息，如在摩托车事故现场或拨打紧急求救电话的某人家中。数字化人体，是将从无线生物传感器、基因组测序或成像设备中收集的个体信息，与传统医学数据相结合，并不断更新的过程。数字化人体，用于临床可提高医疗和疾病预测、预防水平，增强人体健康，延长人的寿命。

2. 外科精准手术

由于数字医学技术在医学应用领域的延伸，以及医用X射线、计算机断层扫描（CT）、磁共振成像（MRI）和正电子发射X射线层析摄影（PET）等医学影像获取设备的应用，而催生的一种新的手术模式——外科精准手术，这正是数字医学应用的重要方向。与传统外科手术具有的随机性、临床经验、技能、患者病症差异、突发事件风险等相比，精准外科手术更强调术前演练（排除经验、手法技能影响）、虚拟现实技术（构建人体解剖结构模型、恢复评估疗效模型、评估术式的入路模型、手术练习的现场模型）等应用。表现出具有精细的术前决策、精密的手术方案、精确的手术模拟、精准的手术作业等特点，目的是将手术过程中的人为失误降到最低。

3. 医用机器人

医用机器人（Medical Robot）是指用于医院、诊所的医疗或辅助医疗的机器人，是一种智能型服务机器人。日益完善的医用机器人不仅能够代替护士的工作，还是医科教学中不可替代的助手，甚至能够在水下、外太空和战场大显身手。它能独自编制操作计划，依据实际情况确定动作程序，然后把动作变为操作机构的运动。分为多种类型，按照其用途不同划分有临床医疗用机器人、护理机器人、医用教学机器人和为残疾人服务机器人等。

（四）医学信息系统的新应用

1. 电脑病历管理

昔日患者病历的介质是纸张，尤其是长期患病的患者，其病历都是很厚一摞，看病时医生翻阅费时费力，同时保管起来也需要占用很大的空间，一摞摞的病历占据了一个很大的"病历库"，患者挂完号之后，病历库的管理人员，还得一一按号提取。如果患者需要转院治疗时，还得把病历借给新转的医院。如今的病历已经不用纸了，而是电子病历，病历上记载的全部内容包括 X 光照片、心电图及各种化验单据等，都存储在专门的"病历数据库"中。当患者到医院看病时，医生只要轻轻摁一下电脑按键，或点一下鼠标，就可以把"病历数据库"里该患者的病历调出来，并在屏幕上显示出来，可以前后自动翻页。当患者需要转院治疗时，新的医院医生根据转院单，也可以从原医院的"病历数据库"中，把该患者的病历借来使用。当然，病历数据库为了安全起见，由电脑进行管理，不是任何人都可以去调用的。以上提及转院治疗的转院单，实际上还起到允许调用该患者病历通行证的作用。

2. 电脑诊断

电脑诊断有时被称为"电脑医生"，这是医疗领域中最重要的组成部分之一。当患者到医院就诊时，可向值班人员叙述症状，随即值班人员把这些症状输入电脑中，"电脑医生"根据症状立即在显示屏上显示出要化验或检查的项目，同时从打印机上打印出化验单、检查单（如血、尿、便的化验，X 光、CT、B 超、核磁共振等检查）。化验、检查结束后，结果由化验室及相关检查部门的电脑直接传递到"电脑医生"那里，其根据患者的症状、化验及检查的结果，又结合病历，最后做出诊断，开出医疗处方。如果患者需要休息，还可以开出病假条，诊断书、处方、病假条都可打印出来。

如遇到疑难病症，需要由远处的专家治疗，"电脑医生"可以把患者的病历、症状、化验及检查结果，通过网络传输到远方专家的电脑中，请其诊断，专家会将诊断结论及处方等再传回"电脑医生"。这样，患者在当地就可以得到远方的专家治疗方案。如果不是电子时代，想做到这点，只能是痴心妄想、天方夜谭罢了。

3. 电脑管理病床

病床是患者住院治疗必备的设施之一。采用电脑管理病床，使其管理工作更加现代化、科学化。病床按病区分区管理，它记录着患者姓名、何种病症、入院时间、出院时间、空床情况等信息，同时向住院部电脑计费系统提供患者占用床位的有关信息，以便计费时应用。另外，还能实时显示全院病床的利用情况。

4. 电脑管理药库

采用电脑管理药库的方法，可全面反映药品库存情况及流动信息；可打印全部药品清单、指定部分的药品清单、三个月内将要失效的药品清单及急需购入的药品清单；编制采购药品辅助计划表；提供进库数和出库数账单，发往下属药房的药品账单等。

5. 电脑药物咨询

电脑药物咨询可为医生提供以下咨询服务：①药物相互作用分析，每张处方最多可达数十种；②药名翻译，可任意输入中文、英文、拉丁文及代码中的任意一种，即可得到其他几种文字的药名，包括别名；③查询药物用途、规格、常用量、极限量及注意事项；④查询药物的相关数据；⑤查询抗菌首选及次选药物，以及使用这些药物的指导性说明；⑥查询在某些疾病、生理状态下慎用和禁用的药物；⑦查询能够引起尿液颜色变化的药物，查询使用麻醉、神经、毒性药物的相关规定等。查询时可任意选用中文、英文、拉丁文或代码，可查询到数万种药品的信息，查询结果一般只需 1 分钟，显示或打印均可。

6. 电脑计费

电脑计费包括门诊计费和住院计费。门诊计费部分可以准确计算出药费、处置费、化验费、检查费等，并能清晰地打印各种费用的详细清单；住院部分可以准确计算出患者在住院期间的全部费用，并能打印出所需费用的详细清单。

7. 电脑牙医

在植牙方面，首先对患者口腔进行电脑断层扫描，将结果输入电脑牙医的电脑中，分析患者的口腔骨骼构造，确定需要植牙的准确部位，随后在三维打印技术的帮助下，提供口腔模型，最后由值班大夫根据模型再实施手术。在补牙方面，“电脑牙医”利用一个微型镜头扫射患者的蛀牙，根据扫射的资料绘制蛀牙的立体图像，此时连接电脑的一把小锯会在电脑牙医的指示下切割用来补牙的瓷块，其大小和形状与牙洞相同，最后由值班大夫把瓷块粘到牙洞内。

四、医院信息系统

原国家卫生部发布的《医院信息系统基本功能规范》中指出，医院信息系统是指利用计算机软硬件技术、网络通信技术等现代化手段，对医院及其所属各部门的人流、物流、财流进行综合管理，对在医疗活动各阶段中产生的数据进行采集、存储、处理、提取、传输、汇总、加工生成各种信息，从而为医院的整体运行提供全面的、自动化的管理及各种服务的信息系统。

医疗信息化的概念在传统医院信息化和区域医疗卫生信息化的基础上不断外延。狭义的医疗信息化仅仅是指医院信息化和区域医疗卫生信息化。近年来，随着互联网医疗的发展，医疗信息化的概念也不断拓展，医保控费、医药电商、移动医疗等均成为广义医疗信息化的一部分。传统医疗信息化业务与“互联网+”对接，进一步提升医疗服务效率和用户体验。

医疗卫生行业越来越多的业务依赖信息化技术支持，信息化需求呈现加速发展的特征。国内三级城市以下的医院已进入信息化的快速成长期，对于基本的信息化技术产品如 PC、Server、开发平台等产生了大量的需求；大型医院的信息化逐渐进入整合期，软件和硬件的升级需求增加。

（一）医院信息系统的目标及特点

1. 目标

医院信息系统目标就是要建立现代医院管理制度，在面向患者、社会的基础上，以期在医疗成本、医疗质量、医院管理、工作效率及医院文化等方面得到显著改善，充分利用现代信息技术适应社会发展的需要。

2. 特点

医院信息系统涉及的数据类型复杂；数据量大，需要大型数据库管理系统的支持；需要有很强的联机事务处理能力；数据的安全性及可靠性；易学易用、友好的人机界面；可剪裁性、可伸缩性、可扩充性；开放性与可移植性等。

（二）医院的组织结构

医院组织结构是医院为实现组织整体目标而进行分工协作，在职务范围、责任和权利等方面进行划分所形成的结构体系。虽然不同医院在组织结构的细节上存在差异，但主要分为医疗行政管理部门和医疗业务部门两大类。医疗行政管理部门包括行政、党务、后勤服务等部门，其中行政部门包括院务办公室、人力资源部、计财处、科教科、设备科、信息部、医务部、护理部等。党务部门包括党务办公室、纪监部门、工会、团委等；后勤服务部门包括基建部、物业部、工程部等；医疗业务部门包括临床、医技辅助等部门，其中临床部门包括门诊、急诊、住院病区等；医技辅助部门包括药剂科、超声科、检验科、心电图科、脑电图科、放射科、供应室等。

（三）医院数据的采集与处理

1. 医院临床信息

临床信息的数据类型包括身份登记、门诊医生站、住院登记、护士工作站、医生工作站、检查/检验/手术/血库等。

2. 医院管理信息

医院管理信息包括医院自身的人流、物流、财流及与之相关其他方面的数据，如在人事、设备、物资、财务、咨询、教育、科研、审计、统计等各方面与医院管理相关的数据，以及医院系统在运行过程中产生的各种与费用相关的数据。

（四）医院信息管理的意义

对医院信息进行管理的意义在于可以提高工作质量和工作效率，提高医院经济效益，强化医院的科学管理，提高医院信誉度，增强市场竞争力，达到资源共享，提高医院信息的利用率及医疗治疗质量，促进了医学教学、科研及临床事业的发展。

第二节 医疗卫生信息标准化

随着信息技术的快速发展，医疗卫生领域信息化建设的步伐也在加快，各类信息系统不断涌现，如医院信息系统、电子病历、电子健康档案和区域卫生信息平台等。以上这些系统因为缺乏统一的标准，相互之间的信息共享和交流就出现了问题。因此，加强医院信息标准化研究，促进医疗卫生领域信息的互联互通是亟待解决的问题。

一、医疗卫生信息标准化相关的基本概念

标准化在不同的时代、机构、组织或范围内，其表述和适用性会略有不同。在医药卫生信息领域开展标准化工作，无论国内、国外都有自身不同的特色或者治理模式。本节中我们将主要介绍标准、标准化、标准体系等基本概念。

（一）标准

1. 定义

2014 年，在规范性引用包括 ISO/IEC 17000：2004 等文件的基础上，国家标准《标准化工作指南》（GB/T 20000.1－2014）对标准（standard）的含义进行重新定义。

规定标准是指通过标准化活动，按照规定的程序经协商一致制定，为各种活动或其结果提供规则、指南或特性，是共同使用和重复使用的文件。标准宜以科学、技术和经验的综合成果为基础；规定的程序是指制定标准的机构颁布的标准制定程序，如国际标准、区域标准、国家标准等，由于它们可以公开获得，以及必要时通过修正或修订保持与最新技术水平同步，因此它们被视为构成了公认的技术规则。其他层次上通过的标准，如专业协（学）会标准、企业标准等，在地域上可以影响几个国家。同时，该定义可以看出，标准是一个文件，标准的产生是以科学、技术和经验的综合成果为基础，按照规定的程序以文件形式记录下来，发布出去，提供给使用者使用。

2. 分类

标准在不同国家、机构、组织、时期等条件下，其划分的依据和方式也有所不同。标准常见的分类方法和依据有：①按国家标准化层次及规范性文件的种类要求划分，可分为国家强制性标准、国家推荐性标准、行业推荐性标准、地方推荐性标准、企业标准和团体标准；②按是否涉及法定要求划分，可分为法定标准和事实标准；③按标准管理的角度划分，可分为技术标准、管理标准和工作标准；④按法规约束力划分，可分为强制性标准、法规标准、技术法规和推荐性标准。

3. 医药卫生信息技术标准

医药卫生信息技术标准按照作用范围和对象不同，向上包括按国家标准化层次归类或按管理、技术、工作标准归类，向下包括数据元标准与数据元域值标准及其各类专用基本数据集，以及信息内容标准、信息交换标准、标识标准、隐私与安全标准、功能标准或规范等。

（二）标准化

1. 定义

中华人民共和国国家标准《标准化工作指南》（GB/T 20000.1—2014）对标准化（standardization）的解释是：为了在既定范围内获得最佳秩序，促进共同效益，对现实问题或潜在问题确立共同使用和重复使用的条款以及编制、发布和应用文件的活动。该解释表明，标准化活动确立的条款可形成标准化文件，包括标准和其他标准化文件；标准化的主要效益在于为了产品过程或服务的预期目的改进它们的适用性，促进贸易、交流以及技术合作。

标准化活动过程的核心要素是标准，标准化活动就是围绕制定标准、实施标准和修订标准展开的。随着技术和社会发展，标准化活动呈现不断循环、螺旋上升的特点，每完成一个循环，标准的水平就提高一步。可以说，标准的应用是标准化活动中最重要、最具实践性的一环。

医药卫生信息标准化是针对医药卫生领域的产品、过程或服务，综合信息科学与技术领域知识的事物和概念，通过确立共同使用和重复使用的条款，以及编制、发布和应用文件的活动，以获得最佳秩序和社会效益的过程。

2. 层次

标准化层次是指标准化所涉及的地理、政治或经济区域的范围。主要包括：①国际标准化，国家和有关机构均可参与的标准化；②区域标准化，世界某个地理、政治或经济区域内的国家有关机构可参与的标准化；③国家标准化，在国家层次上进行的标准化；④地方标准化，在国家的某个地区层次上进行的标准化。

3. 目的

标准化可以有一个或更多特定目的，以使产品、过程或服务适合其用途。这些目的可能包括但不限于品种控制、可用性、兼容性、互换性、健康、安全、环境保护、产品防护、相互理解、经济效益、贸易，这些目的还可能相互重叠。

未来我国医药卫生信息技术标准化的总体目标包括三个方面：①建立政府主导制定的标准与市场自主制定的标准协同发展、协调配套的新型医药卫生新型技术标准体系；②健全统一协调、运行高效、政府与市场共治的标准化管理体制；③形成政府引导、市场驱动、社会参与、协同推进的标准化工作格局。

（三）标准体系

1. 定义

中华人民共和国国家标准《标准体系构建原则和要求》（GB/T 13016－2018）中对标准体系做出如下定义：一定范围内的标准按其内在联系形成的科学的有机整体。标准体系中的标准是按照正确的相关体系有序结合在一起。标准体系是一个包括现有标准、应有标准和将有标准的尽量完善的体系，包含超前标准化的工作。因此，我们在建立标准体系时，要适应科学技术、生产经济的发展，形成一定时期内相对稳定可以实现的体系。

“十二五”期间，我国医疗健康信息标准体系基本建立，为实现新医改信息交互共享和医疗服务协同的目标奠定了基础。原国家卫生部信息标准专业委员会首次研制并提出了国家卫生信息标准体系概念框架，将医疗卫生信息标准分为基础类标准、数据类标准、技术类标准及管理类标准四大类，为我国医疗卫生信息标准分类提供了参考模型。“十三五”期间医疗健康信息标准工作将在“十二五”工作成果上，针对工作中面临的主要问题，同步推进标准开发与应用相关工作，注重建立标准研究开发的创新协作机制和标准实施应用政策激励与约束机制。

2. 基本内容

依据标准的功能、标准化的对象和内容不同，按照颗粒度和复合程度逐渐增大的顺序，我国将医疗卫生信息标准初步分为以下八类：术语和标识标准、数据标准、卫生信息传输标准、卫生信息技术规范、卫生信息集成规范、业务应用规范、安全与隐私保护规范和通用信息技术标准等。在构建完整的医疗卫生信息标准体系时，可根据需要对每一大类分别做进一步划分，形成具有二层或三层的体系结构。

（四）医院信息标准

医院信息标准是指医院信息采集、传输、交换和利用时所采用的统一的原则、概念、名词、术语、代码和技术。

（五）医院信息标准化

医院信息标准化就是利用科学原理，对医院信息的产生、识别、获取、检验、交换、传输、存储、显示、处理、印刷等技术进行统一化、规范化的处理过程。

医疗卫生领域开展信息化工作只有在规范信息、统一代码、规范业务流程的基础上，保障各信息系统之间的兼容性和互操作性，保证各类数据的可用性，减少信息冗余，使信息处于统一规范的标准化管理之中，才能实现各部门、各组织之间信息资源高度共享和利用，使医疗卫生领域各信息系统成为传递信息和科学管理的桥梁，解决信息孤岛问题，提高医疗卫生领域工作效率，提升管理质量。

二、国内外医疗信息标准化组织

随着标准化需要的发展，形成了各类国际性或地区性的标准组织，它们在各个领域发挥着重要作用。其中，影响力比较大的标准化组织有：国际电信联盟（international telecommunication union，ICU）、国际电工委员会（international electrotechnical commission，IEC）、国际标准化组织（international standardization organization，ISO）；欧洲地区的欧洲标准化委员会（European committee for normalization，CEN）、欧洲电工标准化委员会（European committee for electrotechnical normalization，CENELEC）、欧洲电信标准化学会（European telecommunications standards institute，ETSI）；美国的电气与电子工程师协会（institute of electrical and electronics engineers，IEEE）、美国国家标准协会（American national standards institute，ANSI）、因特网体系结构委员会（internet architecture board，IAB）、美国国际信息技术标准委员会（international committee for information technology standards，INCITS）等。这些组织制定了国际疾病分类代码标准 ICD - 10、HL7 协议、医学系统命名法——临床术语 SNOMED CT、观测指标标识符逻辑命名、编码系统 LOINC、医学数字影像与通讯 DICOM 等有影响力的相关标准。

（一）国外医疗信息标准化组织

1. 国际标准化组织

国际标准化组织（international organization for standardization，ISO）是一个全球性的非政府组织，是国际标准化领域中一个十分重要的组织。ISO 国际标准组织成立于 1947 年，我国是 ISO 的正式成员。

国际标准化组织的目的和宗旨是：在全世界范围内促进标准化工作的开展，以便于国际物资交流和服务，并扩大在知识、科学、技术和经济方面的合作。其主要活动是制定国际标准，协调世界范围内的标准化工作，组织各成员国和技术委员会进行情报交流，与其他国际组织进行合作，共同研究有关标准化问题。

ISO 现有 250 个技术委员会（technical committee，TC），与卫生信息相关的技术委员会有 3 个：ISO/TC 215 Health Informatics、ISO/TC 249 Traditional Chinese Medicine 和 ISO/IEC JTC 1 Information Technology。其中成立于 1998 年的 ISO/TC 215 是负责健康信息与通信技术领域的标准化技术委员会，其职能范围是卫生信息领域的标准化、卫生信息和通信技术领域的标准化，研究制定卫生指标体系、卫生信息、电子病历、卫生信息安全基础设施、医药电子商务等方面的标准。其目标是达到在不同的系统中实现兼容性及互用性，保证数据在统计上的兼容性（如分类），尽力减少不必要的冗余，促进全球医学信息共享和互操作。ISO/TC 215 设有主席、秘书处，目前共有 31 个正式成员国家，28 个观察成员国家，中国是 ISO/TC 215 的正式成员国之一。ISO/TC 249 是中医药国际标准的中国技术总出口，国内技术对口单位为中国中医科学院中医临床基础医学研究所。主要职责包括中方新工作项目提案的申报、ISO 注册专家审核和申报、提供技术支持服务、参与 ISO 投票等。

2. 世界卫生组织

世界卫生组织（world health organization，WHO）是联合国下属的一个专门机构，总部设置在瑞士日内瓦，只有主权国家才能参加，是国际上最大的政府间卫生组织。

世界卫生组织的宗旨是使全世界人民获得尽可能高水平的健康。世界卫生组织的主要职能包括促进流行病和地方病的防治，提供和改进公共卫生、疾病医疗和有关事项的教学与训练，推动确定生物制品的国际标准。

世界卫生组织负责对全球卫生事务提供领导，拟定卫生研究议程，制定规范和标准，阐明以证据为基础的政策方案，向各国提供技术支持，监测和评估卫生趋势。

3. 欧洲标准化技术委员会

CEN 是欧洲标准委员会的法语缩写。CEN 由 33 个国家组成，制定的欧洲标准通常有 3 种官方语言的版本，即英语、法语、德语。1961 年成立于法国巴黎，1975 年总部迁移至比利时布鲁塞尔。CEN 是以西欧国家为主体、由国家标准化机构组成的非营利性标准化机构。宗旨是促进成员国之间的标准化协作，制定本地区需要的欧洲标准（EN，除电工行业以外）和协调文件（HD）。CEN 与 CENELEC 和 ETSI 一起组成信息技术指导委员会（ITSTC），在信息领域的开放系统（OSI）制定功能标准。CEN 发布的文件（Deliverables）主要有欧洲标准（EN）、协调文件（HD）、技术规范（CEN/TS）、技术报告（CEN/TR）、工作协议（CWA）、工作导则（Guide），以及将来可能会成为技术规范的欧洲暂行标准（ENV）和通常会成为技术报告的 CEN 报告（CEN/CR）等。

CEN/TC 251 医学信息技术委员会主要致力于卫生信息和通信技术领域的标准化工作，目标是实现独立的系统间的兼容性和互操作性，是电子健康记录系统模块化。CEN/TC 251 包括以下工作组：医疗记录模型；术语学、代码、语义学和知识库；通信和信息；多媒体和成像；医学设备；安全性、隐私、质量和安全等。

CEN/TC 224 身份识别。电子签名、卡及相关操作系统和操作技术委员会的工作领域为患者数据卡。

4. 美国国家标准学会

美国国家标准学会（American national standards institute，ANSI）成立于 1918 年，是非赢利的民间标准化团体。美国政府商务部、陆军部、海军部等部门以及美国材料试验协会（American society of testing materials，ASTM）、美国机械工程师协会（American institute of mechanical engineers，ASME）、美国矿业与冶金工程师协会（American society of mining and metallurgical engineers，ASMME）、美国土木工程师协会（American society of civil engineers，ASCE）、美国电气工程师协会（American institute of electrical engineers，AIEE）等组织都曾参与 ANSI 的筹备工作，ANSI 实际上已成为美国国家标准化中心，美国各界标准化活动都围绕它进行。ANSI 使政府有关系统和民间系统相互配合，起到了政府和民间标准化系统之间的桥梁作用。

Health Level Seven Inc. 成立于1987年，1994年起是ANSI授权开发的组织之一，是从事医疗服务信息传输协议及标准研究和开发的非营利组织。目的是开发和研制医院数据信息传输协议及标准，优化临床及其关联数据信息程序，降低医院信息系统互联的成本，提高医院信息系统之间数据信息共享的程度。HL7的会员超过1600个，遍布全球50多个国家，代表卫生服务机构、政府、医疗费用支付方、制药公司、咨询公司及医疗卫生信息系统供应商。参与HL7技术合作与推广的国家除美国外，还有中国、加拿大、德国、日本、韩国、印度、澳大利亚、英国、新西兰、荷兰、瑞典等国家。

美国材料与试验协会（ASTM）是当前世界上标准发展最快的机构之一，是一个独立的非盈利性机构。ASTM的会员目前已近34000个，已制定10000多项标准。医学领域中，ASTM负责临床数据交换标准，范围包括临床观察、医学逻辑、电子生理信号、相关信息交换标准、医疗保健识别符、系统功能、检验仪器与计算机连接、ADT传输标准、条形码及电子病历等。

美国健康信息与管理系统协会（the healthcare information and management systems society，HIMSS）成立于1961年，目前承接ISO/TC 215秘书处工作，其团队成员大多是在健康卫生领域成功采用IT技术实施优化管理体系的领先企业。HIMSS的宗旨是促进信息支撑技术，管理体系在健康卫生领域中的推广应用，协助相关机构制定标准。2014年HIMSS正式设立大中华区，服务范围包括中国大陆、中国香港和澳门特别行政区、中国台湾地区。根据HIMSS的理念，学会为所属区内的医疗机构、IT企业、组织机构和专业人士提供HIMSS EMRAM评级、咨询、培训、教育、考试认证、会展活动、市场调研和媒体服务等。

（二）国内医疗信息标准化组织

国内医疗信息标准化组织包括国家行政机构、各类非政府性学会和国际标准组织在中国的分支机构。

1. 国家标准化管理委员会

国家标准化管理委员会是国务院授权履行行政管理职能、统一管理全国标准化工作的主管机构。其主要工作职责包括组织制定、修订国家标准；统一审查、批准、编号和发布国家标准；协调和指导行业、地方标准化工作；管理全国标准化信息工作；代表国家参加国际标准化组织（ISO）、国际电工委员会（IEC）和其他国际或区域性标准化组织，负责组织ISO、IEC中国国家委员会的工作等。

2. 国家中医药管理局

国家中医药管理局是政府管理中医药行业的国家机构，隶属于国家卫生健康委员会，负责拟订各类中医医疗、保健等机构管理规范和技术标准并监督执行。

3. 中国标准化研究院

中国标准化研究院直属于国家市场监督管理总局，从事标准化研究的国家级社会公益类科研机构，主要针对中国国民经济和社会发展中全局性、战略性和综合性的标准化问题进行研究。中国标准化研究院主要开展标准化发展战略、基础理论、原理方法和标准体系研究。

4. 国家卫生标准委员会信息标准专业委员会

国家卫生标准委员会信息标准专业委员会是国家卫生健康委员会卫生标准委员会下属的专业委员会，负责国家卫生信息标准的制订、修订、技术审查、宣传培训、应用监督管理、学术交流、国际合作等。其主管的标准范围为卫生领域有关数据、技术、安全、管理及数字设备等卫生信息标准。各卫生业务领域中凡涉及卫生信息管理和卫生信息化建设有关标准的立项、制订、修订、审查及应用等工作，统一由其管理。

三、国外主要医疗卫生信息标准

美国国家标准协会医疗信息技术标准小组（HIISP）成立于 2005 年，是美国国家标准协会下属组织。2006 年，提出医疗信息卫生标准分类方法，将现有医疗信息卫生标准分为数据标准、信息内容、信息交换、标识、隐私与安全、功能规范和其他标准等七类，见表 2－1。

表 2－1 HITSP 医疗信息技术标准类别

类别名称	主要标准
数据标准	ICD、SNOMED、LOINC、UMLS
信息内容标准	HL7 CDA、CCD
信息交换标准	HL7 V2、HL7 V3、DICOM 3.0
标识标准	HIPAA、CMS
隐私与安全标准	HIPAA
功能标准	HER－S FM
其他标准	IHE、HIE、HTML、ActiveMQ、XML

（一）国际疾病分类 ICD

1. 概念

国际疾病分类（international classification of diseases，ICD）全称为疾病、损伤和死亡原因国际统计分类手册。ICD 是国际上统一使用的疾病分类法，由 WHO 编撰，实现对医院疾病的统计分析、科研、检索、综合利用和医院管理的目的。ICD 是根据疾病的病因、病理、临床表现和解剖位置等特征，将疾病分门别类，并用编码的方法来表示的系统。

目前，世界上通用的是第十次修订本《疾病和有关健康问题的国际统计分类》。这个名字使得该分类法的内容和目的更为清晰明确，反映了该分类法的使用范围已经超出了疾病和损伤分类的范畴，但 WHO 仍然保留了 ICD 的简称。

2. ICD 发展历史

ICD已有100多年的发展历史。编制疾病分类表的最初目的是为了使死亡率数据的收集和分析标准化。

(1) ICD的发展

1) 世界上第一个疾病分类法，W. Farr (1807—1883) 于1853年出版的死因标准术语集。

2) 第一版ICD，1893年由J. Bertillon (1851—1922) 编撰的《国际死亡原因编目》(以后基本上为10年修订1次)。

3) 1946年WHO接管了国际疾病分类工作（国际疾病分类工作进入了一个新的发展时期)。

4) 1948年在巴黎举行了《国际化标准疾病和死因编目》第六版修正大会（首次引入了疾病分类，并强调继续保持用病因分类的哲学思想)。

5) 1955年在巴黎举行了第七次修订会议。

6) 1965年在日内瓦举行了第八次修订会议。

7) 1975年在日内瓦举行了第九次修订（该版简称为ICD-9）会议。

8) 1979年美国国家健康统计中心出版了临床修订版，简称ICD-9-CM。

9) 1994年在日内瓦通过的第十次修改版本（目前全球通用的ICD-10)。

10) 2010年WHO发布了ICD-10更新版本。

11) 2018年6月18日WHO发布了ICD第十一次修订本。

(2) 我国ICD的发展

1) 1981年在北京协和医院成立世界卫生组织疾病分类合作中心。

2) 1987年要求医院采用ICD-9作为疾病分类统计报告标准。

3) 1993年国家技术监督局发布《GB/T 14396-1993疾病分类与代码》国家标准。

4) 2001年发布《GB/T 14396-2001疾病分类与代码》，等效于ICD-10，并要求从2002年开始在全国县及县以上医院和死因调查点正式推广使用。

5) 2018年12月国家卫生健康委员会发布通知，要求自2019年3月1日起，各级各类医疗机构应当全面使用ICD-11中文版进行疾病分类和编码，积极推进ICD-11中文版全面使用。

3. 分类原理与方法

ICD疾病分类是根据疾病的某些特征，按照一定的规则将疾病分门别类。ICD使用的疾病分类特征可以归纳为四大类：即病因、部位、临床表现（包括症状、体征、分期、分型、性别、年龄、急慢性、发病时间等）和病理。每一个特征就能构成一个分类标准，形成一个分类轴心，所以ICD是一个多轴心的分类系统。

ICD分类的基础是对疾病的命名，疾病又是根据其内在本质或外部表现来命名的，因此疾病的本质和表现正是分类的依据，分类与命名之间存在一种对应关系。例如，A00-A09是肠道传染病，A15-A19是结核病。当给一个特指的疾病名称赋予一个编码的时候，这个编码就是唯一的，并且表示了该疾病的本质和特征，以及在分类中的相互联系。

4. 相关概念

本书中主要以ICD－10版本为例进行相关概念的介绍。

(1) ICD索引排列方式　编排方法的总原则为汉语拼音-英文字母的顺序排列，排列时分不同层次。首先是主导词一级的排列，如果主导词的第一个字的拼音完全相同，则比较第二个字的拼音，依此类推。如果字同音不同，则按四声的阴平、阳平、上声、去声顺序排列。如果音同声也同，则按笔画多少排列，以从少到多为顺序。一个主导词下的内容与其他主导词之间没有从属和修饰关系。在一个主导词下可包括若干个修饰词，根据他们与主导词的关系逐层排列，这种分层是以“—”横道为标准。我们可以将有多少个“—”横道称之为第几层（或级）。第一级下属的各级与其他第一级没有从属和修饰关系。每一个“—”都代表前面一级的内容，示例如下。

聋

—249374700—伴随有蓝巩膜和骨脆症

—249374701—传导性

—249374702——单侧

—249374703——双侧

—249374704——和感音神经性、混合的

—249374705——　—单侧

—249374706——　—双侧

—249374707—低频性

—249374708—耳毒性

(2) 类目　是指三位数编码，包括一个字母和两位数字。例如，A01伤寒和副伤寒。

(3) 亚目　是指四位数编码，包括一个字母、三位数字和一个小数点。例如，A01.0伤寒，有的亚目为若干个三位数类目的共用亚目，此时无论在第一卷或第三卷中，都会列出一个表，以避免重复。

(4) 细目　是指五位数编码，包括一个字母、四位数字和一个小数点。例如，S02.01顶骨开放性骨折。细目是选择性使用的编码，提供一个与四位数分类轴心所不同的轴心分类，其特异性更强。

(5) 双重分类（星剑号分类系统）　是指星号和剑号编码，剑号表明疾病的原因，星号表明疾病的临床表现。例如，糖尿病并发视网膜病，编码是E10†H36.0*，其中E10†表示疾病由糖尿病所致，H36.0*表示疾病部位在视网膜。

ICD－10全书中共有83个星剑号编码，它们会出现的情况如下：①类目或亚目标题出现剑号或星号，说明整个类目或亚目都适用于双重分类；②类目标题没有剑号或星号，但其中含的个别亚目标有星剑号编码的，说明该亚目适用于双重分类；③亚目标题有的同时提供了星剑号，说明该标题下的内容都有统一的星剑号编码。如果亚目标题仅有剑号（或星号）编码而没有星号（或剑号）编码时，说明该亚目下的疾病条目有不同

的剑号（或星号编码）。

5. 作用和意义

（1）ICD是进行医疗信息共享的基础　ICD使得疾病名称标准化、格式化，实现了医疗卫生信息在医疗平台上共享和利用，是开展医院管理和电子病历等临床应用的基础。

（2）ICD促进医疗领域的学术交流和科学研究　随着ICD的推广和应用，各类疾病信息的统计分析都比较便利。特别是大数据技术和数据挖掘技术的发展，为医疗领域的学术交流和科学研究带来了新的机遇。

（3）ICD有利于医院管理　ICD的应用有助于准确统计各病种的诊疗人数、医疗质量，有助于提高医院的医疗技术，有助于对医疗质量进行评估。

（4）ICD有利于医疗保险　疾病分类是开展医疗经费控制的重要依据之一，通过ICD编码，可以将疾病性质、医疗费用、住院天数相同或相似的患者分在同组中，据此对医疗费用进行限定与管理。通过对疾病病种、收费等指标的比较，就很容易限定病种的治疗费用，有利于控制医疗保险费用。

（二）人类与兽类医学系统术语

人类与兽医学系统术语（systematized nomenclature of human and veterinary medicine，SNOMED）是美国病理学会（college of american pathologist，CAP）发展的，广泛用于描述病理检验结果的医学系统化术语。

1. 发展

SNOMED从1975年第一版出现以来，目前共有50多个国家使用，2018年7月发布的活动概念包含340659个，其发展情况见表2－2。

表2－2　SNOMED发展表

年代（年）	名称	备注
1965	病理学系统命名法（Systematized Nomenclature of Pathology，SONP）	SNOMED的源头
1975	第1版	
1979	第2版	包括44587个词条，六大模块
1993	第3版	包括130580个词条，十一大模块
1997	第3、4版	包括大约150000个词条，建立起32027个词条与ICD－9－CM的对照关系
1998	第3、5版	包括156965个词条
2000	标准医学参考术语SONMED RT	
2002	SONMED CT	SNOMED RT与临床术语第3版两大医学术语集合并产生，每半年更新1次
2003	SONMED CT德语版和西班牙语版	
2007	SONMED CT 2007年7月版	由国际卫生术语标准开发组织首次发布

2. 结构

SNONED CT 的核心内容包括概念表、描述表、关系表、历史表、ICD 映射表和 LOINC 映射表等。SNOMED CT 包括了大部分的概念，每个 SNOMED CT 概念被赋予唯一的概念代码并具有唯一的意义，但可以表达成不同的术语。SNONED CT 的核心表是概念表（concepts）、描述表（descriptions）、关系表（relations）。

（1）*概念表* 每一个概念都代表一个独特的临床意义，它使用一个独特的、数字的和机器可读的 SNOMED CT 标识符来引用。SNOMED CT 将其概念分为 19 个顶层概念，包括临床所见（clinical finding）、操作（procedure）、观察对象（observable entity）、身体结构（body structure）、有机体（organism）、物质（substance）、药物/生物产品（pharmaceutical/biologic product）、标本（specimen）、特殊概念（special concept）、物理性物体（physical object）、物理力（physical force）、事件（event）、环境和地理位置（environments/geographical locations）、社会环境（social context）、具有明确上下文关系的情况（situation with explicit context）、分期与分度（staging and scales）、连接概念（linkage concept）、限定值（qualifier value）、记录人工制品（record artifact）等。

（2）*描述表* 是与一个 SNOMED CT 概念相关的术语或命名。概念可以理解为医学中标准的临床术语，每个概念都有唯一的概念码，但每一个概念都可能有多个描述，并且由 993420 条描述形成了庞大的描述表——同义词表。如咽喉痛（pain in throat）在 SNOMED CT 中是概念，而在实际应用中，它将会有多种不同的术语表达，如 sore throat、throat pain、pain in pharynx、throat discomfort、pharyngeal pain、throat soreness，但它们并不是概念，而只是作为描述被收集在描述表中。每一条概念有若干描述与之对应，描述表中的每一条描述也有与之相对应的概念存在。

（3）*关系表* 关系用来连接 SNOMED CT 中的概念，有四种类型的关系，分别是定义（defining）、使具有资格（qualifying）、历史（historical）、附加（additional）。最常见的是定义义系，用于模型化概念和建立语义间的逻辑定义。在 SNOMED CT 中，每一个概念都是通过其他概念的关系来逻辑定义的。

（4）*属性* SNOMED CT 目前为规范概念定义使用了超过 50 个定义属性。每个属性只能用于一个层，只有少数几个属性用于一个以上的层。

3. 应用

（1）*在临床信息系统中的应用* 目前，受控词表（CMV）在医学信息交换中位于数据处理的核心地位，它紧紧包裹在临床数据库外，临床信息系统将通过一系列引擎与受控词表相连接，从而形成可交互的、能够保障患者安全、协作医疗服务与监控的突发公卫事件系统、电子病历（EMR）系统、ICU 监测系统、临床诊断支持系统、用药观察研究、临床试验系统、医嘱处理系统、疾病监测系统、影像学及社区人群健康服务等系统，方便数据挖掘与决策分析。

（2）*SNOMED CT 与统一医学语言系统* SNOMED 为统一医学语言系统（unified medical language，UMLS），提供了最为广泛和最为重要的医学术语，是 UMLS 所包含的多个术语集之一。UMLS 的主要角色是提供多用途的电子化医学词典，使得许多不同源术语集中的相同语义拥有标准格式成为可能。

（3）SNOMED CT 在医药学中的作用　在美国国家医学图书馆编制的临床药学标准术语 RxNorm 中，SNOMED CT 在公众领域可提供一些特殊的药品概念与编码信息。SNOMED CT 与 RxNorm 都可以应用于药品信息系统。

（4）SNOMED CT 与英国国民健康信息基础架构（NHII）　英国制定的国民健康信息基础架构（NHII）的目标之一是：无论何时何地，让需要且有权使用电子病历的人能够使用，并且以保障其隐私权为前提。为了实现这个目标，NHII 参考并采用了一系列现有卫生信息标准。在消息标准中，采用了 HL7、DICOM、IEEE、X12N、NCPDP 等；在术语标准中，采用了 LOINC、ICD-9CM、UMLS、SNOMED 等。

（5）SNOMED CT 与其他标准间的映射　无论是在美国或英国，SNOMED CT 均在努力完成与其他标准的映射，如 ICD-9-CM、ICD-10、ICF 等。最初的映射一般简单易行，但后期基于规则的映射则更显重要。这些映射的合理性将在实践中加以检验。可以看到，SNOMED CT 已经成为国际上使用广泛的临床术语标准，更多的研究将涉及其在医学信息系统中的使用及与其他医学标准的映射。

4. 中文版本

中文 SNOMED 电子版含 145856 词条，其与英文版的数目（146217）不同是由于中文删去了英文的异型拼写词条，如 anaemia 和 anemia。

SNOMED 电子版共分为 11 个模块：①解剖学（T，topography）；②形态学（M，morphology）；③功能（F，function）；④活有机体（L，living organisms）；⑤化学制品、药品和生物制品（C，chemicals，drugs and biological products）；⑥物理因素、活动和力（A，physical agents，activities and forces）；⑦职业（J，occupations）；⑧社会环境（S，social context））；⑨疾病/诊断（D，diseases/diagnoses）；⑩操作（P，procedures）；⑪连接词/修饰词（G，general linkage/modifiers）。

以上 11 个模块的层次结构通过该词条代码的树型构造表达。每个词条的内容包括编码、中文名、英文名、类别符、层次、与该词条相关的外部编码、ICD-9-CM 码、药品编码、药厂编码、酶编码及 SNOMED 相关词条的交叉参照列表。

（三）观测指标标识符逻辑命名和编码

1. 简介

观测指标标识符逻辑命名和编码（the logical observation identifier names and codes，LOINC），提供一套用于标识实验室和临床试验结果的通用名称和标识代码。其目的在于促进相关结果信息的交换、汇集与共享，使其更好地服务于临床医疗护理、患者结局管理及科学研究工作。

2. 语义模型

LOINC 概念的核心部分主要由 1 条代码和 6 个概念定义轴组成，每个 LOINC 概念均由若干条基本概念及其组合概念组合而成。其中，每个基本概念又具有相应的概念层次结构及对应的首选术语、同义词和相关名称。每条LOINC记录都与唯一一种试验结果或套组相对应。LOINC的6个概念定义轴为成分（component）、受检属性（property）、时间特征（timing）、样本类型（sample）、标尺类型（scale）、方法（method）等。

3. 应用

LOINC标准主要应用在不同的检验数据源之间交换临床检验的结果数据。在临床检验结果编码领域，LOINC已成为业界公认的用于不同系统之间交换数据的标准，并在其他标准协调组织得到了广泛运用，如IHE、HER实验室互操作性和连通性标准ELINCS等。在临床术语方面，除了临床观测指标外，LOINC标准还包含一组编码用于通用临床文本及其章节的命名，如临床笔记、进程报告、放射影像诊断报告、医学摘要等。

（四）美国卫生信息传输标准

1. 简介

美国卫生信息传输标准（health level seven standard for electronic data exchange in healthcare environments，HL7）是由美国研究开发的一个专门规范医疗机构（1987年成立）用于临床信息、财务信息和管理信息的电子信息交换的标准。HL7作为医疗卫生信息的数据交换标准，广泛应用于医疗机构、公共卫生机构、卫生行政部门、医疗保险以及患者家庭之间的数据交换。

HL7组织参考了国际标准组织（international standards organization，ISO），采用开放式系统互联（open system interconnection，OSI）的通信模式，HL7中的level 7指的是第七层应用层，以此强调HL7关注在应用程序及应用服务接口层面上的标准开发。

2. 发展

1987年V 1.0版后相继发布V 2.0、V 2.1、V 2.2、V 2.3、V 2.3.1，1994年的V 2.2得到ANSI的认可；2000年发布V 2.4；2003年发布HL7 V 3，是基于UML和XML创立的；2011年起，HL7创建下一代标准框架—快捷医疗保健互操作资源标准（Fast Healthcare Interoperability Resource，FHIR）。2000年我国成立了HL7中国委员会。

3. 标准组成

HL7的内容在不断丰富，主要包括以下类别。

（1）*主要标准* 初级标准是指常用标准，用于整体系统集成、互操作性和兼容性，是满足大多需求的标准。

（2）*基础标准* 基础标准定义了基本工具和用于建立标准的构建模块，以及HL7标准实施的技术基础设施。

(3) 临床和管理领域　临床专业和组织的消息和文档标准，这些标准通常在初级标准实施后实施。

(4) EHR 规范　这些标准提供了电子病历的功能模型和规范。

(5) 实施指南　这部分是实施指南和支持文档，与现有标准结合使用。

(6) 其他　参考技术规范、编程结构、软件和标准开发指南。

(五) 医学影像与传输协议

1. 简介

医学影像与传输协议（digital imaging and communication of medicine，DICOM）是美国放射学会（American college of radiology，ACR）和美国电器制造商协会（national electrical manufacturers association，NEMA）组织制定的专门用于医学图像的存储和传输的标准。

DICOM 标准中涵盖了医学数字图像的采集、归档、通信、显示及查询等几乎所有信息交换的协议；以开放互联的架构和面向对象的方法定义了一套包含各种类型的医学诊断图像，以及其相关的分析、报告等信息的对象集；定义了用于信息传递、交换的服务类与命令集，以及消息的标准响应；详述了标识各类信息对象的技术；提供了应用于网络环境（OSI 或 TCP/IP）的服务支持；结构化地定义了制造厂商的兼容性声明（conformance statement）。

DICOM 标准的推出与实现大大简化了医学影像信息交换的实现，推动了远程放射学系统、图像管理与通信系统（PACS）的研究与发展，并且由于 DICOM 的开放性与互联性，使得与其他医学应用系统（HIS、RIS 等）的集成成为可能。

2. 发展

ACR - NEMA 联合委员会于 1985 年发布了 1.0 版本（ACR - NEMA standards publications No. 300 - 1985，后续又分别于 1986 年 10 月和 1988 年 1 月发布了校订 No. 1 和校订 No. 2。1988 年该委员会推出 2.0 版本（ACR - NEMA standards publications NO. 300 - 1988），到 1993 年发布的 3.0 版本，已发展成为医学影像信息学领域的国际通用标准。

3. 主要内容

当前 DICOM 版本共有 21 部分内容，分别是简介和概述、一致性、信息对象定义、服务类说明、数据结构和编码、数据字典、消息交换、消息交换的网络通信支持、消息交换的点对点通信支持、媒体交换的媒体存储和文件格式、媒体存储应用程序配置文件、媒体交换的媒体格式和物理媒体、点对点通信支持的打印管理、灰度标准显示功能、安全和系统管理配置文件、内容映射资源、解释性信息、Web 服务、应用程序托管、使用 HL7 临床文档架构的成像报告和 DICOM 与其他表示之间的转换等。

4. 应用

DICOM 使得在不同设备、型号或生产厂家之间的、开放式的医疗数字影像的传输与交换成为可能，促使图像存档和通信系统 PACS 的发展和医院各类信息系统的整合，允许所产生的信息广泛地经由不同的设备来访问。

DICOM 标准是建立在网络通信协议的最上层，不涉及具体的硬件实现，因此它与网络技术的发展保持相对独立，可随着网络技术的提高而使 DICOM 系统性能得到改善。

DICOM 很好地解决了不同地区、国家、设备制造商等在网络环境下医院图像存储和传输问题。

（六）临床文档结构

临床文档结构（clinical document architecture，CDA）是一个文档标记语言标准，规定了临床文档的结构和语义，用于在患者和医疗服务者之间交换信息使用。它定义的临床文档具有以下 6 种特点：持久性、监管、潜在的认证、上下文相关、整体性、人类可读性。一个 CDA 文档可以包含任何类型的临床内容，典型的 CDA 文件可以是一个出院小结、成像报告、病理报告等。最经常的用途是支持医疗机构间的信息交流，如支持国家内的医疗卫生信息交换（HIE）。

目前，广泛使用的版本是 CDA R 2，CDA R 2 被认为是 HL7 V 3 中最实用的标准。CDA R2 是基于 XML 技术来实现的，它并不是某一个具体的文本格式，而是一个通用的体系结构，供用户或其他组织开发和定义具体的文本规范时使用。

（七）临床上下文对象工作组

临床上下文对象工作组（clinical context object workgroup，CCOW）具有允许临床应用软件共享医疗点的信息，可让分散的医疗应用程序中的信息联合起来，这样每一个单独的应用都会涉及相同的患者、接触者或使用者。CCOW 向临床医生提供了安全、统一的途径以获取医疗点的不同临床数据。

（八）医疗企业集成

医疗企业集成（integration healthcare enterprise，IHE）概念是由美国的医学专家和相关政府部门、信息技术专家和企业共同发起，目的是提供一种更好的方法让医学信息系统之间更好地进行集成，实现医疗信息系统之间信息的共享交换。

IHE 的价值取决于所扮演的角色和需求。临床医生和管理人员应充分理解临床和管理上的好处是可以通过 IHE 整合实现的，并努力促使自己的科室采用这些内容，早日达到目标。信息技术专家可能注重了解那些在他们的监控之下，可以简化系统之间接口的技术框架部分的内容。开发人员和系统整合人员可从充分理解技术框架获得最大的好处。

IHE 可以让系统整合地更快速、高效、低成本和更成功。像在 IHE 中描述的，基于标准的整合解决方案更灵活、持久，更容易完成，比其他系统具有更低的维护成本。通过 IHE 进行系统的整合是提高医疗服务质量中非常重要的一步。

四、国内医疗卫生信息标准化工作

根据 2014－2015 CHIMA 信息化状况调查显示，目前我国已有 80％以上的医院全部或部分采用了统一的信息编码体系。三级医院信息编码体系的整体性和健全度较好，三级医院在 ICD－10、DICOM 3.0、HL7 等的采用率上均明显高于其他医院。在 570 个有效样本中，我们可以发现，59.47％的医院全部采用了统一的信息编码体系，22.63％的医院部分采用了统一的信息编码体系，还有 17.90％的医院未使用或不予作答。从调查结果可见，我国大部分医院还是积极参与和开展信息化的工作，见表 2－3。

表 2－3 2014～2015 年医院信息标准使用情况

标准	使用情况（％）
ICD－10	78.25
DICOM 3.0	52.46
ICD－9	37.72
HL7	37.72
SNOMED	6.14
LOINC	5.44
其他标准	11.40
未作答	3.33

（一）中国医疗卫生信息标准化发展

我国医疗卫生领域信息化建设走过了几十年的历程，逐渐发展，不断完善。期间经历了探索、起步和成熟阶段，现做简单介绍。

1. 探索阶段

20 世纪 70～90 年代初，伴随着计算机在医疗领域特别是在医院的使用，进行着信息化建设的初步尝试。20 世纪 70 年代，计算机开始在我国医院使用；20 世纪 80～90 年代初，计算机开始在医院被推广使用。1990 年，解放军总后卫生部召开医院医疗信息管理系统研发工作会议，会上决定由解放军总医院负责系统的标准数据制定，沈阳军区卫生信息中心负责软件统一开发。1991 年，该系统在军队医院体系内开始推广，实现了病案首页和医疗统计的计算机管理和数据统一上报。

这一阶段信息化建设的状况是医院计算机应用处于初级阶段，信息标准的制定尚未提到议事日程上来，采用的标准大多为编码规则。为了满足医院计算机管理需要，1991 年初原国家卫生部协调总后卫生部、国家技术监督局、国家标准编码研究所等，组织北京医院、中日友好医院、解放军总医院、北京协和医院等单位研制出台了有关临床诊断、物资设备科室、人员、药品、检验、财务等标准编码，主要解决医院门急诊和住院收费管理及统计日报。这种专门针对医院计算机收费管理的应用，可以使门急诊和住院收费在科学和有秩序的基础上进行，提高了收费工作效率和财务管理效益。

2. 起步阶段

20 世纪 90 年代，人们逐渐重视软件开发和应用标准化，积极开展标准化研究，医疗卫生信息标准化得到迅速发展。

1992 年，原国家卫生部制定了医院分级定等标准，提出三级医院必须应用计算机进行信息处理业务，该要求对医院信息化起到了极大的促进作用，同时也促进了医院信息标准化建设步伐。

1995 年，"金卫工程"明确提出军队卫生信息化三个方向的建设与应用是国家"金卫工程"的重要组成部分。

1997 年，原国家卫生部发布《医院信息系统软件评审管理办法（试行）》和《医院信息系统软件基本功能规范》，要求对正在使用和采购的 HIS 系统进行评审，对通过评审的医疗机构核发《医院信息系统软件评审合格证》。此次评审对当时的医院信息系统建设起到提高标准、界定范围的积极作用。

1997 年 12 月，在全国卫生信息化工作会议上通过了《卫生系统信息化建设"九五"规划及 2010 年远景目标（纲要）》，对医院信息化建设提出具体量化目标。

2003 年 3 月原国家卫生部正式颁发《全国卫生信息化发展规划纲要（2003—2010 年）》，这是首个针对全国医疗卫生行业信息化的部级规划文件，体现国家对医疗卫生信息化的重视。2003 年非典疫情后，我国医疗卫生信息标准化工作得到前所未有的重视，进入快速发展期。2003 年 11 月，启动医院信息基本数据集标准和国家公共卫生信息系统基本数据集标准的研制工作。

2004 年，中国卫生统计学会更名为中国卫生信息学会，下设"卫生信息标准化专业委员会"。

2007 年出版《医疗健康信息传输与交换标准》（HL7 2.4 版本中文版）、《医疗健康信息集成规范》（IHE 标准）、《观测指标逻辑命名与代码系统 V12.9》（LOINC 标准）。

2008 年，原国家卫生部统计信息中心开展了电子病历数据标准的研究制定工作。

2009 年 12 月，原国家卫生部与国家中医药管理局联合颁发《电子病历基本架构与数据标准（试行）》。

这一阶段医药卫生信息化建设的特点是系统性、规范化和针对性。

3. 成熟阶段

随着 2009 年医药卫生体制改革进行，信息标准化工作取得了很大进步。

2009 年，原国家卫生部印发《卫生系统数字证书应用集成规范（试行）》，制定了数字证书应用技术框架，规范了统一证书应用接口规范和证书应用集成部署实施规范等。

2010 年，原国家卫生部印发《电子病历基本规范（试行）》，正式发布《电子病历系统功能规范（试行）》。

2011 年，原国家卫生部印发《基于电子病历的医院信息平台建设技术解决方案（1.0 版）》，要求推进以电子病历和医院管理为重点的医院信息化建设，促进医疗卫生领域业务应用系统互联互通和信息共享。2011 年 7 月，由上海等四省参与，启动《区域卫生信息平台和医院信息平台技术》标准编制修订工作，并于2013年8月发布。

2012年，原国家卫生部颁布《医疗服务基本数据集》（标准号：WS 373.1-2012）。2012年8月，审查了《基层医疗卫生信息系统基本功能规范》《妇幼保健服务信息系统基本功能规范》等7项技术标准。

2013年，审查了《卫生信息共享文档编制规范》《健康档案信息共享文档规范》等4项标准编制情况。

2014年，原国家卫生和计划生育委员会正式颁布《基于电子病历的医院信息平台技术规范》（标准号：WS/T 447-2014），印发《远程医疗信息系统建设技术指南》。

2015年，原国家卫生和计划生育委员会颁布《医院信息互联互通标准化成熟度测评方案》。

这一阶段信息标准化特点是走向标准化、多样化、系列化和通用化，达到信息交流和资源共享的目的。针对分级诊疗、质量监管、患者服务、绩效考核、深化支付改革等信息化建设要求，制定了围绕信息化为主题，研制标准规范、技术方案的指导思想。

（二）国内医疗卫生相关信息标准

截止到2014年底，我国先后出台了217套标准和规范。例如，《医院信息系统基本功能规范》《中医医院信息化建设基本规范电子病历基本规范（试行）》《中医电子病历基本规范（试行）》《基于电子病历的医院信息平台建设技术解决方案》《电子病历系统功能应用水平分级评价方法及标准（试行）》。与中医药领域相关的信息标准有《GB/T 16751-1997 中医临床诊疗术语》《GB/T 20348-2006 中医基础理论术语》《GB/T 12346-2006 腧穴名称与定位》《GB/T 15657-1995 中医病症分类与编码》《GB 7635.1-2002 全国主要产品分类与代码》等。

“十三五”时期是医疗卫生信息标准化建设和发展的关键阶段，我们要紧紧围绕发展战略的主方向，解决面临的突出问题，关注难点和重点问题，进一步推进先进成熟、科学实用的信息标准体系的建设，建立起完善、合理、协调的标准体系。

第三节 HIS系统基本功能

医院管理信息系统（hospital information system，HIS）是利用计算机软硬件技术、网络通讯技术等现代化手段，覆盖医院所有业务和业务全过程的信息管理系统，对医院各项工作的高效运转作用极大。

一、HIS系统功能概述

在医学领域信息化过程中，HIS的应用较早、发展最快、普及率较高，是我国医院计算机应用领域中最广泛和最活跃的一个分支。HIS利用计算机软硬件技术、网络通讯技术等现代化手段，对医院及其所属各部门的人流、物流、财流进行综合管理，对在医疗活动各阶段中产生的数据进行采集、存贮、处理、提取、传输、汇总、加工生成各种信息，从而为医院的整体运行提供全面的、自动化的管理及各种服务。目前，我国的大中型医院一般都具备规模不一、复杂程度不同的医院信息系统。因此，医院信息系统的体系结构及功能模块，是医学院校的学生、医院的医务和管理人员必须熟悉的知识。

根据业务总体性质划分，HIS 可粗分为两大部分。

1. 医院管理信息系统（hospital management information system，HMIS）

HMIS 面向医院人、财、物的管理，是以提高医院管理效益为目标的软件系统，其中事务处理的特点是以重复性的内容为主，服务对象主要是医院各级管理人员。

2. 临床医疗信息系统（clinic information system，CIS）

CIS 面向临床医疗的管理，目标是提高医疗质量，实现医院效益最大化，以患者为中心，其中的事务处理多以医疗过程为主，医、教、研究人员是其主要服务对象。

HMIS 与 CIS 处理事务既相互区别，又相互关联，系统间信息多有交集。例如，住院登记属于 HMIS 业务范畴，但它采集的患者基本信息又是 CIS 的信息基础；处方用药属于 CIS，但其划价收费却又属于 HMIS。

为了促进和规范医院的信息化建设，提高医院的管理与业务工作水平，实现医院内部、医院之间和医院与卫生主管部门的系统互联互通，原国家卫生部于 1997 年颁布了《医院信息系统软件基本功能规范》。该《规范》对于加快卫生信息化基础设施建设，规范管理，提高医院信息系统软件质量，保护用户利益，推动医院计算机应用的健康发展，起到了重要的指导作用。但是随着计算机网络技术的迅速发展，重大医改政策的实施及医疗模式的转变，原《规范》已不能适应新形式的需要。因此，原国家卫生部信息化工作领导小组办公室于 2001 年 3 月着手修订《医院信息系统功能规范》。

医院自身的目标、任务和性质决定了医院信息系统是各类信息系统中最复杂的系统之一。原国家卫生部修订的《医院信息系统基本功能规范》根据数据流量、流向及处理过程，将整个医院信息系统划分为以下五部分：①临床诊疗部分，包括门诊医生工作站、住院医生工作站、护士工作站、临床检验系统、输血管理系统、医学影像系统、手术室麻醉系统等；②药品管理部分，包括药库、药房及发药管理，合理用药的各种审核用药咨询与服务；③经济管理部分，包括门急诊挂号，门急诊划价收费，住院患者入、出、转，住院收费、物资、设备，财务与经济核算等；④综合管理与统计分析部分，包括病案管理、医疗统计、院长综合查询与分析、患者咨询服务；⑤外部接口部分，包括医院信息系统与医疗保险系统、社区医疗系统、远程医疗咨询系统等接口。下面就上述 5 部分系统功能逐一进行介绍。

二、HIS 各子系统功能

（一）临床诊疗部分信息系统

1. 概述

临床诊疗部分主要以患者信息为核心，将整个患者诊疗过程作为主线，医院中所有科室将沿此主线展开工作。随着患者在医院中每一步诊疗活动的进行产生并处理与患者诊疗有关的各种诊疗数据与信息。整个诊疗活动主要由各种与诊疗有关的工作站来完成，并将这部分临床信息进行整理、处理、汇总、统计、分析等。此部分包括门诊医生工作站、住院医生工作站、护士工作站、临床检验系统、输血管理系统、医学影像系统、手术室麻醉系统等。

2. 法律、法规及政策依据

《门诊医生工作站分系统》必须符合国家、地方有关法律、法规、规章制度的要求，具体法律、法规、政策依据包括《中华人民共和国执业医师法》《医疗机构管理条例》《医疗机构诊疗科目名录》《医疗机构基本标准》《城镇职工基本医疗保险用药范围管理暂行办法》《城镇职工基本医疗保险一定点医疗机构管理暂行办法》。

3. 基本功能

（1）自动获取或提供如下信息

1）患者基本信息：就诊卡号、病案号、姓名、性别、年龄、医保费用类别等。

2）诊疗相关信息：病史资料、主诉、现病史、既往史等。

3）医生信息：科室、姓名、职称、诊疗时间等。

4）费用信息：项目名称、规格、价格、医保费用类别、数量等。

5）合理用药信息：常规用法、剂量、费用、功能、适应证、不良反应及禁忌证等。

（2）支持医生处理门诊记录、检查、检验、诊断、处方、治疗处置、卫生材料、手术、收入院等诊疗活动。

（3）提供处方的自动监测和咨询功能，如药品剂量、药品相互作用、配伍禁忌、适应证等。

（4）提供医院、科室、医生常用的临床项目字典、医嘱模板及相应编辑功能。

（5）自动审核录入医嘱的完整性，记录医生姓名及时间，一经确认不得更改，同时提供医嘱作废功能。

（6）所有医嘱均提供备注功能，医师可以输入相关注意事项。

（7）支持医生查询相关资料、历次就诊信息、检验检查结果，并提供比较功能。

（8）自动核算就诊费用，支持医保费用管理。

（9）提供打印功能，如处方、检查及检验申请单等，打印结果由相关医师签字生效。

（10）提供医生权限管理，如部门、等级、功能等。自动向有关部门传送检查、检验、诊断、处方、治疗处置、手术、收住院等诊疗信息，以及相关的费用信息，保证医嘱指令顺利执行。

4. 相关平台简介

（1）电子病历系统　门诊医生工作站系统以电子病历为中心，支持医院建立门诊病历库，为医生提供高效的电子病历和电子处方管理平台，并为以后的病历统计分析提供有效的手段，对提高医院管理和医生的医疗水平作用重大。

电子病历系统是医学专用软件。医院通过电子病历以电子化方式记录患者就诊的信息，包括首页、病程记录、检查及检验结果、医嘱、手术记录、护理记录等，其中既有结构化信息，也有非结构化的自由文本，亦有图像信息。涉及患者信息的采集、存储、传输、质量控制、统计和利用。

电子病历具有传送速度快、共享性好、存贮容量大、使用方便、成本低等特点。

(2) 实验室信息系统（laboratory information system，LIS） 是一类用来处理实验室过程信息的软件。这套系统通常与其他 HIS 信息系统（如电子病历系统）连接。实验室信息系统由多种实验室流程模块构成，这些模块可以依据客户的实际情况进行选择和配置。大型的实验室信息系统几乎包括了所有实验室研究的学科内容，如血液学、化学、免疫学、血库、外科病理学、解剖病理学、在线细胞计数和微生物学。这个条目将说明临床实验室的信息系统，包括血液学、化学及免疫学内容。

(3) 护理信息系统 起始于 20 世纪 70 年代，早期的护理信息系统主要用于支持护士完成日常护理记录、护理操作，其所完成的任务包括医嘱输入、体温单和护理单的输入及打印等；后来逐渐出现了以问题为中心的系统，包括对患者问题的识别及相对应的护理措施。护士可在分级数据库环境中建立个人的护理计划，但护理数据的检索问题依就没有得到很好的解决。护理信息系统的研究方向主要是护理语言的规范化和护理决策支持，护理语言系统、分类学及分类系统已经成为护理信息学研究的热点。近年来，护理信息系统的发展方向为护理专家系统、医院护理一体化管理信息系统、远程护理等。

(4) 门诊医生工作站分系统 是协助门诊医生完成日常医疗工作的计算机应用程序。其主要任务是处理门诊记录、诊断、处方、检查、检验、治疗处置、手术及卫生材料等信息。

(5) 住院医生工作站分系统 是协助医生完成病房日常医疗工作的计算机应用程序。其主要任务是处理诊断、处方、检查、检验、治疗处置、手术、护理、卫生材料，以及会诊、转科、出院等信息。

(6) 护士工作站分系统 是协助病房护士对住院患者完成日常护理工作的计算机应用程序。其主要任务是协助护士核对并处理医生下达的长期和临时医嘱，对医嘱执行情况进行管理。同时，又能协助护士完成护理及病区床位管理等日常工作。

(7) 临床检验分系统 是协助检验科完成日常检验工作的计算机应用程序。其主要任务是协助检验师对检验申请单及标本进行预处理，检验数据的自动采集或直接录入，检验数据的处理，以及报告的审核、查询、打印等。系统应包括检验仪器、检验项目维护等功能。实验室信息系统可减轻检验人员的工作强度，提高工作效率，并使检验信息存储和管理更加简捷、完善。

(8) 输血管理分系统 是对医院的特殊资源——血液进行管理的计算机程序。其包括血液的入库、储存、供应及输血科（血库）等方面的管理。其主要目的是，为医院有关工作人员提供准确、方便的工作手段和环境，以便满足医院各部门对血液的需求，保证患者用血安全。

（二）药品管理部分功能

药品管理部分主要包括药品的管理与临床使用。在医院中药品从入库到出库直到患者的使用，是一个比较复杂的流程，它贯穿于患者的整个诊疗活动中。这部分主要处理的是与药品有关的所有数据与信息。共分为两部分，一部分是基本部分，包括药库、药房及发药管理；另一部分是临床部分，包括合理用药的各种审核及用药咨询与服务。

1. 概述

药品管理分系统是用于协助整个医院完成对药品管理的计算机应用程序，其主要任务是对药库、门诊药房、住院药房、药品价格等信息的管理及辅助临床合理用药，包括处方或医嘱的合理用药审查、药物信息咨询、用药咨询等。

2. 法律、法规及政策依据

药品管理分系统必须符合国家、地方的有关法律、法规及政策要求，具体包括：①中华人民共和国财政部、原国家卫生部颁布的《医院财务制度》中第二十六条药品管理；②国家对医院药品管理的法律、法规；③国家和地方物价部门关于物价管理的有关规定；④国家医疗保险部门有关药品使用的规定。

3. 基本功能

（1）*药品库房管理功能*

1）录入或自动获取药品名称、规格、批号、价格、生产厂家、供货商、包装单位、发药单位等药品信息，以及医疗保险信息中的医疗保险类别和处方药标志等。

2）具有自动生成采购计划及采购单功能。

3）提供药品入库、出库、调价、调拨、盘点、报损丢失、退药等功能。

4）提供特殊药品入库、出库管理功能（如赠送、实验药品等）。

5）提供药品库存的日结、月结、年结功能，并能校对帐目及库存的平衡关系。

6）可随时生成各种药品的入库明细、出库明细、盘点明细、调价明细、调拨明细、报损明细、退药明细及以上各项的汇总数据。

7）可追踪各个药品的明细流水账，可随时查验任一品种的库存变化，即入、出、存明细信息。

8）自动接收科室领药单功能。

9）提供药品的核算功能，可统计分析各药房的消耗、库存。

10）可自动调整各种单据的输出内容和格式，并有操作员签字栏。

11）提供药品字典库维护功能（如品种、价格、单位、计量、特殊标志等），支持一药多名操作，判断识别，实现统一规范药品名称。

12）提供药品的有效期管理，统计过期药品的品种数及金额，并有库存量提示功能。

13）对毒麻药品、精神药品、贵重药品、院内制剂、进口药品、自费药等均有特定的判断识别处理。支持药品批次管理、多级管理。

（2）门诊药房管理功能

1）可自动获取药品名称、规格、批号、价格、生产厂家、药品来源、药品剂型、药品属性、药品类别、医保编码、领药人、开方医生和门诊患者等基本信息。

2）提供对门诊患者的处方执行划价功能。

3）提供对门诊收费的药品明细，执行发药核对确认，消减库存的功能，统计日处方量和各类别的处方量。

4）可实现为住院患者划价、记账和按医嘱执行发药。

5）为门诊收费设置包装数、低限报警值，控制药品及药品别名。

6）门诊收费的药品金额和药房的发药金额执行对账。

7）可自动生成药品进药计划申请单，并发往药库。

8）对从药库发到本药房药品的出库单进行入库确认。

9）提供本药房药品的调拨、盘点、报损、调换和退药功能。

10）具有药房药品的日结、月结和年结算功能，并自动比较会计账及实物账的平衡关系。

11）可随时查询某日和任意时间段的入库药品消耗，以及任一药品的入、出、存明细账。

12）药品有效期管理及毒麻药品等管理同药品库房管理中的第 12、第 13 条。

13）支持多个门诊药房管理。

14）同药品库房管理第 14 条。

15）支持二级审核发药。

（3）住院药房管理功能

1）可自动获取药品名称、规格、批号、价格、生产厂家、药品来源、药品剂型、属性、类别和住院患者等药品基本信息。

2）具有分别按患者的临时医嘱和长期医嘱执行确认上账功能，并自动生成针剂、片剂、输液、毒麻和其他等类型的摆药单和统领单，同时追踪各药品的库存及患者的押金等，打印中草药处方单，并实现对特殊医嘱、隔日医嘱等处理。

3）提供科室、病房基数药管理与核算统计分析功能。

4）提供查询和打印药品的出库明细功能。

5）本药房管理中的库存管理同门诊药房管理中的第 7、第 8、第 9、第 10 条。

6）药品有效期管理及毒麻药品等的管理同药品库房管理中的第 12、第 13 条。

7）支持多个住院药房管理。

8）同药品库房管理第 14 条。

9）药品会计核算及药品价格管理功能。

10）药品从采购到发放给患者有进价、零售价，以及设置扣率和加成率参数，这两种价格应由专人负责，根据物价部门的现行调价文件实现全院统一调价，提供自动调价确认和手动调价确认两种方式。

11）要记录调价的明细、时间及调价原因，并记录调价的盈亏等信息，传送到药品会计和财务会计。

12）提供药品会计账目、药品库管账目及与财务系统的接口，实现数据共享。按会计制度规定，提供自动报账和手工报账核算功能。

13）药品会计账务处理须实现计算进出药品库房和药房处方等的销售额与药品的收款额核对，做到账物相符，并统计全院库房和药房的合计库存金额、消耗金额及购入成本等信息，计算出各月实际综合加成率。

14）药品会计统计分析报表应实现对月、季、年进行准确可靠的统计，为“定额管理、加速周转、保证供应”提供依据。

15）提供医院各科室药品消耗统计核算功能。

16）对药品会计处理需要的账簿、报表按统一规定的格式和内容进行打印和输出。

（4）制剂管理基本功能

1）制剂库房管理包括原辅料、包装材料的入库、出库、盘点、领用、报废、消耗、销售等的管理。

2）制剂的半成品、成品管理，包括半成品、成品的入库、出库、销售、报废、盘点等的管理。

3）制剂的财务账目及报表分析，包括月收支报表、月发出成品统计表、原辅料出入库明细表、原辅料、卫生材料，以及包装材料月消耗统计表、部门领用清单等。

4）提供制剂的成本核算，并能自动生成记账凭证。

5）提供各种单据和报表的打印功能，如入库、出库单等。

6）提供各种质控信息管理功能，包括原辅料入库质量检查、制剂产品（外用、内服）卫生学检验、成品检验等。

7）提供计划、采购、应付款和付款的管理。

8）提供各种标准定额的管理，包括工时定额、产量定额、水电气的消耗定额等。

9）提供制剂生产过程、生产工序的管理。

（5）合理用药咨询功能

1）提供处方或医嘱潜在的不合理用药审查和警告功能，包括：①药物过敏史审查：审查处方或医嘱中是否有患者曾经过敏的药物或同类药物；②药物相互作用审查：审查处方或医嘱中两种或两种以上药物的配伍禁忌；③药物剂量提示：对处方或医嘱中的药物进行剂量分析，给出标准剂量范围；④提示低于或超过有效剂量的情况；⑤禁忌证提示：提示处方或医嘱中的药物对各种病症的禁忌情况；⑥适应证提示：提示处方或医嘱中的药物是否符合患者适应证；⑦重复用药提示：对处方或医嘱中可能存在的同物异名药物或不同药物中可能含有的相同成分进行审查。

2）药物信息查询功能：用药指南、最新不良反应信息、单一药品对其他药品的相互作用信息、正确用药信息等。

3）简要用药提示功能：提供药品最主要的用法、用量和其他注意事项。

4. 相关平台简介

药品管理分系统是用于协助整个医院完成对药品管理的计算机应用程序，其主要任务是对药库、制剂、门诊药房、住院药房、药品价格、药品会计核算等信息的管理及辅助临床合理用药，包括处方或医嘱的合理用药审查、药物信息咨询、用药咨询等。

门诊药房管理系统的设计本着以患者为中心，以提高药房内部管理水平的原则而设计。其主要包括门诊药房和药房发药两大系统。门诊药房系统包括入库、盘点、报损、调拨及强大的报表打印和查询功能；药房发药系统可极大地方便患者取药，有效地减少患者排队次数和等待时间。

住院药房管理系统对病区药房药品管理包括药品申领、药库领用、其他入库、药库退药、出库处理和盘点管理。接收病区传来的药品医嘱，并进行摆药管理（生成摆药单，支持按日期、科室、发药类型等多种摆药方式），药品费用信息自动传送到住院结算系统，自动扣除住院押金等。提供住院发药、手术发药和医嘱冲减操作。

（三）经济管理的功能

经济管理属于医院信息系统中的最基本组成部分，它与医院中所有发生费用部门有关，处理的是整个医院中各有关部门产生的费用数据，并将这些数据整理、汇总、传输到各自的相关部门，供各级部门分析、使用并为医院的财务与经济收支情况提供服务。其包括门急诊挂号，门急诊划价收费，住院患者入、出、转，住院收费、物资、设备，财务与经济核算等。

1. 法律、法规及政策依据

门急诊挂号分系统必须符合国家、地方有关法律、法规及政策要求。

2. 基本功能

门急诊挂号分系统基本功能包括初始化功能、号表处理功能、挂号处理功能、门急诊挂号收费核算功能、门急诊患者统计功能、系统维护功能等，具体如下。

（1）初始化功能　包括建立医院工作环境参数、诊别、时间、科室名称，以及代号、号别、号类字典、专家名单、合同单位和医疗保障机构等名称。

（2）号表处理功能　号表建立、录入、修改和查询等功能。

（3）挂号处理功能　分为9个方面：①支持医保、公费、自费等多种身份的患者挂号。②支持现金、刷卡等多种收费方式。③支持窗口挂号、预约挂号、电话挂号、自动挂号功能。挂号员根据患者请求快速选择诊别、科室、号别、医生，生成挂号信息，打印挂号单，并产生就诊患者基本信息等功能。④退号处理功能：能完成患者退号，并正确处理患者看病日期、午别、诊别、类别、号别以及应退费用和相关统计等。⑤查询功能：能完成预约号、退号、患者、科室、医师的挂号状况、医师出诊时间、科室挂号现状等查询。⑥门诊病案管理功能。⑦门诊病案申请功能：根据门诊患者信息，申请提取病案。⑧反映提供病案信息功能。⑨回收、注销病案功能。

（4）门急诊挂号收费核算功能　即时完成会计科目、收费项目和科室核算等。

（5）门急诊患者统计功能　实现提供按科室、门诊工作量统计的功能。

（6）系统维护功能　实现患者基本信息、挂号费用等维护。

3. 相关平台简介

（1）门急诊挂号分系统　是指用于医院门急诊挂号处工作的计算机应用程序，包括预约挂号、窗口挂号、处理号表、统计和门诊病历处理等基本功能。门急诊挂号系统是直接为门急诊患者服务的，建立患者标识码、减少患者排队时间、提高挂号工作效率和服务质量是其主要目标。

（2）门急诊划价收费分系统　是指用于处理医院门急诊划价和收费的计算机应用程序，包括门急诊划价、收费、退费、打印报销凭证、结账、统计等功能。医院门诊划价、收费系统是直接为门急诊患者服务的，减少患者排队时间，提高划价、收费工作的效率和服务质量，减轻工作强度，优化执行财务监督制度的流程是该系统的主要目标。

（3）住院患者入、出、转管理分系统　是指用于医院住院患者登记管理的计算机应用程序，包括入院登记、床位管理、住院预交金管理、住院病历管理等功能。方便患者办理住院手续，严格住院预交金管理制度，支持医保患者就医，促进医院合理使用床位，提高床位周转率是该系统的主要任务。

（4）住院收费分系统　是指用于住院患者费用管理的计算机应用程序，包括住院患者结算、费用录入、打印收费细目和发票、住院预交金管理、欠款管理等功能。住院收费管理系统的设计应能及时准确地为患者和临床医护人员提供费用信息，及时准确地为患者办理出院手续，支持医院经济核算，提供信息共享及减轻工作人员的劳动强度。

（5）设备管理分系统　是指用于医院设备管理的计算机应用程序，包括医院大型设备库存管理、设备折旧管理、设备使用和维护管理等功能。医院其他固定资产管理系统可参照本规范。

（6）财务管理分系统　是指用于医院经济核算和科室核算的计算机应用程序，包括医院收支情况汇总、科室收支情况汇总、医院和科室成本核算等功能。经济核算是强化医院经济管理的重要手段，可促进医院增收节支，达到优质、高效、低耗的管理目标。

（四）综合管理与统计分析部分功能

综合管理与统计分析部分主要包括病案的统计分析、管理，并将医院中的所有数据汇总、分析、综合处理供领导决策使用，包括病案管理、医疗统计、院长综合查询与分析、患者咨询服务。

1. 法律、法规及政策依据

病案管理分系统必须符合国家、地方有关法律、法规及政策要求，包括病案首页标准、病案填写标准、国际疾病分类标准等。

2. 基本功能

（1）5 方面基础功能　①病案首页管理所包含的基本内容：患者基本信息、住院信息、诊断信息、手术信息、过敏信息、患者费用、治疗结果、院内感染和病案质量等。②必须有灵活多样的检索方式，包括首页内容的查询、病案号查询、未归档病案的查询。对病案号查询要支持患者姓名的模糊查询。③对检索结果要有多种形式的显示或输出形式，包括病案首页、患者姓名索引卡片、疾病索引卡片、手术索引卡片、入院患者登记簿、出院患者登记簿、死亡患者登记簿、传染病登记簿和肿瘤登记簿。④依据标准的疾病分类、手术分类代码处理一病多名问题。⑤具有基本的统计功能，包括疾病的统计分析、科室统计、医生（主治医师、住院医师、手术师、麻醉师）统计、患者情况分析（如职业、来源地）和单病种分析等。

（2）病案的借阅　是病案管理的重要组成部分，基本功能包括借阅登记、预约登记、出库处理、在借查询、打印应还者名单和借阅情况分析。

（3）病案的追踪　出库登记，包括门诊出库登记、住院出库登记、科研出库登记；能够处理门诊、住院病案分开的情况。

（4）病案质量控制　打印错误修改通知单，质量分析，打印按医生、科室划分的统计报表。

（5）患者随诊管理　包括：①随诊患者设定；②随诊信件管理；③打印随诊卡片；④问卷管理，包括打印、回收确定、存档。

3. 相关平台简介

（1）患者咨询服务分系统　是为患者提供咨询服务的计算机应用程序。以电话、互联网、触摸屏等方式为患者提供就医指导和多方面咨询服务，展示医院医疗水平和医德医风，充分体现以患者为中心的服务宗旨。

（2）综合查询与分析分系统　是指为医院领导掌握医院运行状况而提供数据查询、分析的计算机应用程序。该分系统从医院信息系统中加工处理有关医院管理的医、教、研，以及人、财、物分析决策信息，以便为院长及各级管理者制订政策提供依据。

（3）医疗统计分系统　是用于医院医疗统计分析工作的计算机应用程序。该分系统的主要功能是对医院发展情况、资源利用、医疗护理质量、医技科室工作效率、全院社会效益及经济效益等方面的数据，进行收集、储存、统计分析并提供准确、可靠的统计数据，为医院和各级卫生管理部门提供所需要的各种报表。

（4）病案管理分系统　是医院用于病案管理的计算机应用程序。该系统主要指对病案首页和相关内容及病案室（科）工作进行管理的系统。其管理范畴包括病案首页管理、姓名索引管理、病案的借阅、病案的追踪、病案质量控制和患者随诊管理。

（五）外部接口部分功能

随着社会的发展及各项改革的进行，医院信息系统已不是一个独立存在的系统，它必须考虑与社会上相关系统互联问题。因此，这部分提供了医院信息系统与医疗保险系统、社区医疗系统、远程医疗咨询系统等接口。

1. 法律、法规及政策依据

《医疗保险接口功能规范》必须符合国家、地方的有关法律、法规及政策要求。其包括：①必须符合国务院下发的有关医疗保险的各项政策及法规；②必须符合中华人民共和国人力资源和社会保障部颁布的有关医疗保险的政策及法规；③必须符合地方政府颁布的有关医疗保险的政策及法规；④《公费医疗管理办法》。

2. 基本功能

（1）下载内容及处理　实时或定时的从上级医保部门下载更新的药品目录、诊疗目录、服务设施目录、黑名单、各种政策参数、政策审核函数、医疗保险结算表、医疗保险拒付明细、对账单等，并根据政策要求对药品目录、诊疗目录、服务设施目录、黑名单进行维护。

（2）上传内容及处理　实时或定时向上级医保部门上传门诊挂号信息、门诊处方详细信息、门诊诊疗详细信息、门诊个人账户、支付明细等信息；住院医嘱、住院首页信息、住院个人账户支付明细、基金支付明细、现金支付明细等信息；对退费信息（包括本次退费信息、原费用信息、退费金额等信息）进行处理，对结算汇总信息按医疗保险政策规定的分类标准进行分类汇总。

（3）医疗保险患者费用处理　包括4个方面的内容：①根据下载的政策参数、政策审核函数对医保患者进行身份确认，医保待遇资格判断；②对医疗费用进行费用划分，个人账户支付、基金支付、现金支付确认，扣减个人账户，打印结算单据；③按医疗保险指定格式完成对上述信息的上传；④在医院信息系统中保存各医疗保险患者划分并支付后的费用明细清单和结算汇总清单。

（4）医疗保险接口系统维护　主要涉及5个方面：①对下载的药品目录与医院信息系统中的药品字典的对照维护；②对下载的诊疗目录与医院信息系统各有关项目的对照维护；③对下载的医疗服务设施与医院信息系统中各有关项目的对照维护；④对医疗保险费用汇总类别与医院信息系统中费用汇总类别的对照维护；⑤对疾病分类代码的对照维护。

3. 相关外部接口简介

（1）医疗保险接口　《医疗保险接口功能规范》是用于协助整个医院，按照国家医疗保险政策对医疗保险患者进行各种费用结算处理的计算机应用程序，其主要任务是完成医院信息系统与上级医保部门进行信息交换的功能，包括下载、上传、处理医保患者在医院中发生的各种与医疗保险有关的费用，并做到及时结算。

（2）社区卫生服务接口　《社区卫生服务接口功能规范》是协助医院与下级社区卫生服务单位进行信息交换的计算机应用程序。其主要任务是跟踪患者，提高出院后服务质量，为社区患者转上级医院提供快速、方便的服务，以及为各种医疗统计分析提供基础数据。

（3）远程医疗咨询系统接口　《远程医疗咨询系统接口功能规范》是指医院信息系统与远程医疗咨询系统本地端的接口程序。其主要任务是保证远程医疗咨询系统所需的信息能及时、迅速地从医院信息系统中直接产生并读取，最大限度地避免信息的二次录入，使对方医院能够调阅到原始的没有因各种处理带来误差的真实数据与信息。

思考题

1. 信息系统的特征有哪些。
2. 如何度量信息。

3. 简述标准和标准化的基本概念及相互关系。

4. 常见的医疗卫生信息标准有哪些？它们分别有什么作用。

5. 医院信息系统的组成包括哪几部分。

6. 临床诊疗部分包括哪些内容。

7. 药品管理部分包括哪些内容。

8. 简述门急诊管理系统的业务功能。

第三章 医学图像处理

随着医学成像技术的发展与进步，图像处理在医学研究与临床医学中的应用越来越广泛。医学图像处理是一门综合了数学、计算机科学、医学影像学等多个学科的交叉科学，是利用数学的方法和计算机这一现代化的信息处理工具，对由不同的医学影像设备产生的图像按照实际需要进行处理和加工的技术。

本章主要介绍医学成像的基本原理、数字图像的主要应用、医学图像处理在中医以及现代医学中的一些应用。

第一节 数字图像及医学成像

一、医学成像的基本原理

医学成像是利用专门成像机制的设备，以无创性方式获取人体内部结构信息的学科，包括 X 线成像技术（X 线透视及摄影、DSA、CT）、超声成像技术、核医学技术、磁共振成像技术等。不论哪种医学图像，其影像灰度分布都是由人体组织特性参数的不同决定的。通常，这种差异（对比度）很小，导致影像上相邻灰度差别亦很小。而人眼对灰度的分辨率很低，只能清楚分辨从全黑到全白的十几个灰阶。所以，影像成像后必须经过数字化处理方具实用价值。

（一）X 线成像技术

X 射线具有贯穿本领、电离作用、荧光作用、光化学作用以及生物效应等特点。X 射线成像技术应用于医学诊断以来，逐渐形成了获取影像和利用影像进行诊断的分工与合作。1895 年伦琴在维尔茨堡大学实验室用 X 光成像拍下了伦琴夫人的手，上面还有他们的结婚戒指，伦琴亲自在照相底板上用钢笔写上 1895/12/22，如图 3－1 所示。

X 射线的发现对医学的发展具有划时代的意义。X 射线发现不久，就被应用到临床。从伦琴发现 X 射线到现在的 100 多年的时间里，射线影像设备一直在朝着不断满足人们需求和方便人们使用的方向发展。在刚开始的阶段，X 射线检查仅被应用于密度差别较大的骨折和体内异物的诊断上。随着各种造影剂的发明和使用，X 射线检查进入了人工对比的检查阶段，逐步应用于人体各部分的检查，大大扩展了检查范围。

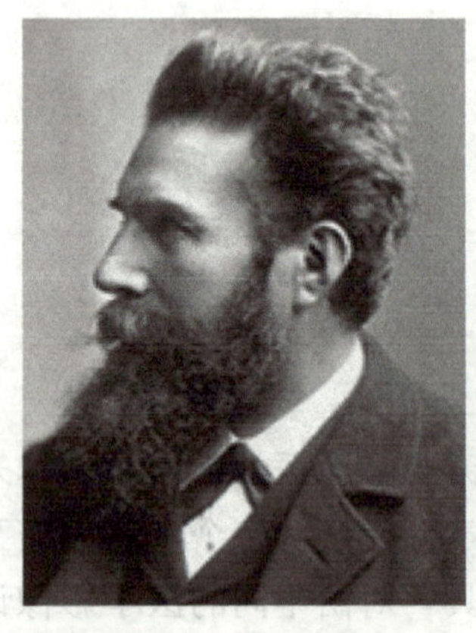
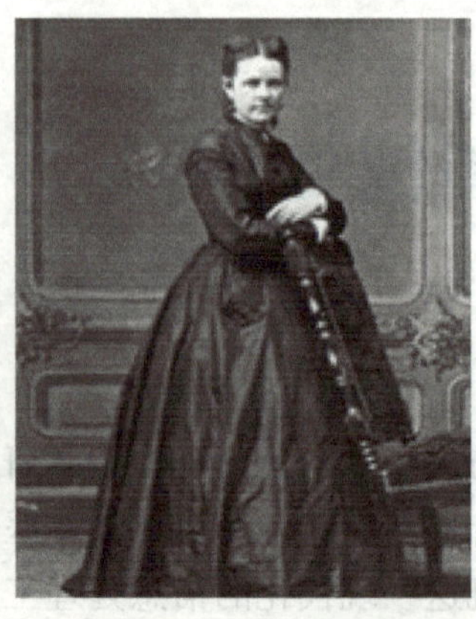
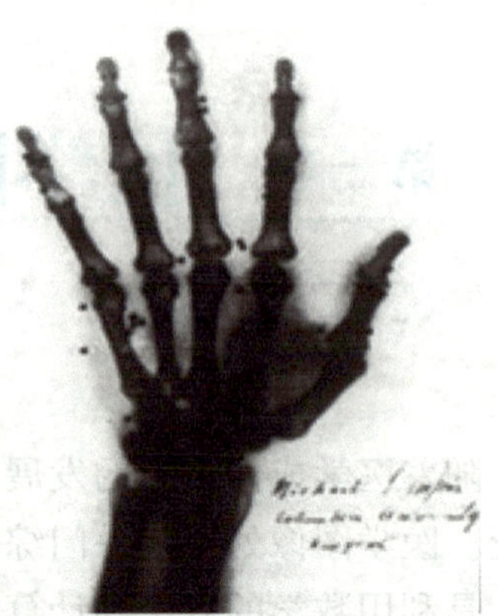

图 3-1　伦琴、伦琴夫人及伦琴签名的 X 线图像

人体组织结构是由不同元素组成的，按各种组织单位体积内各元素总和大小的不同而有不同的密度。人体组织结构按密度来分可以归纳为三类：①属于高密度的有骨组织和钙化灶等；②中等密度的有软骨、肌肉、神经、结缔组织，以及血液、体液等；③低密度的有脂肪组织，以及存在于呼吸道、胃肠道、鼻窦和乳突内的气体等。

骨骼和肌肉、脂肪、气体等在密度、原子序数、电子数密度上差异比较大，因此所形成的影像对比度比较高；肌肉和脂肪在上述指标上差异不是很大，因此 X 射线成像上所产生的影像对比度不够，不足以区分肌肉、脂肪等软组织；气体由于质量密度很小，所以也能区别于骨骼、肌肉等软组织。

计算机断层成像（Computed Tomography，CT）是计算机技术与 X 射线检查技术相结合的产物。1971 年，英国 EMI 公司工程师 Hounsfield 成功研制了世界上第一台头部 CT 扫描机，以后又出现了全身 CT、螺旋 CT 和超高速 CT 等。

计算机断层成像原理是基于朗伯-比耳定律，如图 3-2 所示。

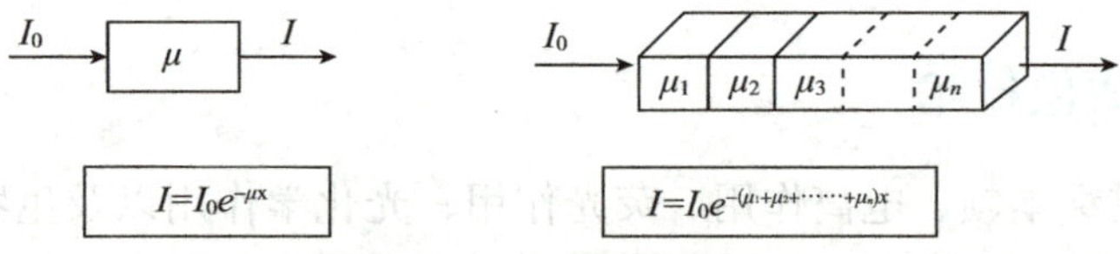

图 3-2　朗伯-比耳定律

通过 CT 扫描，每一个测量值后面都有一条方程式，如果扫描线足够多且不重复，就可以得到足够多的方程式来求解每一个容积衰减系数。在医学上，由于总是讨论吸收系数不太方便，因此国际上规定了以 H（Hounsfield）为 CT 值的单位，作为表达组织密度的统一单位。CT 值的计算公式如下。

$$\text{CT 值}=\frac{\mu_x-\mu_w}{\mu_w}\times 1000$$

式中：μ_x和 μ_w分别为被测物质和水的线性衰减系数。

X-CT 自发明面世来，科学家对其扫描方式不断进行改进，其主要扫描方式见表 3-1。

表 3-1 X-CT 的主要扫描方式

X-CT	第一代	第二代	第三代	第四代	第五代	螺旋 CT	多层螺旋 CT
扫描方式	单细束平移-旋转	窄扇束平移-旋转	宽扇束旋转-旋转	宽扇束旋转-静止	电子束静止-静止	螺旋扫描	多层螺旋扫描
X 射线束形状	单路笔形束	多路笔形束或扇形束	脉冲扇形束	连续脉冲扇形束	扇形束	扇形束	锥形束
X 射线束角度	—	3°～26°	21°～45°	48°～120°		360°	360°
探测器数/层	1	3～52	300～800	600～1500	多层	1 层	多层
扫描层数	1～2	1～2	1	1	多层	连续多层	连续多层
扫描时间（秒）	240～300	20～120	1～5	1～5	0.03～0.1		
应用范围	头颅	头颅	全身	全身	动态器官	全身	全身

多层螺旋 CT（MSCT）的发展，同时具备了快速、薄层、长距离、X 射线利用率高四大优势，实现了有临床实用价值的各向同性扫描。通过后处理技术，不仅能够从冠状、矢状面及任意角度、层面观察解剖，而且可以三维立体地显示各种解剖结构，彻底改变了 CT 只能显示横断层面的局面。

（二）医学超声成像技术

用于医学上的超声频率为 2.5～10MHz，常用的是 2.5～5MHz。超声在介质中传播的速度因介质不同而异，在固体中最快，液体中次之，气体中最慢。

它由高频脉冲发生器和压电晶体两部分组成。如果在压电晶体（如石英、酒石酸钾钠等）两端有拉力作用，晶体两端能分别出现正、负电荷，产生出电压来，这种现象称为压电效应（piezoelectric effect）。反过来，压电晶体在电场的作用下，能按电场变化的规律伸长或缩短，这种现象称为电致伸缩效应，也称为逆压电效应。利用逆压电效应，将高频脉冲发生器产生的周期性变化的电场加到压电晶体的两端，在电场作用下，压电晶体就能在介质中产生超声波，如图 3-3 所示。利用压电效应可以接收超声波，当超声波作用于晶体上时，周期性地在晶体上施加变化的作用力，压电晶体产生与之同频率的电压，电压的大小与超声波的声压大小成正比，利用示波器就可以把晶体上产生的电压测量并显示出来，如图 3-4 所示。

同回声原理，从发出超声波到接受界面反射回波的一段时间称为渡越时间。依据不同界面的回波时间，可以求出各个界面与换能器之间的距离，这就是广泛用于脉冲回波测距的理论基础。超声经过不同正常器官或病变的内部，其内部回声（或称为回波）可以是无回声、低回声或不同程度的强回声。即无回声是超声经过的区域没有反射，成为无回声的暗区（黑影）；低回声是实质器官，如肝，内部回声为分布均匀的点状回声，在发生急性炎症出现渗出时，其声阻抗比正常组织小，透过声强增大，而出现低回声区（灰影）；强回声可以是较强回声、强回声和极强回声。

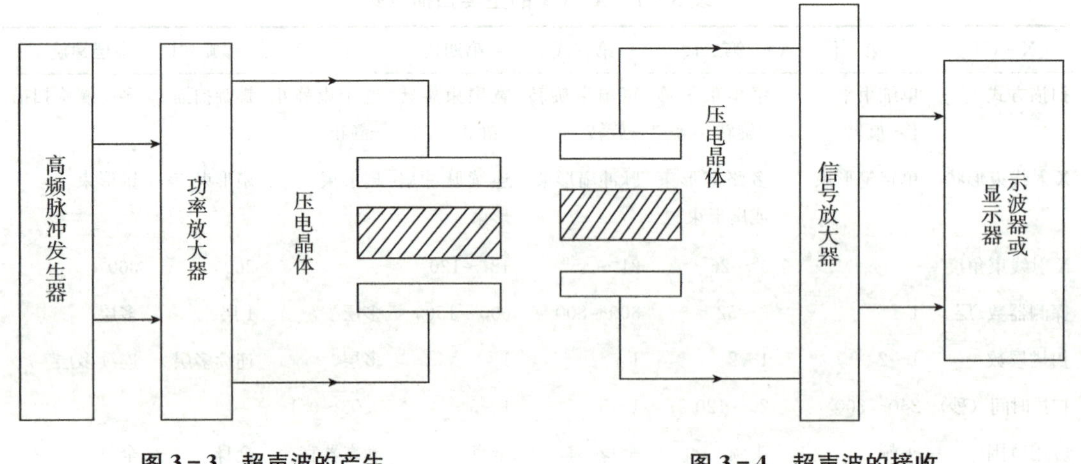

图 3-3 超声波的产生　　图 3-4 超声波的接收

由于在不同深度上的回波脉冲幅度因其声波所走路径（声程）不同，造成的吸收程度也不同，这使得回波脉冲幅度的差异很大，而回波幅度又决定了像点的亮度（灰度），同样声学性质的介质，在不同深度上由于吸收衰减使回波亮度有很大差异，给成像造成困难。因此必须对不同深度上的回波进行增益补偿，使从深度部位界面反射的回波信号的放大倍数较大，而距离换能器较近的反射信号，也就是时间上较早达到的回波信号的放大倍数较小。由此进行的幅度补偿称为时间增益补偿（time gain compensation，TGC)，也称为深度增益补偿（deep time gain compensation，DGC）或灵敏度时间补偿（sensitivity time compensation，STC）。

医院里常用的医学超声成像设备如图 3-5 所示，超声成像的界面如图 3-6 所示。

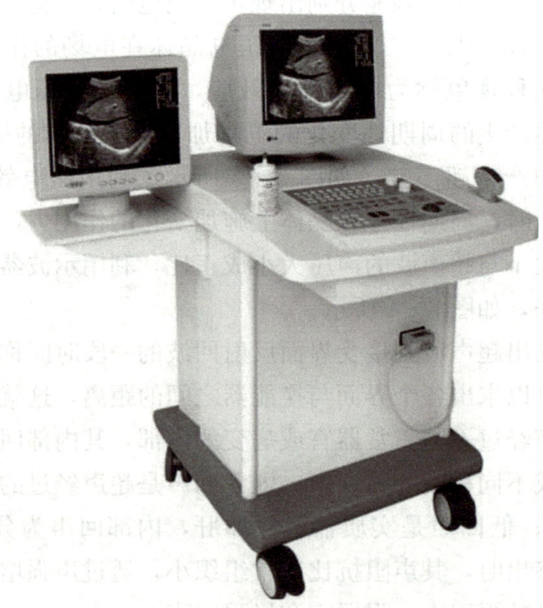

图 3-5 医学超声成像设备

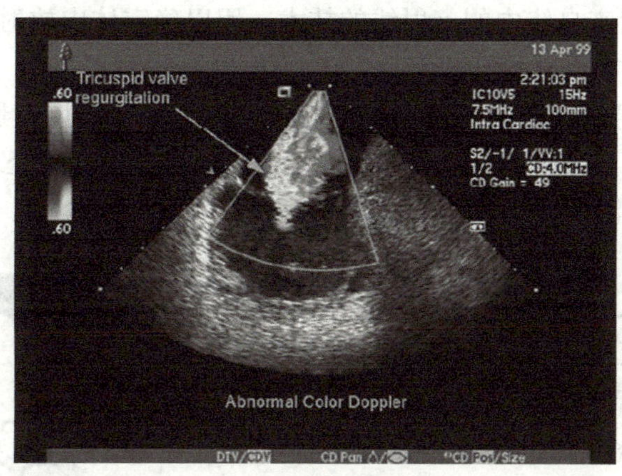

图 3-6 超声成像

三维立体超声检测在孕妇检查中广泛应用。

（三）医学核素成像技术

放射性核素成像（Radio Nuclide Imaging，RNI）又称核医学成像系统，它是一种利用放射性核素示踪方法显示人体内部结构的医学影像技术。放射性核素显像主要是功能性显像，可以进行功能性的量化测量。由于体内不同组织和器官对某些化合物具有选择吸收的特点，故选用不同的放射性核素制成的标记化合物注入人体后，可以使体内各部位按吸收程度进行放射性核素的分布，再根据核素衰变放射出射线的特性，在体外用探测器进行跟踪，就可以间接获得被研究物质在生物体内的动态变化图像。

根据原子核的稳定性，可以把核素分为放射性核素和稳定性核素。自然界中天然存在的核素有 300 多种，其中 280 多种是稳定核素（stable nuclide），60 多种是不稳定的放射性核素（radioactive nuclide），它们会自发地放出某种射线变成另一种核素，这种现象称为核衰变（nuclear decay）。不稳定原子核衰变后生成的子核，如果仍具有放射性，产生子核后，立即按自己的衰变方式和衰变规律进行衰变。如果子核衰变后产生的下一代子核也具有放射性，则这代子核也要进行衰变，这样由一代一代的衰变下去直到最后生成稳定的核素为止，这就是递次衰变。

随着核医学的迅速发展，先进的核医学设备也不断出现，对于短半衰期放射性核素的需要越来越多。放射性核素发生器（radio - action nuclide generator）在生产这种短寿命的放射性核素方面，有显著的优越性。因此，目前在临床核医学上，其有着广泛的应用。放射性核素发生器是一种从较长半衰期的母体核素中分离出由它衰变而来的短半衰期子体核素的装置。根据它的工作原理，每隔一定时间就可以从该装置中分离出可供使用的子体核素，就好像从母牛身上挤奶一样，所以这种装置俗称“母牛”（Cow）。

发射型计算机断层是通过计算机图像重建来显示已进人体内的放射性核素在断层上的分布。由于它既可以显示无其他部位干扰的断层图像，又可以显示活体组织的生理、生化功能和代谢的状况，所以 ECT 是 γ 照相机之后在核素显像又一次重大的进展。

ECT 是由在体外测量来自体内的 γ 射线的技术，用以确定体内放射性核素的活度。

单光子发射型计算机断层（SPECT）的放射性制剂都是发生 γ 衰变的同位素，体外进行的是单个光子数量的探测。SPECT 的成像算法是滤波反投影法，即由探测器获得断层的投影函数，再用适当的滤波函数进行卷积处理，将卷积处理后的投影函数进行反投影，重建二维的活度分布。

PET 将能发生 β^+ 衰变，产生正电子发射的同位素药物注入人体之后，正电子在体内被电子俘获产生湮灭反应时辐射两个方向相反、能量均为 0.511MeV 的 γ 光子，并同时入射至互成 180°环绕人体的多个探测器而被接收，如图 3－7 所示，把这些 γ 光子对按不同的角度进行分组，就可得到放射性核素分布在各个角度的投影值。将投影值置换成空间位置和能量信号，经计算机处理就可重建出这些标记化合物在体内的断层影像。一次断层采集可以获得几个甚至几十个断层面图像，可以高精度地显示活体内代谢及生化活动，且能提供功能代谢影像和各种定量生理参数，灵敏度较高，可以用于精确的定量分析。

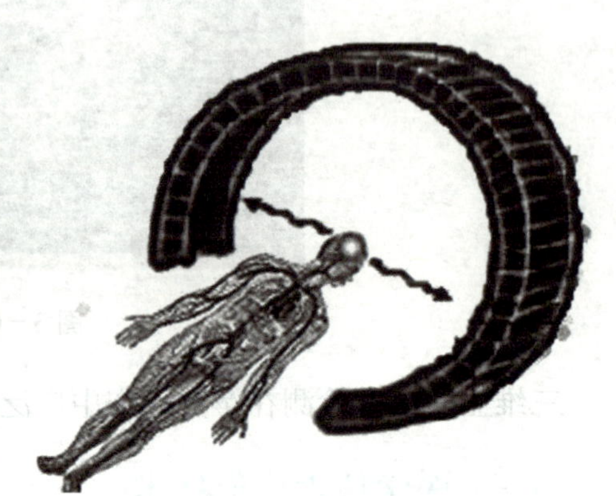

图 3－7　PET 成像原理图

（四）医学核磁共振成像技术

核磁共振（nuclear magnetic resonance，NMR）是由美国加利福尼亚州斯坦福大学的布洛赫 Felix Bloch 和美国马萨诸塞州坎伯利基哈佛大学的珀塞尔（Edward Purcell）在 1946 年分别在两地同时发明，因此两人获得了 1952 年诺贝尔物理学奖。20 世纪 50 年代，NMR 已成为研究物质分子结构的一项重要的化学分析技术；20 世纪 60 年代开始用它进行生物组织化学分析，检测动物体内的氢、磷和氮的 NMR 信号；20 世纪 70 年代 NMR 技术与医学诊断联系起来，可检测疾病、重建图像；20 世纪 80 年代 NMR 成像用于临床以来，为了与放射核素检查相区别，改称为磁共振成像（magnetic resonance imaging，MRI）。

自然状态下人体是不会有磁性的，氢、碳等元素的某一单个原子是有磁性的，但是人体含有数以亿计的氢、碳原子，角动量的方向随机，相互抵消，总的角动量为零，故自然状态下无磁性。自然状态下人体是不会有磁性的，但是若将人体置于强大的人工磁场内，人体内的氢、碳、磷等元素就会有磁性产生，就像铁板磁化一样，在离开磁场后很快就会恢复原状，人体磁化后磁性很小，人体自身难以察觉，一般仪器也难以测量。但是，在磁共振成像过程中，人体磁性的变化通过计算机可以检测到。人体内的碳、钠、磷等都有角动量存在，但目前主要是氢被用作磁共振成像的对象。因为氢的原子量最小，结构最简单，它的磁敏感性最强，高于碳原子 66 倍，且氢在人体含量最多，占人体原子总数的 2/3。人体氢原子成像实际上是以脂肪和水为主的软组织成像。

氢原子内只有一个质子和原子核周围的一个电子，电子的质量很小，与质子相比较而言可忽略。所以，在核磁成像中，通常把氢原子简单地认为是质子成像，即核成像。水分子的磁矩就是两个“裸露”氢核的磁矩。目前，多数 MRI 的核都是氢核。但是人体内的多数氢核包含在水分子之中。水分子是 10 个核外电子，包括 2 个氢核、1 个氧核。水分子的磁矩就是这些粒子的轨道磁矩自旋磁矩的矢量和。但是 10 个核外电子构成满壳层，满壳层电子的总轨道角动量为零，总的磁矩为零，总自旋磁矩也就为零。氧是偶偶核，自旋为零。所以水分子就相当于 2 个“裸露”的氢核。水分子的磁矩就是 2 个“裸露”氢核的磁矩。

核磁共振现象是将人体置于特殊的磁场中，用无线电射频脉冲激发人体内氢原子核，引起氢原子核共振，并吸收能量。在停止射频脉冲后，氢原子核按特定频率发出射电信号，并将吸收的能量释放出来，被体外的接收器收录，经电子计算机处理获得图像，这就称为核磁共振成像。处于外磁场 B0 中的氢核系统，若在垂直于外磁场方向施加一射频（Rodio Frequency，RF），当 RF 的角频率等于核磁矩的拉莫尔进动频率时，氢核磁矩将有可能吸收电磁波的能量，使部分氢核激发，称为共振吸收。去掉 RF，氢核磁矩又会把吸收能量中的一部分以 RF 的形式发射出来，称为共振发射。大量氢核磁矩吸收和发射能量都会在环绕氢核系统的接收线圈上产生感生电动势，这就是磁共振信号。当射频脉冲作用停止作用后，核磁矩自动由不平衡态恢复到原来的热平衡态，并将从射频磁场中吸收的能量释放出来，这一从“不平衡”状态恢复到平衡态的过程称为弛豫过程，分纵向弛豫和横向弛豫。

各类影像系统的功能和适宜检查的范围是不同的。以脑部成像为例，脑的结构可以用 CT 和 MRI 图像来确定，不过单独使用 CT 和 MRI 都不能获取脑及周围结构的全部信息，两者配准后可以提供全部脑结构三维定位的结构。

脑的功能性成像首先是采用核医学技术，包括 SPECT 和 PET 成像，使用特定的放射性同位素来测量脑部血容量（CBV）、脑血流（CBF）及局部代谢，由于这些设备的低分辨率大大限制了特定结构中功能的准确定位，使得有效性受到限制。而功能性 MRI 成像可以提供无损伤的脑功能特征的成像技术。

二、数字图像的应用

（一）数字图像与模拟图像

数字图像处理就是将图像转化为一个数字矩阵存放在计算机中，并采用一定的算法对其进行处理。数字图像处理的基础是数学，最主要任务就是各种算法的设计和实现。医学影像等卫生领域信息更具独特性，数字医学图像较普通图像纹理更多，分辨率更高，相关性更大，存储空间要更大，并且为严格确保临床应用的可靠性，其图像预处理、图像分析及图像理解等要求标准更高。

模拟图像是指空间坐标及明暗程度都连续变化的图像，又称连续图像，是不能直接被计算机处理的图像，如照相机所拍的照片、医学用的 X 线底片及眼睛所看到的一切景物图像等。数字图像是指模拟图像经采样后得到若干离散的像素，并将各像素的颜色值用量化的离散值来表示的图像。像素是其基本元素，即数字图像是将模拟图像经过数字化过程转变而成的。

数字图像相比模拟图像有以下优点。

1. 再现性好

数字图像处理与模拟图像处理的不同在于其不会因图像的存储、传输或复制等一系列变换操作而导致图像质量的退化，只要图像在数字化时准确地表现了原稿，则数字图像处理过程始终能保持图像的再现。

2. 处理精度高

目前，几乎可将一幅模拟图像数字化转为任意大小的二维数组，现代扫描仪可以把每个像素的灰度等级量化为 16 位甚至更高，这意味着图像的数字化精度可以达到满足任一应用的需求。

3. 适用面宽

图像可以来自多种信息源，从图像反映的客观实体尺度看，可以小到电子显微镜图像，大到航空照片、遥感图像，甚至天文望远镜图像。这些来自不同信息源的图像只要被变换为数字编码形式后，均是用二维数组表示的灰度图像组合而成，因而均可用计算机来处理。

4. 灵活性高

数字图像处理不仅能完成线性运算，而且能实现非线性处理，即凡是可以用数学公式或逻辑关系来表达的一切运算均可应用于数字图像处理。

一幅图像可以表示成一个矩阵的形式，矩阵的每个元素表示每个像素的灰度值，如图 3-8 所示。

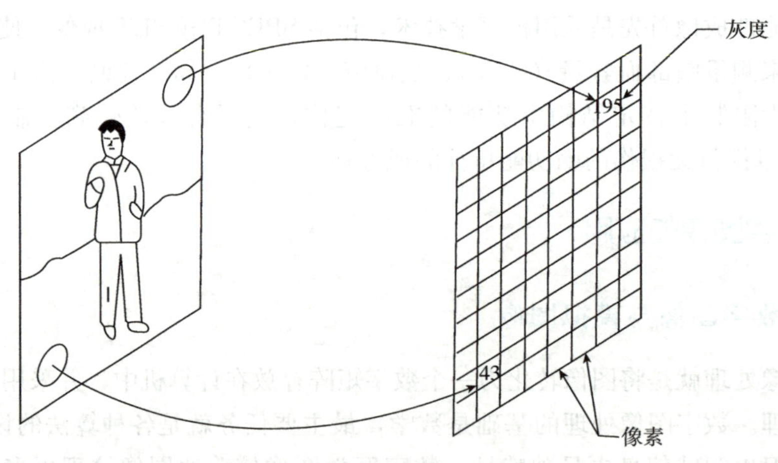

图 3-8 数字图像的表示法

图像数字化是模拟图像转化为数字图像的基本步骤，目的是把真实的图像转变成计算机能够接受的存储格式，数字化过程分为采样和量化两个步骤。图像在某个空间上的离散化状态称为采样，即用空间上部分点的灰度值来表示图像，这些点称为样点。采样的实质就是要用多少点来描述一幅图像，采样结果质量的高低用图像分辨率来衡量。想要得到更加清晰的图像，就需要使用更多的点来表示图像，即使图像具有较高的分辨率，但是点的增加会需要付出更大的存储空间。采样方法可分为两种：点阵采样（直接对表示图像的二维函数值进行采样）和正交系数采样（对图像函数进行正交变换，用其变换系数作为采样值）。量化是指要使用多大范围的数值来表示图像采样之后的每一个点，这个数值范围包括了图像上所能使用的颜色总数。量化的结果是图像能够容纳的颜色总数。所以，量化位数越大，表示图像可以拥有的颜色越多，自然可以产生更为细致的图像效果。但是，也会占用更大的存储空间。两者的基本问题都是视觉效果和存储空间的取舍。图像经过采样和量化后才能产生一张计算机能够处理的数字化图像，不仅可减少计算量，而且可获得更有效的处理。图像的数字化过程如图 3－9 所示。

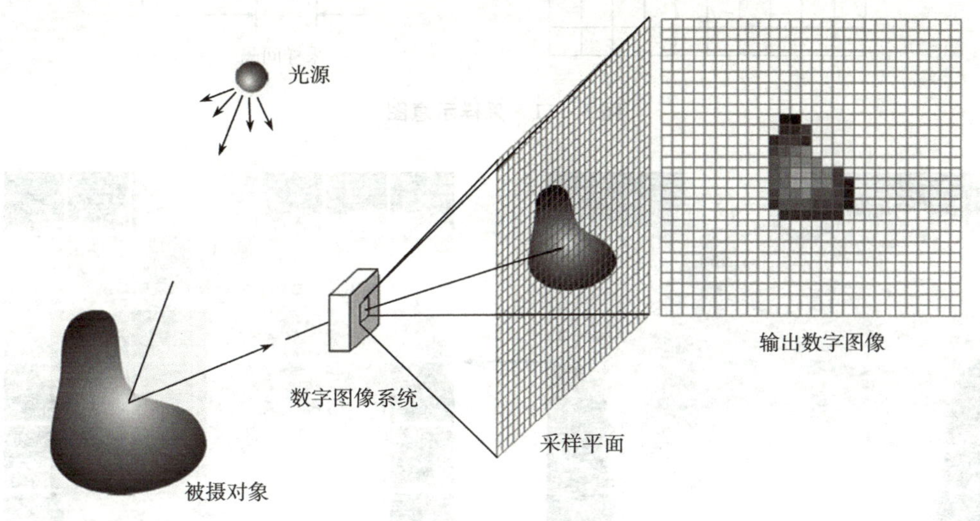

图 3－9　图像的数字化过程

模拟图像与数字图像的比较如图 3－10 所示。数字图像的质量很大程度上取决于采样和量化中所用的采样点数和灰度级数。采样就是把空间域上或时间域上连续的模拟图像转换成离散的采样点（像素）集合的一种操作，即空间坐标的离散化。采样时先沿垂直方向采样，然后将得到的扫描线再沿水平方向采样。图像的采样示意图如图 3－11 所示。将 X 光片经采样后的效果图如图 3－12 所示。

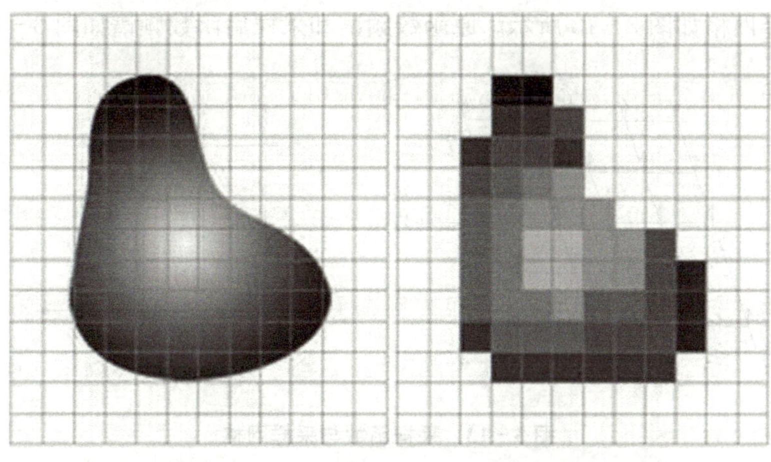

图 3－10　模拟图像与数字图像的比较

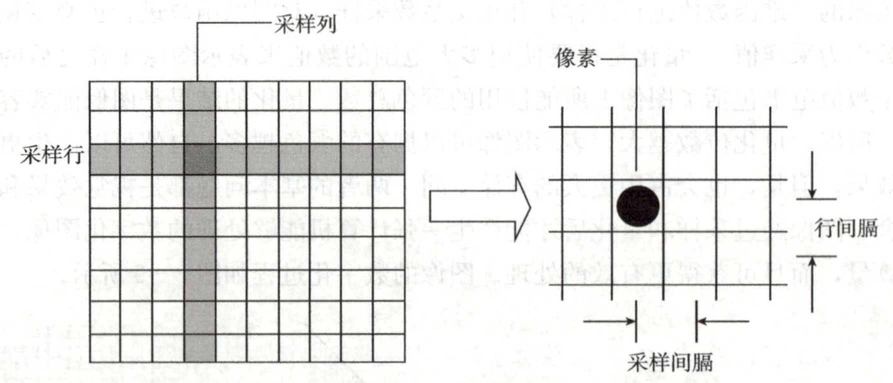

图 3-11 采样示意图

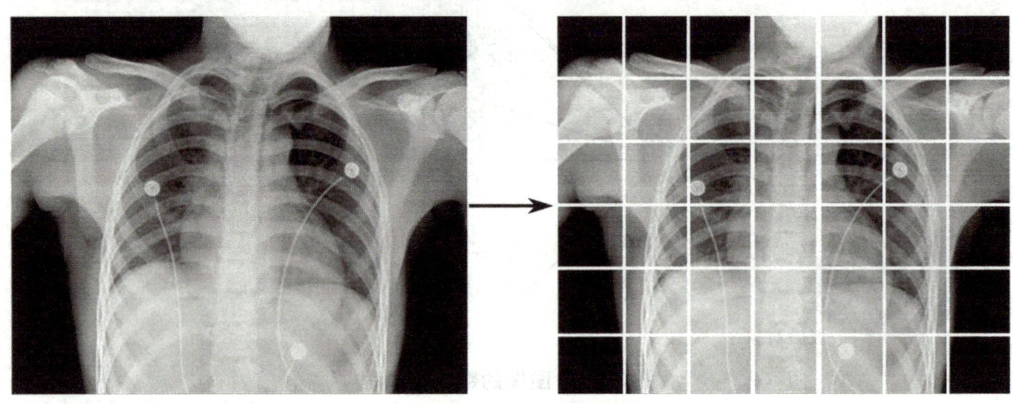

图 3-12 X 光片经采样后效果

若函数 f(x, y) 表示一幅模拟图像，则有以下二维采样定理。

若函数 f(x, y) 的傅里叶变换 F(u, v) 在频域中的一个有限区域外处处为零，设 uc 和 vc 为其频谱宽度，只要采样间隔 $\Delta x < 1/2uc$ 和 $\Delta y < 1/2vc$ 时，就能由 f(x, y) 的采样值精确重建 f(x, y)。通常称 $\Delta x < 1/2uc$，$\Delta y < 1/2vc$ 为奈奎斯特条件。二维的采样函数与采样网格如图 3-13 所示。原函数频谱和采样后函数频谱如图 3-14 所示。

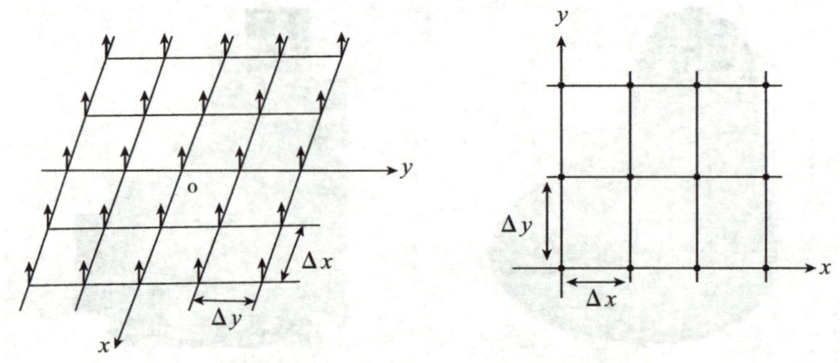

图 3-13 采样函数与采样网格

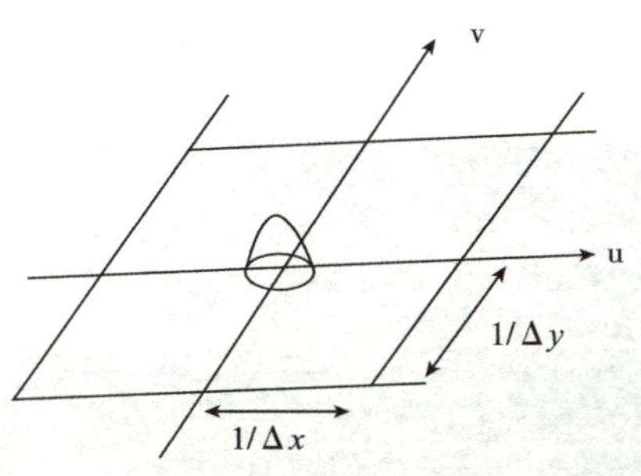

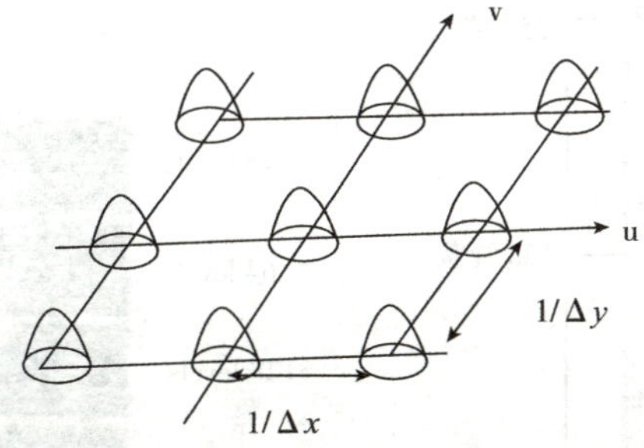

图 3－14 原函数频谱和采样后函数频谱

采样后图像的频谱是由原连续图像频谱及无限多个它的周期平移频谱组成的，只是幅值上差一个因子 $1/\Delta x\Delta y$，重复周期在 u 轴和 v 轴上分别为 $1/\Delta x$ 和 $1/\Delta y$。当满足 $\Delta x<1/2uc$，$\Delta y<1/2vc$，即奈奎斯特条件时，即可利用低通滤波器获得原连续图像的频谱，然后利用反傅里叶变换就可以精确重建 f(x，y)。

当采样间隔过大而不满足奈奎斯特条件时，导致采样图像的频谱中，原始连续图像的频谱与其平移复制品重叠，其中高频分量摄入到它的中频或低频分量中，中频分量摄入到高频分量中，这种现象称为混叠。部分解决混叠的办法是使图像通过一个适当的低通滤波器，滤除一部分高频分量，然后再进行取样，这样可以避免一部分高频分量的射入。混叠现象如图 3－15 所示。

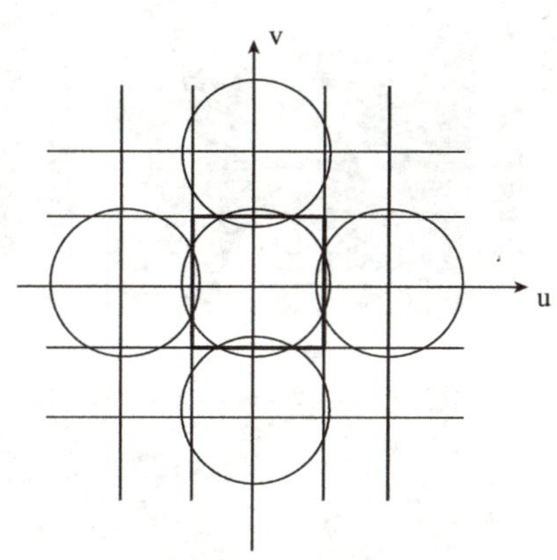

图 3－15 混叠现象

把采样后所得各像素的灰度值从模拟量转换为离散量称为量化，即量化是灰度值的离散化。量化的操作过程称为量化过程。量化方法有两种，即均匀量化和非均匀量化。

均匀量化就是简单地把采样点的灰度范围等间隔地分割并进行量化，即将灰度值域划分成若干个等长的子区间，而各子区间的等级灰度为子区间的中点对应的灰度。

非均匀量化，又称非等间隔量化。其基本思想是依据一幅图像具体的灰度值分布的概率密度函数，按总的量化误差最小的原则来进行量化。即像素灰度值频繁出现的灰度值范围，量化间隔取小一些；而对那些像素灰度值极少出现的灰度值范围，量化间隔则取大一些。

空间分辨率和灰度分辨率对图像的质量产生重要影响。空间分辨率常指图像中可辨别的最小细节，用来衡量采样结果质量的高低，采样实质上就是要用多少像素来描述一幅图像。空间分辨率越高，图像质量越高。所谓灰度级分辨率，是指在图像灰度级中可分辨的最小变化，通常大小为 $M\times N$、灰度级为 L 的数字图像称为空间分辨率为 $M\times N$、灰度级分辨率为 L 级的数字图像。灰度级的表示如图 3－16 所示。图像空间分辨率变化所产生的效果如图 3－17 所示，从图中可以看出分辨率越低图像越不清晰。

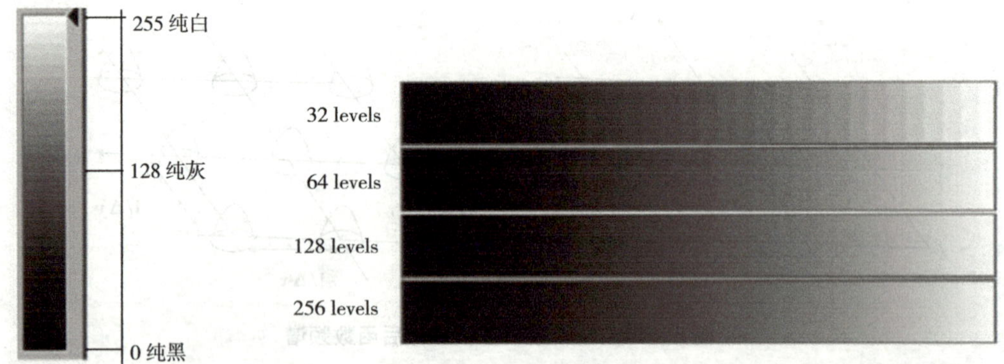

图 3-16 灰度级的表示

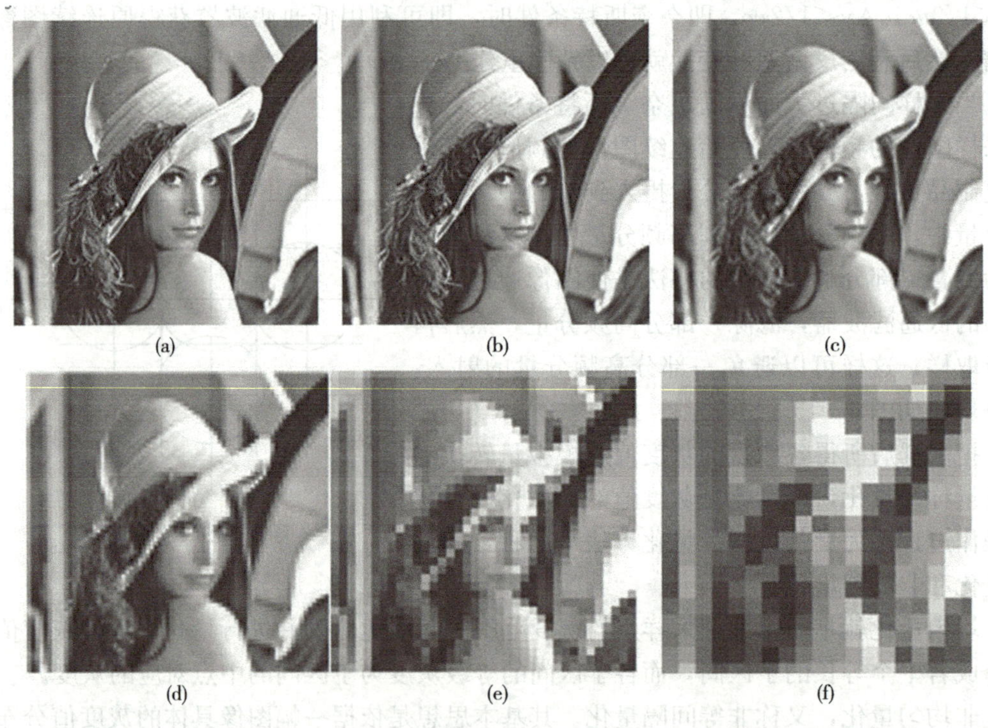

(a) 原始图像（256×256）；(b) 采样图像 1（128×128）；(c) 采样图像 2（64×64）；
(d) 采样图像 3（32×32）；(e) 采样图像 4（16×16）；(f) 采样图像 5（8×8）

图 3-17 图像空间分辨率变化所产生的效果

当量化级数 Q 一定时，随着采样点数的减少，若要保持空间分辨率不变，则图像尺寸会越来越小。空间分辨率不变，图像尺寸变化情况如图 3-18 所示。

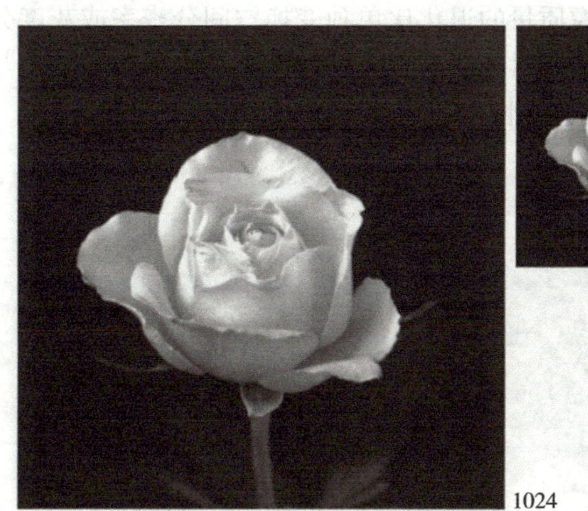

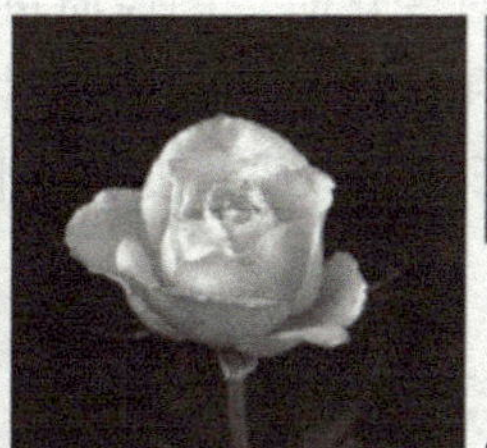

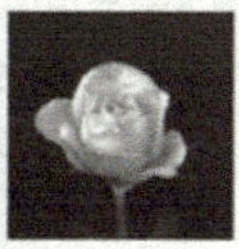

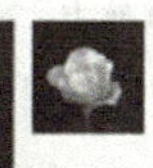

图 3-18 空间分辨率不变，图像尺寸变化情况

灰度级越多，图像层次越丰富，灰度级分辨率越高，视觉效果越好；灰度级越少，图像层次越单调，灰度级分辨率越低，图像的视觉效果越差，并会出现虚假轮廓现象。

灰度级分辨率变化所产生的效果如图 3-19 所示，灰度级分辨率越低，图像越不平滑，图像质量越低。

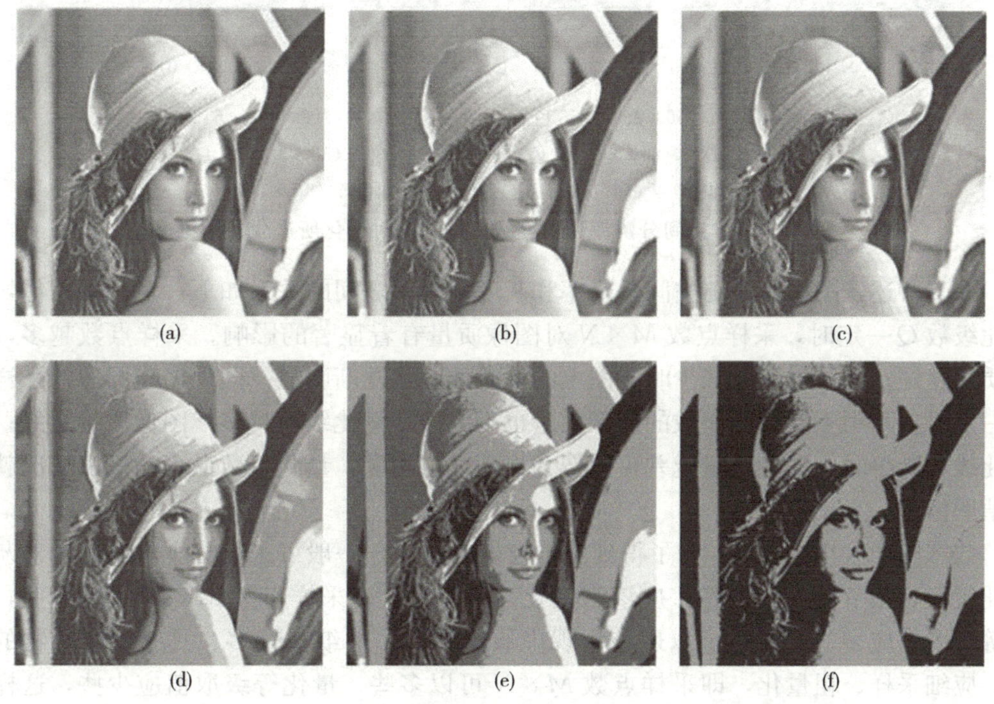

(a) 原始图像（256 色）；(b) 量化图像 1（64 色）；(c) 量化图像 2（32 色）；
(d) 量化图像 3（16 色）；(e) 量化图像 4（4 色）；(f) 量化图像 5（2 色）

图 3-19 灰度级分辨率变化所产生的效果

空间和灰度分辨率同时变化时，图像质量的退化比单独变换空间分辨率或灰度分辨率时要更快。空间分辨率和灰度级分辨率同时变化所产生的效果如图 3-20 所示，与图 3-17 和图 3-19 相比，可见图像质量变化更快。

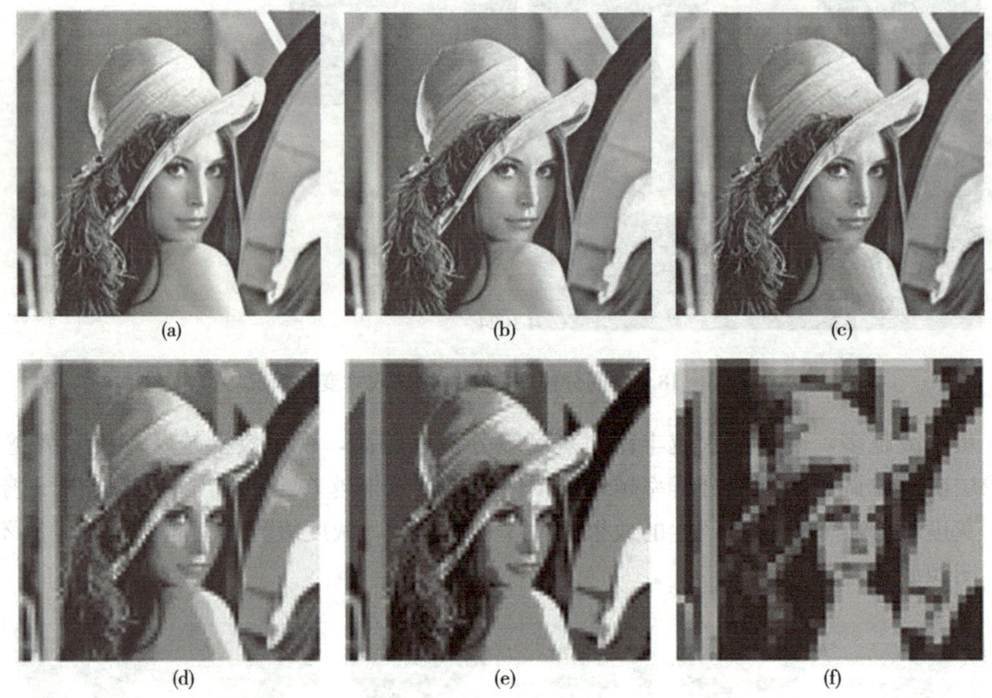

(a) 原始图像（256×256，256 色）；(b) 采样图像 1（128×128，64 色）；
(c) 采样图像 2（64×64，32 色）；(d) 采样图像 3（32×32，16 色）；
(e) 采样图像 4（16×16，4 色）；(f) 采样图像 5（8×8，2 色）

图 3-20　空间分辨率和灰度级分辨率同时变化所产生的效果

综上所述，图像质量与空间分辨率和灰度分辨率之间的关系如下：对一幅图像，当量化级数 Q 一定时，采样点数 $M\times N$ 对图像质量有着显著的影响。采样点数越多，图像质量越好；当采样点数减少时，图上的块状效应就逐渐明显。同理，当图像的采样点数一定时，采用不同量化级数的图像质量也不一样。量化级数越多，图像质量越好；当量化级数越少时，图像质量越差，图像会出现虚假轮廓，量化级数最小的极端情况就是二值图像。

数字图像大小一定时，为了得到质量较好的图像，一般可采用如下原则：①对灰度变化缓慢、细节较少的图像，应该细量化、粗采样，即采样点数 $M\times N$ 可以少些，量化等级取值应多些，这样可以避免出现虚假轮廓；②对细节较多、具有复杂景物的图像，应细采样、粗量化，即采样点数 $M\times N$ 可以多些，量化等级取值应少些，这样避免模糊（混叠）；③对于彩色图像，应该按照颜色成分，即红（R）、绿（G）、蓝（B）分别进行采样和量化。图像采样后一般以左上角为原点对每个像素进行坐标标记，数字图像的坐标定义如图 3-21 所示。

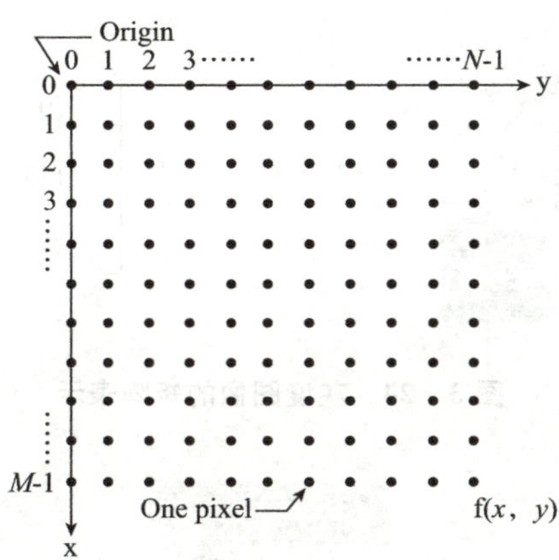

图 3 - 21 数字图像的坐标定义

数字图像经采样量化之后就变成了一个矩阵。矩阵的大小就是图像的分辨率大小，一幅 1024×768 分辨率的图像，其图像矩阵就有将近八十万个数据。所以图像处理是针对一个巨大矩阵的运算。对采样、量化后的数字图像可用图 3 - 22 所示的矩阵 F 表示。

$$F=\begin{bmatrix} f_{0,0} & f_{0,1} & \cdots\cdots & f_{0,N-1} \\ f_{1,0} & f_{1,1} & \cdots\cdots & f_{1,N-1} \\ \cdots\cdots & & & \\ f_{M-1,0} & f_{M-1,1} & f_{M-1,N-1} & \end{bmatrix}$$

图 3 - 22 图像的矩阵表示

根据图像量化级数的不同，可以将图像分为黑白图像、灰度图像和彩色图像。黑白图像的矩阵表示如图 3 - 23 所示，矩阵中只要 0 和 1 两个数值。灰度图像的矩阵表示如图 3 - 24 所示，矩阵中的数值从 0～255 之间变化，一个像素刚好占计算机的一个字节。彩色图像的矩阵表示如图 3 - 25 所示，每个像素占 3 个字节，分别为红、绿、蓝。

$$F=\begin{bmatrix} 1 & 0 & 0 \\ 0 & 0 & 1 \\ 1 & 1 & 0 \end{bmatrix}$$

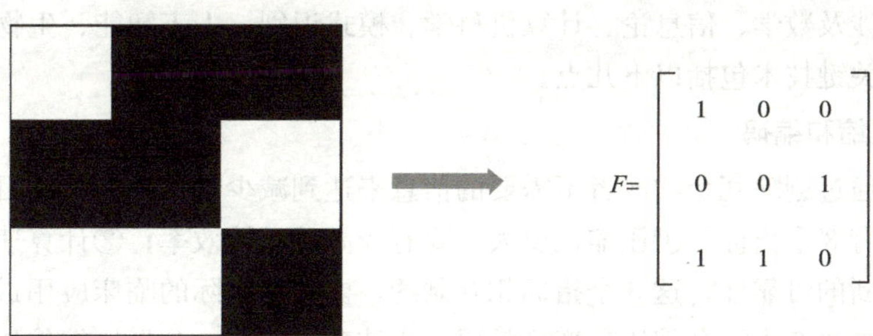

图 3 - 23 黑白图像的矩阵表示

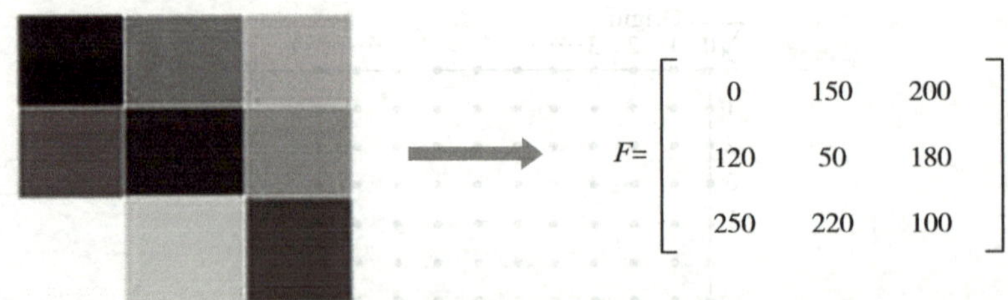

图 3－24 灰度图像的矩阵表示

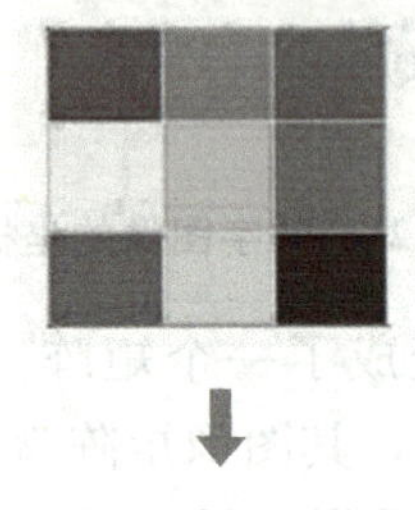

$$R=\begin{bmatrix}255 & 240 & 240\\255 & 0 & 80\\255 & 0 & 0\end{bmatrix}\quad G=\begin{bmatrix}0 & 160 & 80\\255 & 255 & 160\\0 & 255 & 0\end{bmatrix}\quad B=\begin{bmatrix}0 & 80 & 160\\0 & 0 & 240\\255 & 255 & 255\end{bmatrix}$$

图 3－25 彩色图像的矩阵表示

假定图像的空间分辨率为 $M\times N$，每个像素量化后的灰度二进制位数为 Q，一般 Q 总是取为 2 的整数幂，即 $Q=2k$，则存储一幅数字图像所需的二进制位数 $b=M\times N\times Q$。占用的字节数 $B=b/8$，此时 b 越小，即量化后用来表示灰度值的位数越小，其量化误差越大。

（二）数字图像处理的关键技术

数字医学影像的成像依赖一定的数学方法，把数据用计算机重建成数字图像，再进行图像处理与分析，得到我们感兴趣的医学图像，进而获得特征信息或决策信息。数字图像处理技术涉及数学、信息论、计算机科学、模式识别、人工智能、生物医学等多种学科。涉及的关键技术包括以下几点。

1. 图像压缩和编码

图像压缩通过删除冗余的或者不需要的信息来达到减少数据存储量的目的。医学图像的压缩主要有 3 个指标：①压缩比要大，要有较高的压缩效率；②计算速度快；③保证医学图像诊断的可靠性。这 3 个指标相互制约，要根据实际的临床应用进行取舍。图像编码的主要方法有去冗余编码、变换编码、小波变换编码、分形压缩编码、标量量化编码、矢量量化编码、神经网络编码、模型基编码等

2. 图像增强

图像增强是数字图像处理的基本内容之一，它是利用各种数学方法和变换手段来提

高图像的对比度和清晰度，使处理后的图像更适于人的视觉特性或机器的识别系统。图像增强的方法可以分为空域图像增强和频域图像增强两大类。频率域法把图像看作一种二维信号，对其进行基于二维傅里叶变换的信号增强。采用低通滤波法，可去掉图中的噪声，采用高通滤波法，则可增强边缘等高频信号，使模糊的图片变得清晰。具有代表性的空间域算法有局部求平均值法和中值滤波法等，它们可用于去除或减弱噪声。图像增强的常见方法有灰度等级直方图处理、干扰抵制、边缘锐化、伪彩色处理。

3. 图像复原

成像系统受各种因素的影响，导致了图像质量的降低，称为图像退化。退化基本表现是图像模糊，去除模糊和噪声干扰是其主要目的。复原实现方法有维纳滤波、逆滤波、同态滤波、最小约束二乘方滤波等。

4. 图像分割

图像分割是图像分析与处理的关键步骤。一般来说，图像分割方法可分为基于区域的分割方法和基于边界的分割方法。图像分割将图像分成互不相交的各具特性的区域，提取出感兴趣目标，是提供定量、定性分析的基础，同时也是三维可视化的基础。目前，研究有关图像分割的热点是一种基于知识的分割方法，即通过某种手段将一些知识导入分割过程中，从而约束计算机的分割过程，使得分割结果控制在我们所能认识的范围内而不至于太离谱。

5. 图像配准与融合

医学图像配准是指对一幅医学图像寻求一种（或一系列）空间变换，使它与另一幅医学图像的对应点达到空间一致。医学图像配准实质上是寻求两幅医学图像之间一对一映射的过程，即将两幅图像中对应于空间同一位置的点联系起来。

6. 图像识别

图像识别是利用计算机对图像进行处理、分析和理解，以识别各种不同模式的目标和对象。主要内容是图像经过某些预处理后，进行图像分割和特征提取，从而进行判决分类。图像分类常采用经典的模式识别方法，有统计模式分类和句法模式分类。近年来，新发展起来的模糊模式识别和人工神经网络模式分类在图像识别中也越来越受到重视。

（三）数字图像的主要应用领域

图像是人类获取和交换信息的主要来源，因此图像处理的应用领域必然涉及到人类生活和工作的方方面面。随着人类活动范围的不断扩大，图像处理的应用领域也将随之不断扩大。

1. 生物医学工程方面

数字图像处理在生物医学工程方面的应用十分广泛，而且很有成效。除了上面介绍的 CT 技术之外，还有一类是对医用显微图像的处理分析技术，如红细胞、白细胞分类，染色体分析，癌细胞识别等。此外，在 X 光肺部图像增晰、超声波图像处理、心电图分析、立体定向放射治疗等医学诊断方面都在广泛地应用图像处理技术。数字医学图像处理和应用不仅可以充分利用现有医学影像设备，极大提高临床诊断水平，而且能够为基础医学的教学、培训、计算机辅助临床外科手术等提供电子化的实现手段，为医学研究和发展提供坚实基础，主要应用如下。

（1）辅助医生诊断治疗　数字医学图像可视化可以根据CT、MRI等图像序列构造出三维几何模型，将看不见的人体器官以三维形式真实地显示出来，还可以对图像任意放大、缩小、旋转、对比调整等处理。同时，利用三维重建技术还可以从不同方向观察、剖切重建模型，使医生对感兴趣区域的大小、形状和空间位置有定性和定量的认识。

（2）手术及放射治疗规划　利用放射线抑制或杀死恶性肿瘤细胞，需要预先仔细规划，包括剂量计算和照射点精确定位。如果辐射定位不准确或剂量不当，将导致治疗效果不佳，甚至危及周围正常组织。借助医学图像处理分析系统，医生可以在手术规划中事先观察病变体、敏感组织、重要组织的形状及空间位置，确定科学的手术方案。在放射治疗中，科学进行射线安排，使射线照射肿瘤时不穿过敏感组织和重要组织，尽量减少对正常组织的伤害，制定出合理的最优的治疗方案。

（3）脑结构和脑功能研究　借助新型的FMRI技术，可以成功观察视觉、触觉、嗅觉刺激导致大脑皮质层的功能活动，真正无损地检测活体人脑的功能变化。此外，对大脑解剖结构的差别进行定量分析，有助于从数量上研究大脑机制。

（4）数字解剖模型与手术教学训练　虚拟手术是一个涉及图形学、视觉、力学、机器人学及医学等多个学科领域的挑战性课题。通过利用虚拟人体资源，研究者可以分析和重建人体内部各个器官组织，建立具有真实感的虚拟人体，并通过对虚拟人体进行各种剖切、透明效果设置，了解人体各组织器官的解剖结构及相互关系。这对医学教育、解剖分析、医学研究、手术教学训练等方面都有重要意义。

（5）远程医疗　医学图像以及相关信息可以通过数据接口与互联网连接，从而进行数字医学图像远程传输，实现异地会诊。影像归档和通信系统（picture archiving and communication systems，PACS）可以实现数字医学图像在医院内外的传输和分发，是实现医院图像信息管理的重要手段。

2. 航天和航空技术方面

数字图像处理技术在航天和航空技术方面的应用，除了JPL对月球、火星照片的处理之外，还可以在飞机遥感和卫星遥感技术中应用。许多国家每天派出侦察飞机对地球上有兴趣的地区进行大量的空中摄影，由此得来的照片进行处理分析。以前需要雇用几千人，而现在改用配备高级计算机的图像处理系统来判读分析，既节省人力，又加快速度，还可以从照片中提取人工所不能发现的大量有用情报。

3. 通信工程方面

当前通信的主要发展方向是声音、文字、图像和数据结合的多媒体通信。具体来说，是将电话、电视和计算机以三网合一的方式在数字通信网上传输。其中以图像通信最为复杂和困难，其图像的数据量十分巨大，如传送彩色电视信号的速率达100Mbit/s

以上。要将这样高速率的数据实时传送出去，必须采用编码技术来压缩信息的比特量。在一定意义上讲，编码压缩是这些技术成败的关键。除了已应用较广泛的熵编码、DPCM 编码、变换编码外，目前国内外专家正在大力研发新的编码方法，如分行编码、自适应网络编码、小波变换图像压缩编码等。

4. 工业和工程方面

在工业和工程领域中图像处理技术有着广泛的应用，如自动装配线中检测零件的质量并对零件进行分类，印刷电路板疵病检查，弹性力学照片的应力分析，流体力学图片的阻力和升力分析，邮政信件的自动分拣，在一些有毒、放射性环境内识别工件及物体的形状和排列状态，先进的设计和制造技术中采用工业视觉等。其中值得一提的是，研制具备视觉、听觉和触觉功能的智能机器人，将会给工农业生产带来新的方向，目前已在工业生产中的喷漆、焊接、装配中得到有效的利用。

5. 军事公安方面

在军事方面图像处理和识别主要用于导弹的精确制导，各种侦察照片的判读，具有图像传输、存储和显示的军事自动化指挥系统，具有飞机、坦克和军舰模拟训练系统等；公安业务图片的判读分析、指纹识别、人脸鉴别、不完整图片的复原，以及交通监控、事故分析等。目前，已投入运行的高速公路自动收费系统中的车辆和车牌的自动识别，都是图像处理技术成功应用的例子。

6. 文化艺术方面

这类应用有电视画面的数字编辑、动画制作、电子图像游戏、纺织工艺品设计、服装设计与制作、发型设计、文物资料照片的复制和修复、运动员动作分析和评分等，现在已逐渐形成一门新的艺术，即计算机美术。

7. 机器人视觉

机器视觉作为智能机器人的重要感觉器官，主要进行三维景物理解和识别，是目前处于研究之中的开放课题。机器视觉主要用于军事侦察、危险环境的自主机器人，邮政、医院和家庭服务的智能机器人，装配线工件识别、定位，太空机器人的自动操作等。

8. 视频和多媒体系统

电视制作系统广泛使用的图像处理、变换、合成，以及多媒体系统中静止图像和动态图像的采集、压缩、处理、存贮和传输等。

9. 科学可视化

图像处理和图形学紧密结合，形成了各个领域科学研究所需的工具。

10. 电子商务

在电子商务中，图像处理技术也大有可为，如身份认证、产品防伪、水印技术等。

总之，图像处理技术应用领域相当广泛，已在国家安全、经济发展、日常生活中充当越来越重要的角色，对国计民生的作用不可低估。

第二节　医学图像处理的应用

一、医学图像处理在中医领域的应用

（一）舌色及苔色客观化研究

1. 当前舌诊客观化国内外研究进展

（1）早期探索性研究　早期舌诊客观化检测和识别方法是以舌色为突破口，并以此为主要研究内容的。早在20世纪70年代，英国人用三种颜色比色表检查患者的舌质，用以确定舌质是否正常。20世纪80年代以来，国内主要的舌色研究方法有荧光法、光电转换法、光谱光度法、舌诊比色板、图像摄像识别法。1986年，原安徽中医学院与中国科技大学率先利用计算机图像识别技术，对《中医舌苔图谱》上部分舌象的彩色图片进行了探讨性实验。郭振球从微观角度设想利用计算机对舌诊显微仪、脉象图仪采集到的图像进行处理，结合中医辩证法进行计算机微观辩证研究。赵荣莱等收集了153例彩色舌象幻灯片，采用计算机图像处理技术，对舌质、舌苔的颜色进行了分析，研究了典型舌象的数字特征。

早期传统的舌象客观化识别方法改变了舌诊完全由眼睛来观察、语言描述的状态，丰富了现代化和客观化研究中医的内容与方法。尽管如此，但也存在着一些问题：①缺乏系统性，早期舌象客观化识别方法，各种检测方法之间互相独立，缺乏系统和连贯性；②实用性差，多数的检测识别方法具有研究型和实验型的特点，临床实用性相对较差；③忽视整体观，客观地说，早期舌象客观化识别方法还是舌诊客观化识别的一种尝试，舌诊研究期待着更完善客观识别检测方法的出现，而计算机舌象识别方法正是在这样的一种情况下产生的。

（2）舌象采集方法的研究　舌图像的采集是为了获得对舌象进行计算机分析识别的图像来源。只有设计实用、规范的采集方法，才能为后期的研究打下良好的基础。余兴龙等按柯勒照明原理设计照明系统，采用卤钨灯，两个照明系统位于被测者两边，成45°角，将光均匀投射到舌面上，视场＞120mm，不均匀性＞1%。蒋依吾等首先设立暗房，阻绝外来光源；另外设计舌诊头部固定架，使舌头照射部位、光源和相机三者位置固定；同时使用标准色温冷光灯光（色温约为5300K）作为舌诊摄影光源。

（3）舌图像分割方法的研究　尽管在拍摄过程中可以调节硬件以获得最大舌体原始图像，但非舌体部分如脸额、唇和牙齿仍然会存在。因此，在进行舌体和舌苔鉴定前先要将非舌体的部分分离出去。早期的舌体分割多采用手工方式，如余兴龙、翁维良、朱洁华等的研究均是在计算机上调用文件，直接去掉非舌象部分，删除多余信息。这种手工的图像分割方法准确率较高，但需要专业人员的参与，且费时费力。赵忠旭等从数学形态学的基本理论出发，利用数学形态学描述图像形态特征，结合HSI模型，提出了基于数学形态学和HSI模型的舌图像分割算法。卫保国等还提出半自动分割方法作为补充。周越等提出了一种基于颜色与空间的纹理特征研究舌特征的途径，利用 YCbCr 空间的色度饱和信息以及 2D Gabor 小波系数能量分布特征，将舌体从原图像中可靠分离出来。随着图像分割技术的发展，舌象研究中的图像分割也经历了从人工分割逐渐向半自动、自动分割的过渡，但目前舌体分割的结果还不是非常令人满意。

（4）*舌质舌苔自动分类方法的研究* 舌象包括舌质和舌苔两部分。必须将舌图像中舌质和舌苔区分开，才能正确地识别和分析舌象。早期的研究多以舌尖及舌边无苔质覆盖区域作为舌质区域，舌中舌苔覆盖区作为舌苔区域。这种分类方法较为粗糙，不能客观反映舌象的特征。近年来，部分学者对舌质、舌苔的计算机自动分类技术进行了研究。如蒋依吾等认为在舌质舌苔判断上，满足 H（色度）小于或等于 10，或 I（亮度）小于 0.68 时标记为舌质，否则标记为舌苔。王爱民等提出了一种监督 FCM 聚类算法，并设计了多层去模糊处理，用于中医舌象自动分类。许家佗等采用分裂-合并算法分离舌质和舌苔区域，同时引用麦克斯韦直角三角，将 HSI 三维色度空间转换到 r、g 二维坐标中，并以标准舌色分类库为判断依据建立舌色与舌苔分类量化范围。周越等使用 HSL 模型区分舌质舌苔，对混淆的区域采用高斯模型进行统计分析，有效地实现了舌质和舌苔的分离。刘关松等提出了一种基于神经网络集成的舌苔自动分类方法。上述研究提高了舌质、舌苔自动分类技术，为以后的进一步研究提供了思路。

（5）*舌象色彩识别的研究* 由于颜色是舌诊中最重要的信息，且舌色相对舌象的其他特征，如质地、纹理等在技术上和方法上可操作性更强，更容易进行客观化和量化识别，因此近十几年来计算机分析与识别技术的研究以舌象色彩识别的研究开展最早，技术最成熟。

清华大学与中国中医科学院将舌诊自动识别定位于色彩模式识别，以 Munsell 颜色系统为色标，运用色度学、近代光学技术、数字图像处理技术等，建立了中医舌诊自动识别系统。丁明等采用 $L*a*b*$ 彩色模式研究舌苔的色度数据，提出了舌苔指数作为舌苔的特征参数。舌苔指数（T）＝（舌体 $a*$-舌苔 $a*$）/舌体 $a*$。张永涛等选择 Lab 色彩模型，对 884 例体检人群的舌色分布状态进行了分析，并与人工判断的舌色进行比较。结果发现舌色的 L 值平均值为 59.5，a 值的平均值为 27.9，b 值的平均值为 15.5。

目前，国内外对舌色和苔的的研究主要集中在颜色的自动定量分析，且并没有一种通用性很高的分割算法，所以舌体及舌质舌苔分割算法的准确性和通用性有待提高。

2. 舌诊客观化研究思路

舌体分为舌质和舌苔两个区域，舌色是指舌质的颜色，苔色是指舌苔的颜色。它们是中医舌诊的重要内容。传统舌诊是根据中医医生的主观观察来诊断病情的，这和医生知识水平、诊断经验密切相关。舌诊客观化的主要内容之一就是解决舌诊的模糊性和不确定性问题。

研究思路如下。

（1）在标准光源条件下，利用数码相机获取舌图像，原始舌图像包括舌体、嘴唇和面额区域。

（2）基于 HSI 彩色空间，利用双阈值分割法，将舌体从原始舌图像中自动提取出来。

将舌体从原始图像中分离出来是中医舌诊客观化研究的重要前提。原始图像如图 3-26（a）所示，包含了舌体、嘴唇和部分面额区域；获取舌体区域模板，如图 3-26（b）所示；将原始图像和模板图像做乘法运算，获取舌体区域，如图 3-26（c）所示。

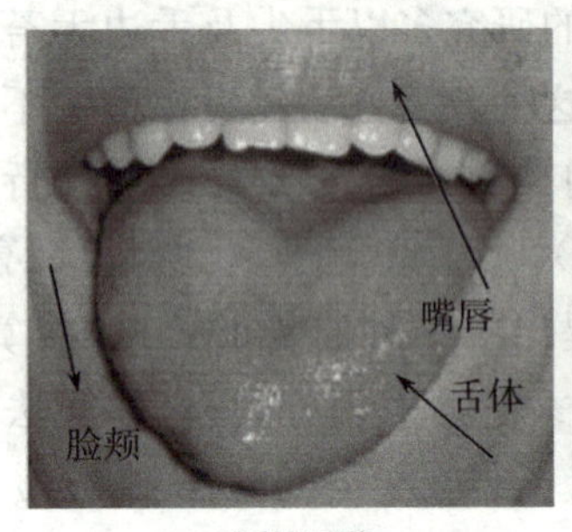

(a)原始图像

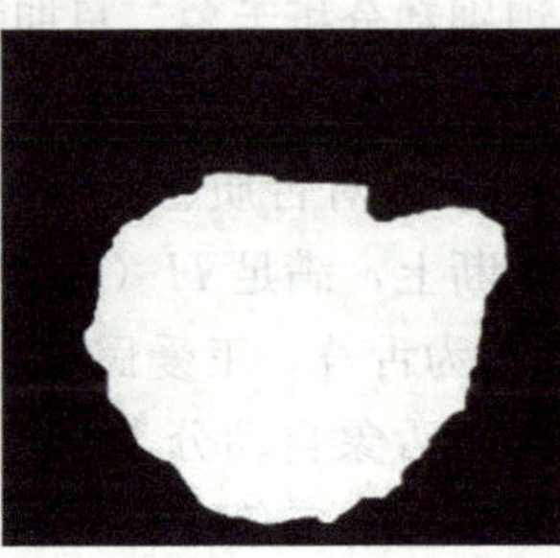
(b)舌体区域模板

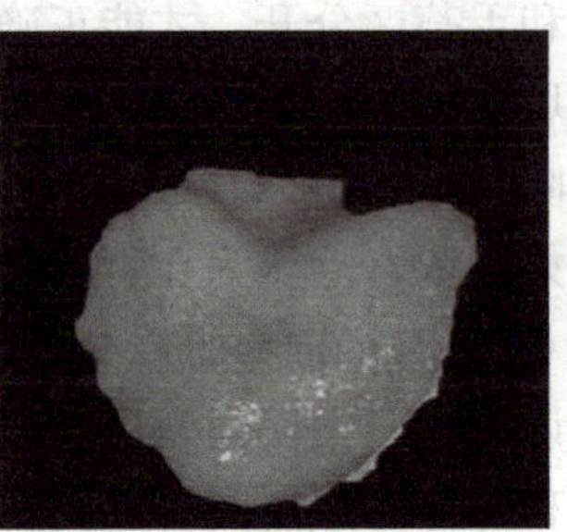
(c)舌体区域

图 3-26　舌体分割过程效果图

（3）利用 FCM 模糊聚类算法，自动识别舌质区和舌苔区。

利用 FCM 聚类算法，将原始图像，如图 3-27（a）所示，分为舌质、舌苔和背景区，如图 3-27（b）所示。再根据舌苔区域被舌质区域包围的位置特征，通过计算机自动获取舌质区模板，如图 3-27（c）所示；舌苔区模板，如图 3-27（d）所示；背景区模板，如图 3-27（e）所示。

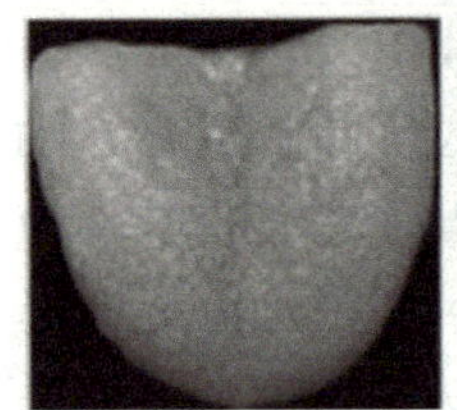
(a)原始图像

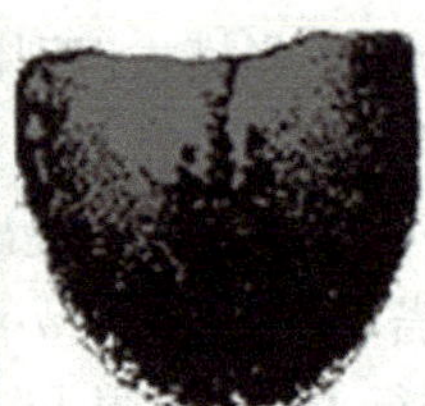
(b)FCM聚类效果

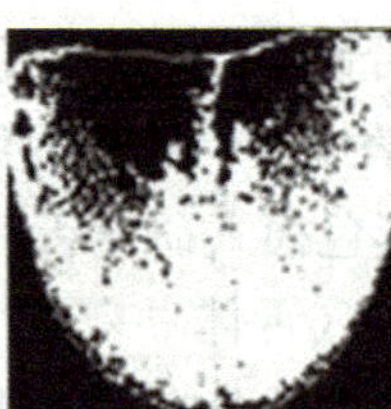
(c)舌质区模板

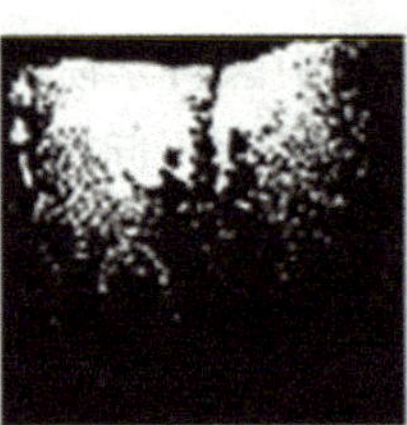
(d)舌苔区模板

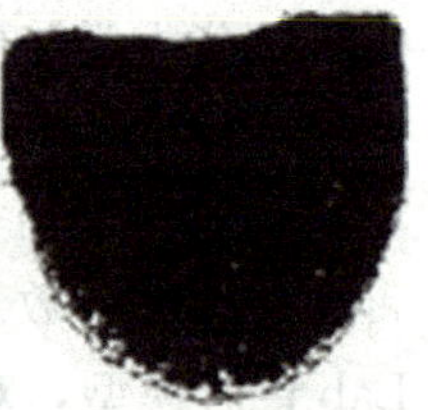
(e) 背景模板

图 3-27　舌质舌苔自动分离效果图

（4）获取舌质区域和舌苔区域的彩色信息，例如，RGB、HSI 值，对舌色和苔色进行定量分析。

（5）通过 BP 神经网络，实现舌色和苔色的自动分类。

3. 技术路线

技术路线流程图如图 3-28 所示。

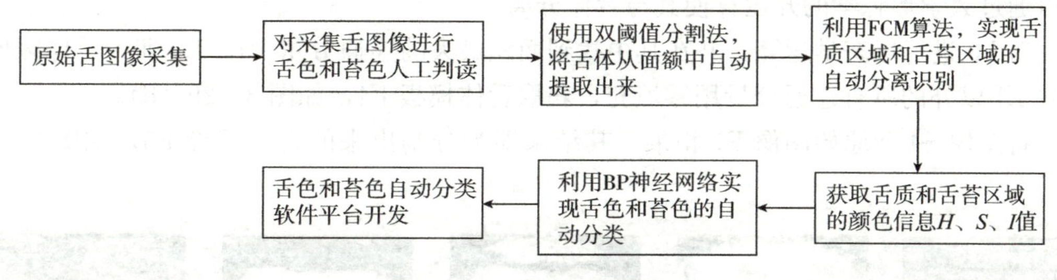

图 3-28 技术路线流程图

（1）使用先进的图像处理实验开发系统，在标准光源下对舌图像进行采集，保证原始舌图像数据源的质量。

（2）对舌色和苔色进行人工判读并分类。

（3）为了准确地将舌体区域从面额中分割出来，使用双阈值分割法对舌图像进行分割处理。在使用 H 分量进行阈值分割的同时，引入 I 分量进行阈值分割。该算法能够有效地将舌体区域和嘴唇区域分离。

赵忠旭等研究了一种基于数学形态学和 HSI 空间的舌图像分割方法，该算法依靠 H 分量进行阈值分割。这种算法存在一个缺点，原始图像中舌头和嘴唇颜色接近，且当舌头和嘴唇接触面积很大时，仅用 H（色度）分量进行阈值分割时，不能够很好地把嘴唇和舌体区分开。如果使用 H 分量进行阈值分割的同时，引入 I 分量进行阈值分割，能够准确地将舌体和嘴唇分离。

对于 RGB 模式图像，可以利用公式 1 转换到 HSI 空间。

$$I=\left(\frac{R+G+B}{3}\right)$$

$$S=1-\frac{3}{R+G+B}\times \mathrm{MIN}\ (R,\ G,\ B)$$

$$H=\begin{cases}\theta\ (G\geqslant B)\\ 2\pi-\theta\ (G<B)\\ \text{任意值}\ (0^\circ-360^\circ)\ (R=G=B)\end{cases}$$

其中，$\theta=\arccos\left\{\dfrac{\frac{1}{2}\left[(R-G)+(R-B)\right]}{\sqrt{(R-G)^2+(R-B)(G-B)}}\right\}$

舌体分割算法步骤如下。

在标准光源环境下，用数码相机获得原始图像 F1，如图 3-29（a）。原始图像包括舌体、上嘴唇、部分下嘴唇和脸颊。

将图像 F1 转换到 HSI 彩色空间，并基于 H 分量直方图获取阈值，进行阈值分割，得到二值图像 F2，如图 3-29（b）。图像 F2 中，脸颊区域基本被去除，但是嘴唇因为和舌体颜色接近，使得分割后舌体区域和嘴唇区域属于同一连通分量。

在 F2 的基础上，基于 I 分量直方图获取阈值，进行阈值分割，获得图像 F3，如图 3-29（c）。经过 H 和 I 分量阈值分割后，舌体区域与嘴唇区域可能仍然有细小的连接，可以通过数学形态学的开运算使其与舌体分离。

对 F3 进行形态学运算，并在其中找到面积最大的连通分量 L1，L1 即为舌体区域。将除 L1 以外的所有连通分量用零填充，获取舌体模板 F4，如图 3－29（d）。

将图像 F4 和原始图像 F1 相乘，其结果即为分割出来的舌体图像 F5，如图 3－29（e）

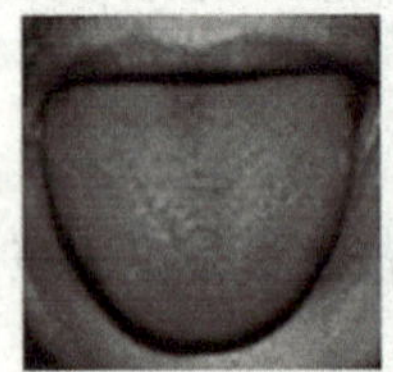

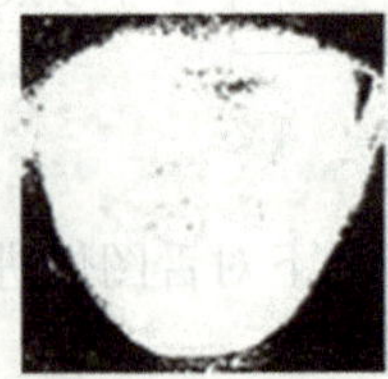
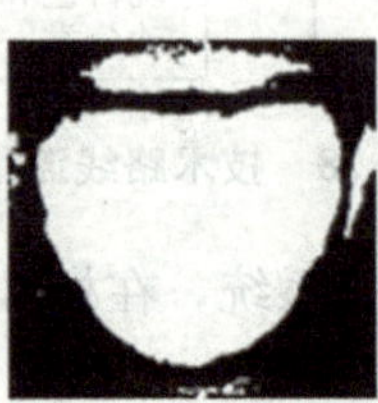
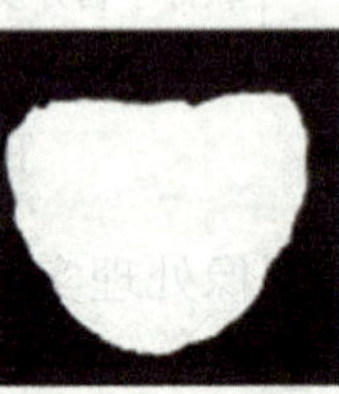
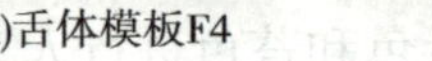
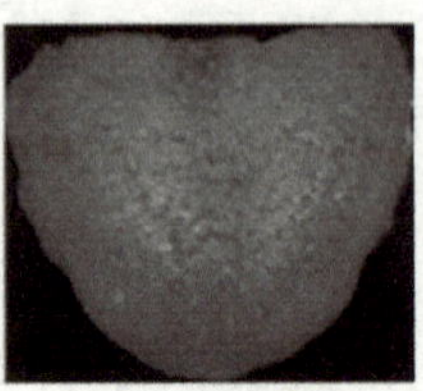

(a)原始图像F1　(b) H分量阈值分割F2　(c)双阈值分割效果F3　(d)舌体模板F4　(e) 图像F5

图 3－29　舌体分割过程效果图

（4）利用 FCM 聚类算法，将舌体分为舌质、舌苔和背景区。再根据舌苔区域被舌质区域包围的位置特征，自动获取舌质区和舌苔区模板。

依据中医学的观点，舌的诊察主要是望舌和望苔。舌质的颜色可以分为淡红、淡白、红色、绛红和紫色。苔分为苔色和苔质，苔色包括白苔、黄苔、灰苔和黑苔。颜色是舌诊的重要依据，舌质和舌苔的颜色基本没有重叠，舌象的色度图通常有明显的峰值。通过对舌象色度直方图的分析和计算，可以确定舌象聚类的数目和聚类中心的大致位置。具体算法如下。

将舌象由 RGB 空间转换到 HSI 空间，获取色度直方图函数 H（h），见公式 3－1。在 HSI 彩色空间中，H＝0°或 H＝360°附近的色度均为红色，而两者在数值上存在显著差异。根据舌象的特点，对色度进行调整，使得红色像素的值集中在 0 附近。

$$\mathrm{H}(h)=\sum_{x=0}^{K-1}\sum_{y=0}^{L-1}\delta[\mathrm{f}(x,y)-h],h=0、1\cdots\cdots N-1 \qquad (公式 3-1)$$

$$式中：\delta(\omega)=\begin{cases}1, & \omega=0\\ 0, & \omega=其他\end{cases}$$

$$h=0，当 h\geqslant\tau 时$$

式中：τ 是常量。

利用公式 3－2 对色度直方图函数 H（h）进行傅立叶变换。

$$\mathrm{X}(k)=\mathrm{DFT}[\mathrm{H}(h)]=\sum_{h=0}^{N-1}e^{-2j\pi\cdot hk/N}\cdot\mathrm{H}(h) \qquad (公式 3-2)$$

$$0\leqslant k\leqslant N-1$$

式中：N 是离散变量 h 的个数。

利用公式 3－3 构造高斯低通滤波器函数。

$$\mathrm{H}(k)=e^{-D^2(k)/2D_0^2} \qquad (公式 3-3)$$

式中，D_0 为截止参数；$0\leqslant k\leqslant N-1$。

利用公式 3-4 对色度直方图进行频域滤波，并利用公式 3-5 进行傅立叶逆变换，获得峰值明显的色度直方图。

$$F(k)=X(k)\cdot H(k),\ 0\leqslant k\leqslant N-1 \quad \text{（公式 3-4）}$$

$$f(h)=\mathrm{IDFT}[F(k)]=\frac{1}{N}\sum_{k=0}^{N-1}e^{2j\pi\cdot hk/N}\cdot F(k)$$

$$0\leqslant h\leqslant N-1 \quad \text{（公式 3-5）}$$

利用公式 3-6 对高斯滤波后的色度直方图函数进行差分运算：

$$X(i)=f(i+1)-f(i),\ 0\leqslant i\leqslant N-2 \quad \text{（公式 3-6）}$$

求集合 $X=\{x_i \mid x_{i-k}>0,\ x_{i+k}<0,\ x_i<0,\ k=1,2,3,4,5;\ f(x_i)>0.01\}$ 令 c 为集合 X 的基数。

对 c 和集合 X 进行判断，决定聚类类数和初始聚类中心位置。舌象的色度直方图分为以下几种情况。

舌面少苔或薄苔：此时色度直方图具有明显的双峰，其中一峰为表示红色，中心靠近 0；另一峰为黑色背景，该峰在所有的直方图中均会出现。此时不存在苔质分离的问题。

舌面部分覆盖舌苔：此时的色度直方图具有较明显的多峰。

舌面基本被舌苔覆盖：此时的色度直方图具有较明显的双峰，红色的舌质部分在直方图中表现不明显。为了进行苔质分离，需要增加一个聚类中心位于 0 的聚类数。

由此得到的 c 值和集合 X 的元素即为 FCM 算法的聚类类数和聚类中心的初始位置。

（5）获取舌质和舌苔区域颜色信息 H、S、I 值。

（6）利用 BP 神经网络对舌图像进行舌色和苔色自动分类。

神经网络模仿人的大脑，采用自适应算法，并且具有较强的容错、自学习、自组织功能及归纳能力。所以引入神经网络对舌色和苔色分类判别。

舌色分类的 BP 神经网络，该网络有 3 个输入端，输入数据为舌质区 H、S 和 I 值，代表了舌质区域的色度、饱和度和亮度信息。正常人舌质的颜色淡红而润，深浅适中。属于病理性的舌质约有 4 种颜色，即淡白舌、红舌、绛舌、紫舌。该网络设置 3 个输出端 y3y2y1，正常舌色（y3y2y1=000），淡白舌（y3y2y1=001），红舌（y3y2y1=010），绛舌（y3y2y1=011），紫舌（y3y2y1=100）。网络结构图如图 3-30 所示。

建立舌苔分类 BP 神经网络，网络输入层有 3 个输入节点，输入数据为舌苔区 H、S 和 I 值，代表了舌苔区域的色度，饱和度和亮度信息。输出层有两个输出端 y2 和 y1，当 y2 y1=00，代表白苔；y2y1=01，代表黄苔；y2y1=10，代表灰苔；y2y1=11，代表黑苔。网络结构图如图 3-31 所示。

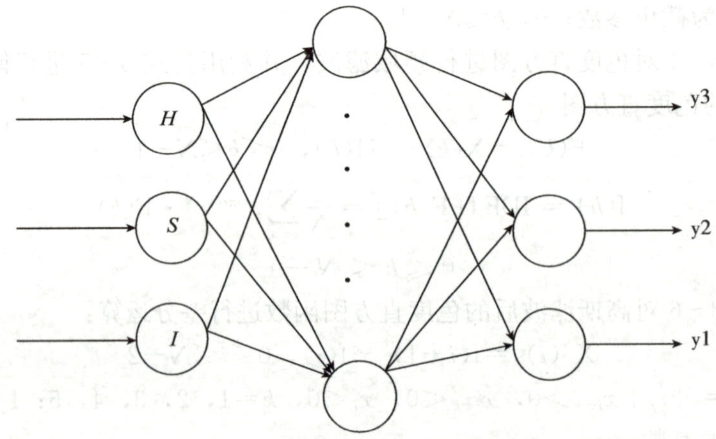

图 3-30 舌色分类 BP 神经网络结构图

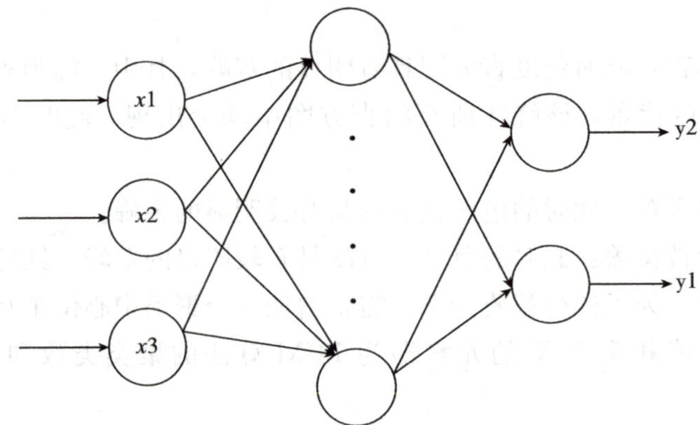

图 3-31 苔色分类 BP 神经网络结构图

（二）舌体胖瘦客观化研究

舌诊是中医望诊的重要内容之一，是中医临床诊断的主要依据之一。而舌体的胖瘦，是舌诊的主要研究内容。胖舌，病状名。舌体肿胖，色淡而嫩，舌边缘有齿痕，多属脾虚。舌色深红而肿大满口，是心脾二经有热。舌肿胖，色青紫而暗，多见于中毒。

1. 当前舌体胖瘦客观化研究进展

中医通过与正常舌的比较，可以判断舌的胖瘦。但由于年龄、性别、区域的差异，正常舌本身就没有一个大小标准，给舌体胖瘦的自动定量分析造成困难。

因此，国内目前舌体胖瘦的自动识别，主要从舌体本身的形状特征入手。通过研究，专家发现舌体的胖瘦与舌体的长宽比、舌前部轮廓的圆钝或尖锐程度有关。对舌前部轮廓进行曲线拟合，拟合的系数及系数间的关系与曲线的圆钝尖锐有关。

卫保国等使用四次多项式（舍去奇数次项）对舌图像进行曲线拟合，判断舌体胖瘦。但是该方法存在以下两点缺陷。

（1）判别舌体胖瘦涉及的参数比较多，且舌体胖瘦和系数的符号有关，增加了舌体胖瘦的识别难度。

（2）由于舍去了奇数次项，使得拟合曲线为对称曲线。当舌体明显不对称时，曲线拟合的准确率会降低。

目前，对舌体胖瘦客观化的研究主要集中在舌体胖瘦的自动定量分析，且拟合曲线选择为对称函数。但是对舌图像胖瘦的自动分类还研究甚少。例如，计算机能够识别出两幅舌图像胖瘦的相对大小关系，却很难判断这两幅舌图像是否都属于胖舌或其他的一些情况。

所以，目前舌体胖瘦客观化的发展趋势是在舌体胖瘦自动定量分析的基础上，实现舌体胖瘦的自动归类。

2. 舌体胖瘦客观化研究思路

对舌前部轮廓进行曲线拟合，拟合的系数及系数间的关系与曲线的圆钝尖锐有关，所以可以通过曲线拟合的系数来分析舌体胖瘦。

由于不同类型拟合曲线的系数不同，且系数之间的关系对曲线的圆钝尖锐影响也不一样，所以很难找到一个标准的表达式来准确定量分析舌体胖瘦。而神经网络模仿人的大脑，采用自适应算法，并且具有较强的容错、自学习、自组织功能及归纳能力。因此，在获取拟合曲线系数后，可以通过 BP 神经网络，对舌体胖瘦进行自动分类。

3. 研究内容

（1）舌体提取。

（2）舌体边缘提取。获取舌体模板，如图 3－32（a）所示；对模板进行边缘检测，获取舌体边缘，如图 3－32（b）所示；去除舌体边缘上半部分，保证剩下的舌体边缘为单值函数，如图 3－32（c）所示。

(a)舌体模板

(b)对模板边缘检测结果

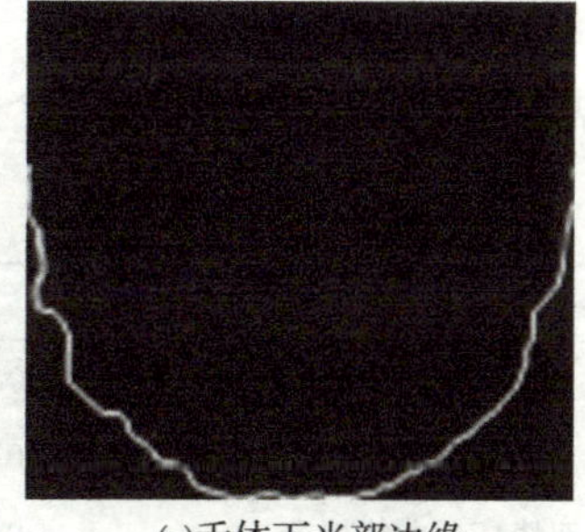

(c)舌体下半部边缘

图 3－32 舌体边缘提取效果图

（3）进行双峰高斯曲线拟合，获取拟合函数方程系数。使用双峰高斯函数 $[g(x)=a1e^{-\frac{(x-a2)^2}{2a3^2}}+a4e^{-\frac{(x-a5)^2}{2a6^2}}+a7]$ 作为拟合函数，提高了不对称舌图像的曲线拟合准确率。

卫保国等使用四次多项式（舍去奇数次项）对舌图像进行曲线拟合，分析舌体胖瘦。但由于拟合函数舍去了奇数次项，使得拟合曲线为对称曲线。当舌体明显不对称时，曲线拟合的准确率会降低。图 3－33（a）为提取舌体边缘结果，图 3－33（b）、图 3－33（c）、图 3－33（d）分别为二次函数（$y=ax^2+bx+c$）、高斯函数［g（x）＝

$ce^{-\frac{(x-a)^2}{2\sigma^2}}+b$] 和双峰高斯函数 [g (x) $=a1e^{-\frac{(x-a2)^2}{2a3^2}}+a4e^{-\frac{(x-a5)^2}{2a6^2}}+a7$] 拟合舌体边缘效果图。仅从视觉效果判断，不对称的双峰高斯函数拟合准确率远高于其他两个有对称轴的函数，这是因为舌体边缘本身并不是一个完全对称的曲线。

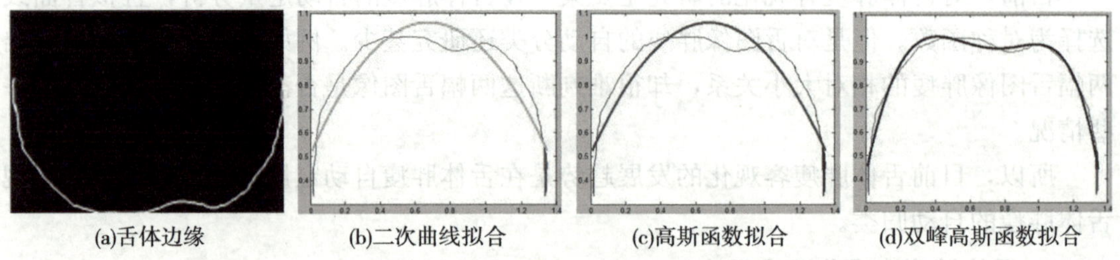

(a)舌体边缘　(b)二次曲线拟合　(c)高斯函数拟合　(d)双峰高斯函数拟合

图 3-33　三种不同拟合函数对舌体边缘进行曲线拟合效果对比

对拟合数据进行分析。以决定系数 (R^2)、残差平方和 (RSS)、AIC 准则为指标来评价模型的拟合效果。公式 3-7 数值越大，拟合效果越好；公式 3-8、公式 3-9 数值越小，拟合效果越好。通过对舌图像拟合数据比较，双峰高斯函数拟合准确率最高，二次曲线拟合效果稍好于高斯函数拟合，见表 3-2。

$$R^2=\frac{\sum_{i=1}^{n}(F_i-\overline{F_i})^2-\sum_{i=1}^{n}(F_i-\hat{F_i})^2}{\sum_{i=1}^{n}(F_i-\overline{F_i})^2} \quad \text{(公式 3-7)}$$

$$RSS=\sum_{i=1}^{n}(F_i-\hat{F_i})^2 \quad \text{(公式 3-8)}$$

$$AIC=n\ln(RSS)+2P \quad \text{(公式 3-9)}$$

式中：F_i 为实际坐标值；$\hat{F_i}$ 为模型拟合值；$\overline{F_i}$为实际坐标值 F_i 平均值；n 为实验数据个数；P 为模型参数的个数。

表 3-2 拟合数据误差比较

舌体边缘	R^2	RSS	AIC
二次曲线拟合	0.8622	5.9144	1.6768e+003
高斯曲线拟合	0.8622	5.9154	1.6769e+003
双峰高斯曲线拟合	0.9661	1.4554	366.7848

(4) 通过 BP 神经网络，实现对舌图像胖瘦的自动分类。

由于双峰高斯函数的参数较多，在表达式 g (x) $=a1e^{-\frac{(x-a2)^2}{2a3^2}}+a4e^{-\frac{(x-a5)^2}{2a6^2}}+a7$ 中，有 7 个参数，其中 $a7$ 的取值只影响曲线整体的上下平移，和曲线的抛口大小无关，所以 $a7$ 和舌体胖瘦没有任何关系。舌体的胖瘦取决于方程系数 $a1$～$a6$ 共 6 个参数，每个参数对舌体胖瘦的影响权重并不一样。其中参数 $a1$、$a3$ 和参数 $a4$、$a6$ 绝对值越大，则两个单峰高斯函数的抛口越大。而 $a2-a5$ 的绝对值，决定了两个波峰之间的距离，绝对值越大，两波峰之间的距离越大。双峰高斯函数曲线的抛口大小由这六个参数共同决定。

建立 BP 神经网络，该网络有 6 个输入端，分别表示 $a1 \sim a6$ 共计 6 个方程系数，两个输出端 y2y1，表示分类结果。胖瘦（y2y1＝00），瘦舌（y2y1＝01），不胖不瘦舌（y2y1＝10）。网络设置一个隐藏层，该层有 10 个神经元。

4. 设计流程图

设计流程图如图 3－34 所示。

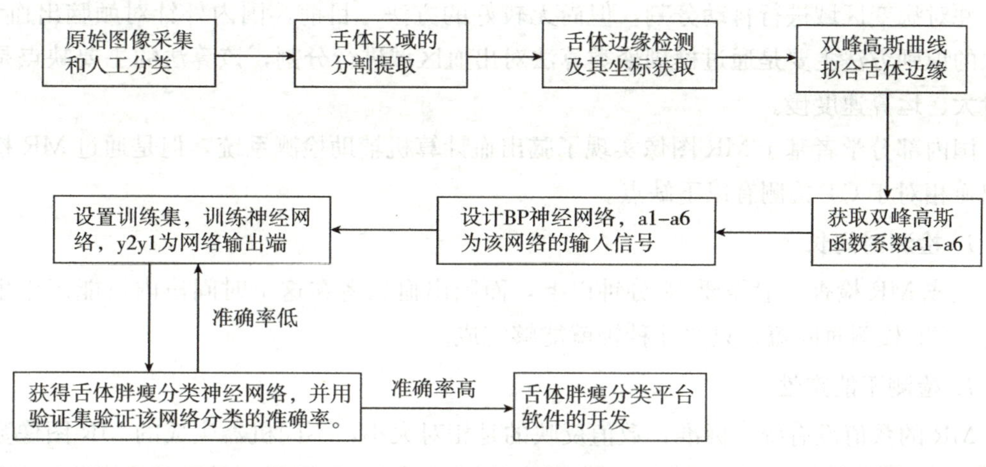

图 3－34 设计流程图

二、医学图像处理在现代医学领域的应用

以 CT 图像处理脑淤血自动预警为例。基于 dicom 格式的颅脑出血 CT 图像自动预警系统能够对指定文件夹中的所有 dicom 格式 CT 图像进行扫描，自动识别出颅脑出血图像。系统具有对颅脑出血区域进行三维重构、体积计算、位置定位等功能。综合以上参数，该系统计算出颅脑出血患者的等待优先权重，权重越大，等待就医时间越短。

（一）研究的意义

脑出血是指非外伤性脑实质内血管破裂引起的出血，占全部脑卒中的 20%～30%，急性期病死率为 30%～40%。脑出血的患者往往由于情绪激动、费劲用力时突然发病，早期死亡率很高。

脑出血患者在做完 CT 检查后，放射科技师将 CT 图像通过网络传送给医生，再由医生进行诊断。而医生每天诊断患者数量一般在几十人，很难做到在第一时间对脑出血高危患者进行及时诊断和治疗。

本系统能够实现颅脑出血的辅助诊断，减少颅脑出血高危患者诊断和治疗时间，用最短时间挽救患者生命。

（二）国内外研究情况、水平和发展趋势

近年来，基于影像学的计算机辅助诊断在肺结节性病变和乳腺癌早期诊断方面的研

究比较成功。其中有部分研究成果已经通过了美国食品药品监督管理局（food and drug administration，FDA）认证，并应用于临床诊断，对诊断起到了积极的作用。我国部分医疗设备制造公司的 CT 成像设备实现了对肺癌、冠状动脉钙化积分、结肠癌的早期检测能力。但是对颅脑出血的计算机辅助诊断研究在国内外都处于一个起步阶段。

颅脑出血计算机辅助诊断的研究，多通过图像处理技术，判断图像中是否存在病变，并对病变区域进行自动分割，但尚无较好的方法。目前，国内外针对颅脑出血 CT 图像的识别方法主要是通过模糊聚类算法对出血区域进行分割，该算法的主要缺点是运算量大、运算速度慢。

国内部分学者基于 MR 图像实现了脑出血计算机辅助检测系统，但是通过 MR 检测脑出血相对于 CT 检测有以下缺点。

1. 检测时间长

完成 MR 检查一般需要 10 分钟以上，而脑出血患者在这个时间段内可能产生生命危险。CT 检测时间短，只要几秒钟就能够完成。

2. 检测不能定性

MR 的数值没有统一标准，数值反映的是相对大小，不同机器生成的 MR 图像数值不同。CT 图像能够定性 CT 值，不会因为使用不同的 CT 机器而导致 CT 值发生变化。

所以在临床上，颅脑出血的患者检查都是使用 CT 来检查。

（三）研究内容

1. 颅脑出血区域分割

将脑出血区域，从原始图像中提取出来，是预警系统正常工作的前提如图 3－35、图 3－36 所示。

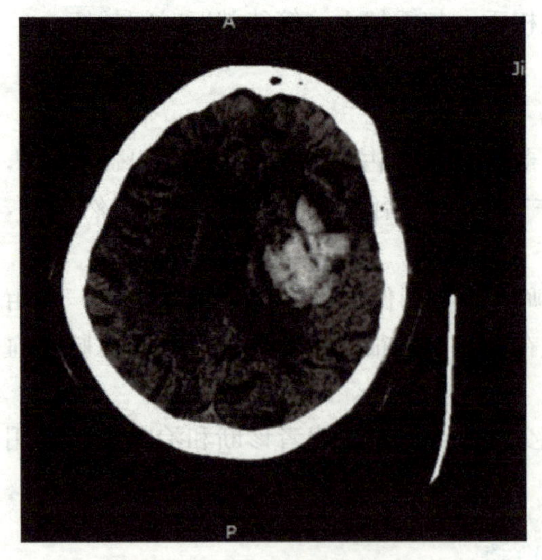

图 3－35 脑出血原始图像

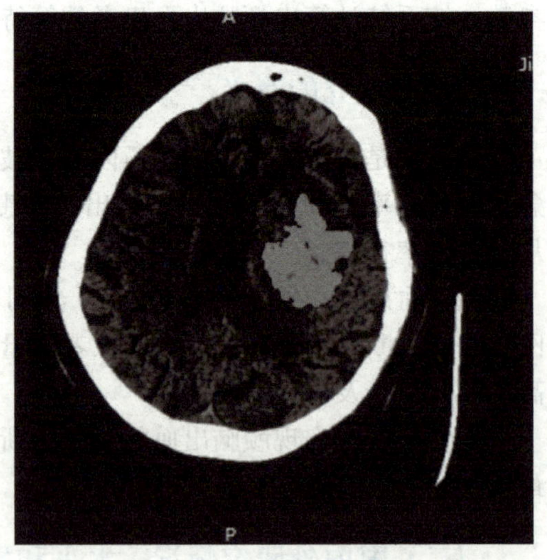

图 3－36 脑出血区域分割图像

2. CT 图像三维重构和脑出血相关信息计算

对颅脑 CT 图像和颅脑出血区域进行三维重构，如图 3－37、图 3－38 所示，计算出血体积、出血所占颅脑体积比例和出血区域的位置信息。

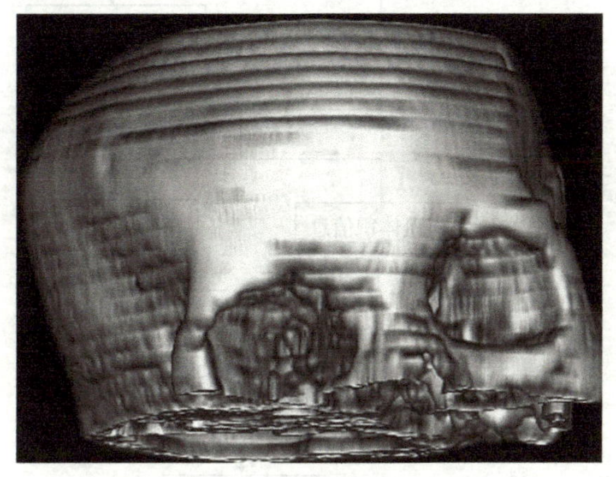

图 3－37　CT 图像颅脑三维重构

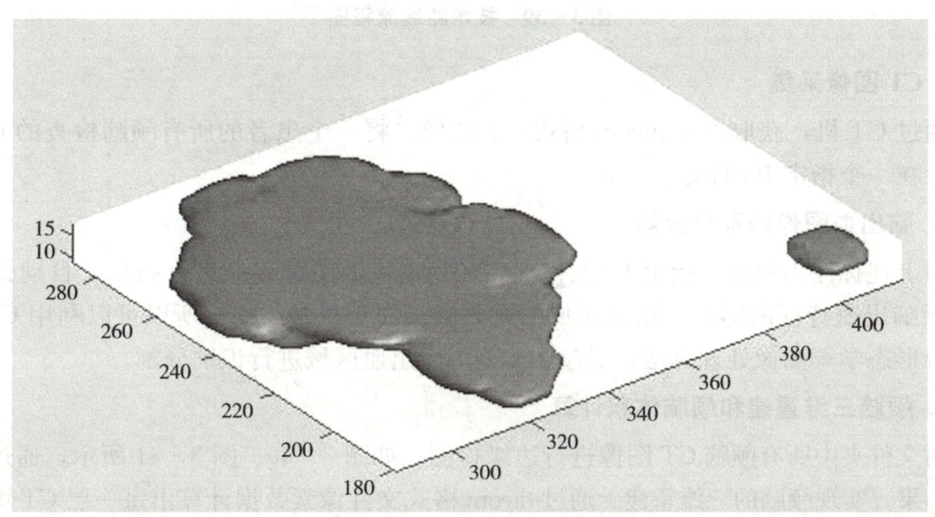

图 3－38　脑出血区域三维重构

3. 颅脑出血自动预警

根据脑出血体积和位置信息，利用神经网络技术对颅脑出现患者设置优先就医等级，根据优先级从低到高将颅脑出血分为轻度、中度和重度，优先级越大，等待就医时间越短。

（四）技术方法和路线

技术路线流程图如图 3－39 所示。

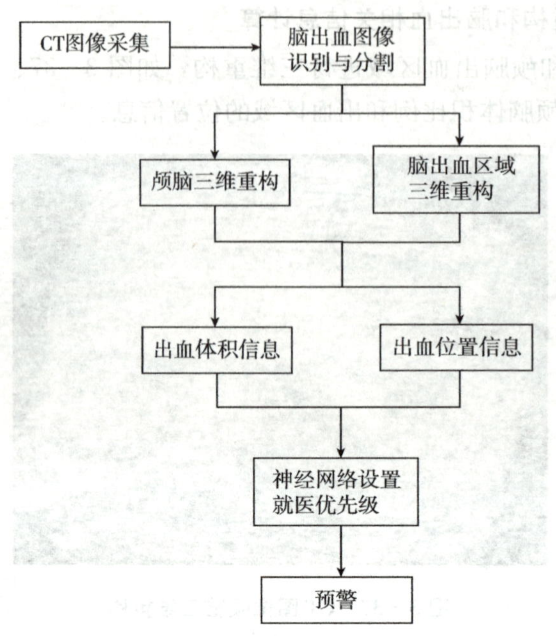

图 3－39　技术路线流程图

1. CT 图像采集

通过 CT 机，获取患者 dicom 格式 CT 图像。将一个患者的所有颅脑检查的 CT 图像保存在一个指定 ID 的文件夹中。

2. 脑出血图像识别与分割

对上述标注为颅脑的指定 ID 文件夹中的所有 CT 图像逐一进行扫描，自动识别出具有颅脑出血特征的图像。出血区域的 CT 值不同于正常组织，所以可以利用 CT 值，并结合形态学等图像处理算法，对颅脑 CT 图像出血区域进行识别分割。

3. 颅脑三维重建和颅脑体积计算

对文件夹中所有颅脑 CT 图像进行边缘检测，如图 3－40、图 3－41 所示，通过边缘检测结果，实现颅脑的三维重建。通过 dicom 格式文件像素数据计算出每一层 CT 图像颅脑区域的面积 Si，再通过 dicom 格式文件层厚信息 h，计算相邻两层颅脑区域的体积 $Vi = Si * h$。将所有相邻两层颅脑体积相加，获得颅脑总体 $V_{颅脑} = \sum Vi$ 。

4. 颅脑出血区域三维重建和出血区域体积计算

对所有颅脑出血区域进行三维重建，如图 3－42 所示。通过 dicom 格式文件像素数据计算出每一层 CT 图像出血区域的面积 Si，再通过 dicom 格式文件层厚信息 h，计算相邻两层颅脑出血区域的体积 $Vi = Si * h$。将所有相邻两层颅脑出血体积相加，获得脑出血总体 $V_{出血区域} = \sum Vi$ 。

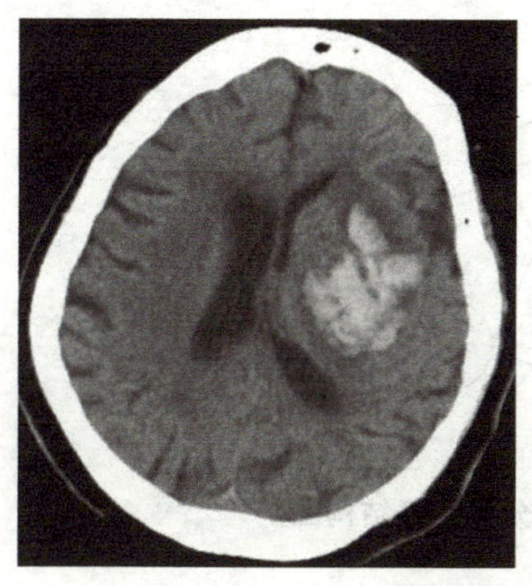

图 3-40　颅脑 CT 图像

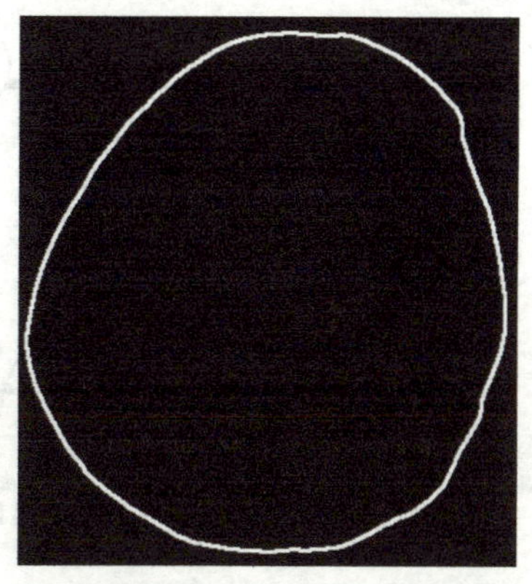

图 3-41　颅脑 CT 图像边缘检测

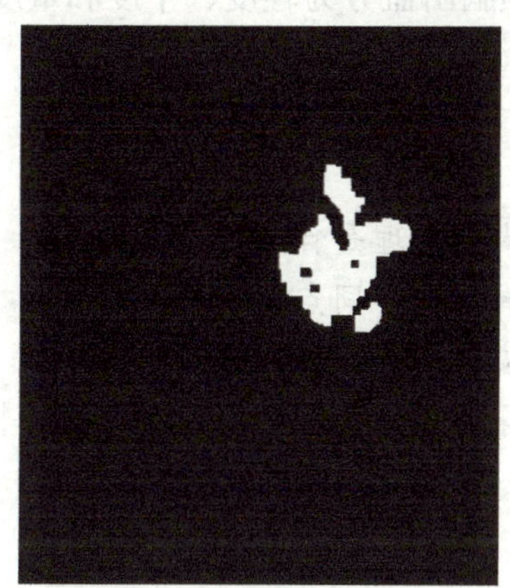

图 3-42　脑出血区域分割

5. 获得颅脑出血体积信息

计算出血区域占颅脑体积的百分比 $P=V_{出血区域}/V_{颅脑}$。

6. 获取颅脑出血位置信息

设 CT 图像大小为 $M*N$，取图像中心坐标为 $(M/2，N/2)$，计算颅脑出血区域所有像素点到图像中心距离的平均值 D。

7. 通过神经网络设置就医优先级

颅脑出血分类神经网络有 2 个输入端，输入数据为 P 和 D。将出血区域占颅脑体积的百分比 $P=V_{出血区域}/V_{颅脑}$ 和颅脑出血区域所有像素点到图像中心距离的平均值 D 作为神经网络的输入端数据。将颅脑出血分为轻度、中度和重度。该网络设置 2 个输出端 y2y1，轻度颅脑出血（y2y1=00），中度颅脑出血（y2y1=01），重度颅脑出血（y2y1=10）。网络结构图如图 3-43 所示。

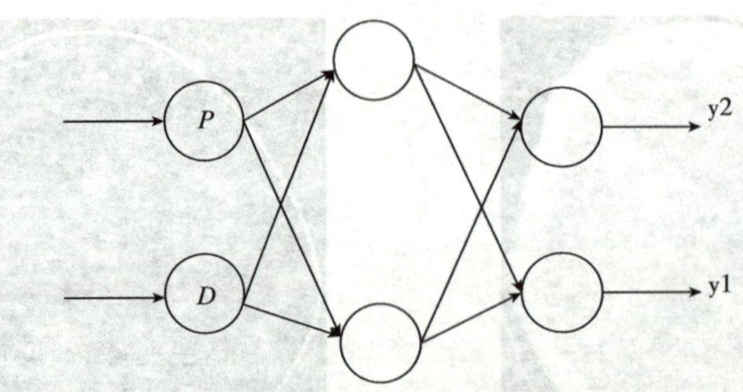

图 3-43 颅脑出血神经网络分类网络结构图

8. 颅脑出血自动预警

根据优先级从低到高将颅脑出血分为轻度、中度和重度，优先级越大，等待就医时间越短。

思考题

1. 四大主要医学成像的大概原理是什么？
2. 数字图像和模拟图像有什么异同点？
3. 数字图像主要有哪些应用？
4. 列举生活中用到的数字图像处理技术，并说明其大概的原理。

第四章 医学数据统计分析

近年来，我国的卫生信息化工程快速普及和深入，随着电子病历、电子健康档案、移动医疗和卫生信息化系统的普遍应用，医院和卫生事业管理部门的信息系统中日复一日、年复一年地收集并存储了越来越多的数据。如何有效地利用这些数据？如何通过数据分析技术来发现数据中蕴藏的价值，已成为医疗卫生行业人员关注的热点。

随着计算机技术的不断发展，有越来越多的软件可用于医学统计工作，为了更好地理解、准确地处理各种医学数据，本章主要通过介绍 Excel、SPSS 软件的使用和聚类分析、判别分析方法，来帮助医学生学习和掌握一些统计软件的使用知识，掌握数据分析的基本技能，提高数据综合分析技能。

第一节 Excel 简介

Microsoft Excel 是 Microsoft 为使用 Windows 和 Apple Macintosh 操作系统的电脑编写的一款电子表格软件。直观的界面、出色的计算功能和图表工具，再加上成功的市场营销，使 Excel 成为最流行的个人计算机数据处理软件。在 1993 年，作为 Microsoft Office 的组件发布了 5.0 版之后，Excel 就开始成为所适用操作平台上的电子制表软件的霸主。

一、Excel 函数概述

函数在数学中为两集合间的一种对应关系，即输入值集合中的每项元素皆能对应唯一一项输出值集合中的元素。例如，实数 x 对应其平方数 x^2 的关系就是一个函数，若以 3 作为此函数的输入值，所得的输出值便是 9。

为方便起见， 般做法是以符号 f、g、h 等来指代一个函数。若函数 f 以 x 作为输入值，则其输出值一般写作 $f(x)$。上述的平方函数关系写为 $f(x)=x^2$。函数的概念并不局限于数之间的映像关系，如若定义函数 Capital（）为每个国家的首都，那么给予输入值西班牙就会输出唯一值——马德里，即 Capital（Spain）=Madrid。气温的分布也能用函数表达，以时间和地点作为参量输入，以该时该地的温度作为输出。表达函数有多种方式，如解析法是用数学式表达两个变量之间的对应关系，图像法是用坐标系上的函数图形表达两个变量之间的对应关系，列表法用表格表达两个变量之间的对应关系。

函数 $f(x)$ 就像机器或工厂，给予输入值 x 便产生唯一输出值 $f(x)$，如图 4-1 所示。

现代数学中，函数所有输入值的集合被称为该函数的定义域，而其输出值所存在的集合称为上域或对应域。其中值域特指该函数的输出值集合，即上域包含了值域，值域为上域的子集。通常输入值称为函数的参数或参量，输出值称为函数的值。函数将有效的输入值变换为唯一的输出值，同一输入总是对应同一输出，但反之未必成立。因此，如 Root（x）$=\pm\sqrt{x}$这样的表达式并没有定义出一个函数，输出值有两个可能。定义函数时需确定每一个输入值只对应唯一输出值，因此必须明确地选择一个平方根。定义 Posroot（x）$=\sqrt{x}$，亦即对于任何非负输入值，选择其非负平方根作为函数值。

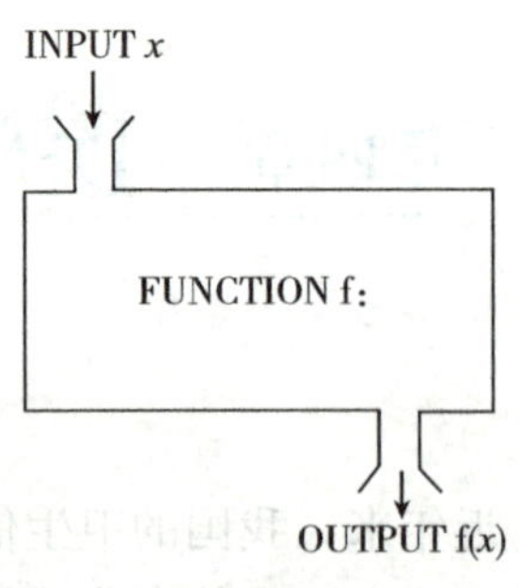

图 4－1　函数工厂

函数可以看作机器或黑箱，通常最常见的函数的参数和函数值都是数字，其对应关系用函数式表示，函数值可以通过直接将参数值代入函数式得到。F(x) $=x^2$，x 的平方即是函数值。也可以将函数很简单的推广到与多个参量相关的情况。例如，g（x，y）$=xy$ 有两个参量 x 和 y，以乘积 xy 为值。将这两个输入看作一个有序对（x，y）。g 即为以这个有序对（x，y）作参数的函数，而函数值是 xy。函数能被抽象定义为某种数学关系，由于其定义的一般性，在几乎所有的数学分支都是基础概念。一些领域中在 λ 演算中，函数可以是作为一个原始概念而不像在集合论般有所定义。在大部分的数学领域内，术语对应、映像、变换通常是函数的近义词。不过有时这些术语可能有别的特定意思，在拓扑学中一个映像有时被定义成一个连续函数。

Excel 函数则是 Excel 中的内置函数。Excel 函数共包含 11 类，分别是数据库函数、日期与时间函数、工程函数、财务函数、信息函数、逻辑函数、查询和引用函数、数学和三角函数、统计函数、文本函数及用户自定义函数。

二、Excel 单元格地址的引用

（一）相对引用、绝对引用和混合引用

在 Excel 的使用过程中，关于单元格的相对引用、绝合引用及混合引用是基本的也是非常重要的概念。在使用函数公式过程中，如果不注意使用正确的引用方式可能导致返回预期之外的错误值。

1. 相对引用

如图 4－2 所示，B2∶D4（符号“∶”表示“到”），9 个单元格分别标为 1～9，在空白单元格 B6 内输入：=B2，则代表 B6 引用的 B2 单元格的数据。因为 B2 单元格内的内容是 1，所以 B6 的结果也是 1。

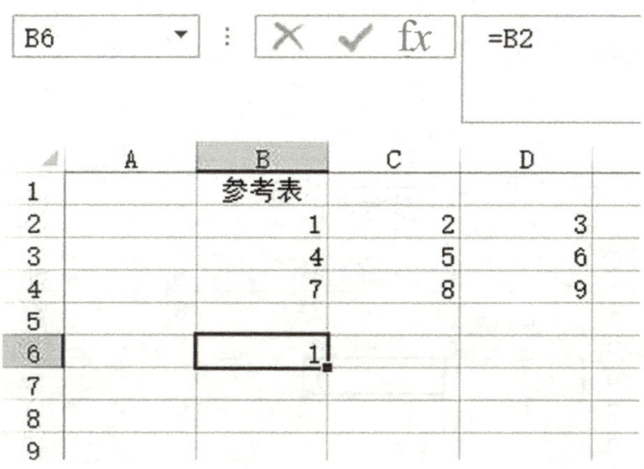

图 4-2　相对引用

将鼠标移至 B6 单元格右下角，这时鼠标会变成“+”号，按住鼠标左键先往右拉两个单元格，按住不放再往下拉两行，这时 B6∶D8 这 9 个单元格则会引用 B2∶D4 对应的内容，如图 4-3 所示。开始只是 B6 单元格引用了 B2 单元格的内容，随着我们完成上面的操作，C6 单元格引用了 C2 单元格的内容，D6 单元格引用了 D2 单元格的内容，B7 单元格引用了 B3 单元格的内容，C7 单元格引用了 C3 单元格的内容，D7 单元格引用了 D3 单元格的内容，由此可见横向拉取字母（行）递进，而纵向拉取数字（列）递增。

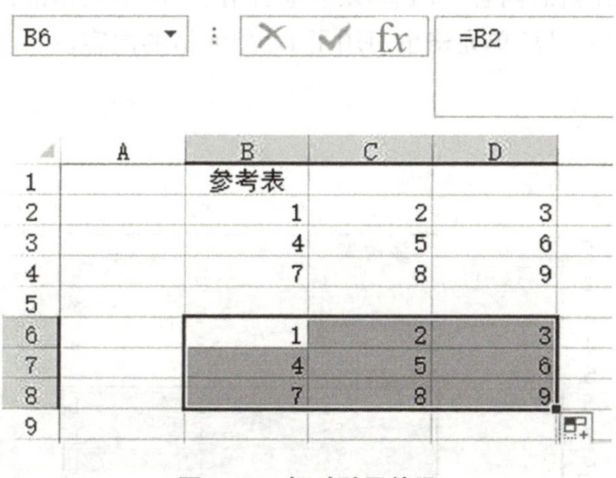

图 4-3　相对引用效果

2. 绝对引用

与相对地址引用不同，在 B6 单元格内输入：=$B$2，则表示对 B2 单元格的绝对引用，“$”可以理解为锁，“$B$2”表示锁行也锁列，如图 4-4 所示。

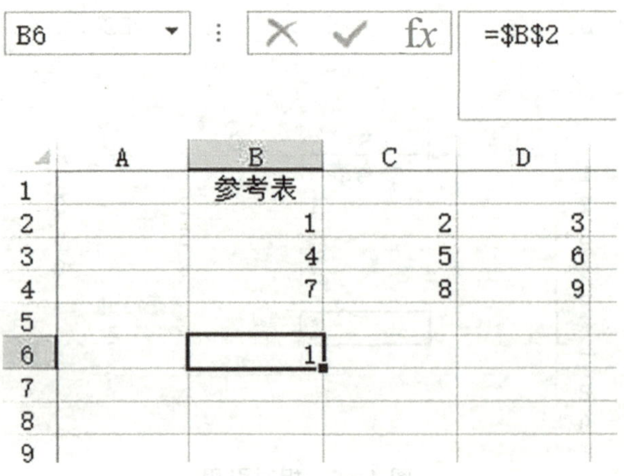

图 4－4　绝对引用

与相对引用的例子做同样的操作，将鼠标移到 B6 单元格的右下角，此时鼠标变为“十”的形状，按住鼠标向右拖动两个单元格，再向下拖动两行。所有的单元格内都显示为 1，如图 4－5 所示。点击每一个 B6：D8 的单元格，我们会发现，它们的值并没有因为拖动而出现行字母的递进和列数的递增，且全部都是“$B$2”。也就是说 B6 单元格引用了 B2 单元格的内容，同样的 C6 单元格也引用了 B2 单元格的内容，D6 单元格也引用了 B2 单元格的内容，B7 单元格也引用了 B2 单元格的内容，C7 单元格也引用了 B2 单元格的内容，D7 单元格也引用了 B2 单元格的内容。

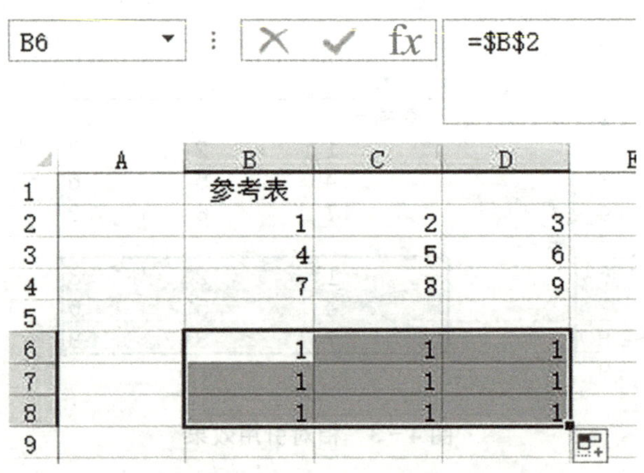

图 4－5　绝对引用效果

3. 混合引用

理解了上面两个概念后，那么混合引用的概念也比较容易理解。顾名思义，就是相对引用和绝对引用的混合使用。在 B6 单元格内输入：＝B$2，这时 B6 单元格显示的值是 1，如图 4－6 所示。B2～B6 的列进行相对引用，对行进行了绝对引用，表示锁住第 2 行。

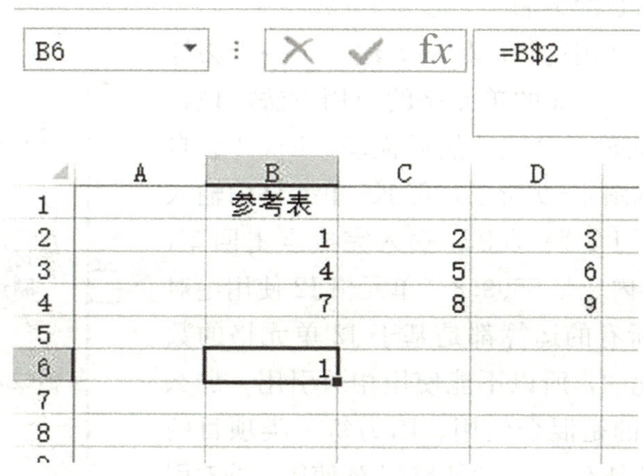

B6　=B$2

	A	B	C	D
1		参考表		
2		1	2	3
3		4	5	6
4		7	8	9
5				
6		1		
7				
8				

图 4－6　混合引用

这时将鼠标放到 B6 单元格的右下角，使其出现“十”号，按住鼠标向右拖两个单元格，再向下拖两行，结果如下图 4－7 所示。

B6　=B$2

	A	B	C	D
1		参考表		
2		1	2	3
3		4	5	6
4		7	8	9
5				
6		1	2	3
7		1	2	3
8		1	2	3
9				

图 4－7　混合引用效果

从结果我们可以发现 B6、B7、B8 三个单元格引用的是 B2 单元格，C6、C7、C8 三个单元格引用的是 C2 单元格，D6、D7、D8 三个单元格引用的是 D2 单元格。这时分别点 B6∶D8 单元格，看其引用的公式，B6、B7、B8 的引用内容为：＝B＄2，C6、C7、C8 三个单元格引用的公式为：＝C＄2，D6、D7、D8 三个单元格引用公式为：＝D＄2。用鼠标向右拖动时，公式的字母列进行了递增，而鼠标向下拖动时行数并没有递增，这时因为列用的是相对引用，而行用的是绝对引用的原因。

Excel 有一个快捷键，F4 键可以在这几个引用模式之间快速来回切换。

（二）单元格地址引用的实际操作案例

产品价格信息如图 4－8 所示，即预售价和每一个类型项目所占的百分比。通过这些条件算出每一个项目的金额。

当然我们也可以使用比较原始的方法一个一个去计算，但是由于掌握了 Excel 的单元格的引用方法，现在就可以很快地在后面输入公式，然后拖动，Excel 会自动算出结果来。根据图 4－9 所示，再 K6 单元格内输入的公式应该为：＝$J$2＊$J6，输入完成点击回车，结果自动显示在 K8 内，是 5599.8。单元格 J2 使用绝对引用的理由是下面所有的运算都是基于 J2 单元格的数据，它是不应该变化的，所以不能使用相对引用。那么对 J6 的引用，使用的是混合引用。因为每一类项目的占比是在 J 列的，这是不变的，所以对 J 列使用了绝对引用。数字行的值是根据类型项目的不同而变化的，比如原材料成本的占比是 30%，它在 J6 单元格内。制造费用的占比是 25%，它在 J7 单元格内。行数是需要递增的，所以使用相对引用。理解了原理，写出 K6 的公式，在 K6 进行向下的拖拽，那么其余项目的金额就会被自动运算出来。

I	J
预售价	18666
类型	占比
原材料成本	30%
制造费用	25%
人工成本	20%
税金	12%
其他成本费用	7%
利润	6%

图 4－8 产品价格信息

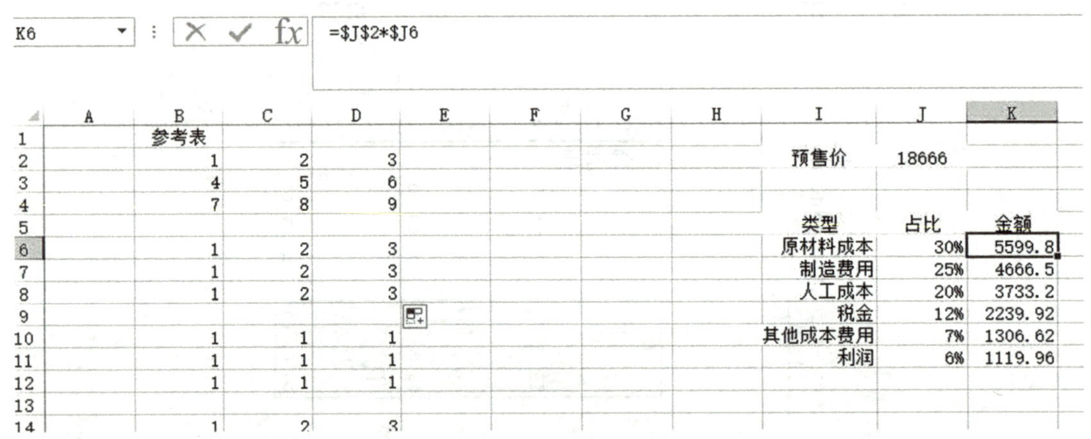

K6　=$J$2*$J6

	A	B	C	D	E	F	G	H	I	J	K
1		参考表									
2		1	2	3					预售价	18666	
3		4	5	6							
4		7	8	9							
5									类型	占比	金额
6		1	2	3					原材料成本	30%	5599.8
7		1	2	3					制造费用	25%	4666.5
8		1	2	3					人工成本	20%	3733.2
9									税金	12%	2239.92
10		1	1	1					其他成本费用	7%	1306.62
11		1	1	1					利润	6%	1119.96
12		1	1	1							
13											
14		1	2	3							

图 4－9 公式图

第二节 Excel 常用函数

Excel 中的函数非常繁多，如果我们对所有的函数都进行学习和掌握，几乎是不可能的，但是我们可以熟练掌握实际应用中使用率高的函数公式，以便提高工作效率。

一、常用函数介绍

（一）ABS 函数

函数名称：ABS。

主要功能：求出相应数字的绝对值。

使用格式：ABS（number）。

参数说明：number 代表需要求绝对值的数值或引用的单元格。

应用举例：如果在 B2 单元格中输入公式：＝ABS（A2），则在 A2 单元格中无论输入正数（100）还是负数（－100），B2 中均显示出正数（100）。

特别提醒：如果 number 参数不是数值，而是一些字符（如 A 等），则 B2 中返回错误值“＃VALUE!”

（二）AND 函数

函数名称：AND。

主要功能：返回逻辑值。如果所有参数值均为逻辑“真（TRUE）”，则返回逻辑“真（TRUE）”；反之返回逻辑“假（FALSE）”。

使用格式：AND（logical1，logical2……）。

参数说明：Logical1，Logical2，Logical3……表示待测试的条件值或表达式，最多达 30 个。

应用举例：在 C5 单元格输入公式：＝AND（A5＞＝60，B5＞＝60），确认。如果 C5 中返回 TRUE，说明 A5 和 B5 中的数值均≥60，如果返回 FALSE，说明 A5 和 B5 中的数值至少有一个＜60。

特别提醒：如果指定的逻辑条件参数中包含非逻辑值时，则函数返回错误值“＃VALUE!”或“＃NAME”。

（三）AVERAGE 函数

函数名称：AVERAGE。

主要功能：求出所有参数的算术平均值。

使用格式：AVERAGE（number1，number2……）。

参数说明：number1，number2……需要求平均值的数值或引用单元格（区域），参数不超过 30 个。

应用举例：在 B8 单元格中输入公式：＝AVERAGE（B7:D7，F7:H7，7，8），确认后，即可求出 B7 至 D7 区域、F7 至 H7 区域中的数值和 7、8 的平均值。

特别提醒：如果引用区域中包含“0”值单元格，则计算在内；如果引用区域中包含空白或字符单元格，则不计算在内。

（四）COLUMN 函数

函数名称：COLUMN。

主要功能：显示所引用单元格的列标号值。

使用格式：COLUMN（reference）。

参数说明：reference 为引用的单元格。

应用举例：在 C11 单元格中输入公式：＝COLUMN（B11），确认后显示为 2（即 B 列）。

特别提醒：如果在 B11 单元格中输入公式：＝COLUMN（），也显示出 2；与之相对应的还有一个返回行标号值的函数——ROW（reference）。

（五）CONCATENATE 函数

函数名称：CONCATENATE。

主要功能：将多个字符文本或单元格中的数据连接在一起，显示在一个单元格中。

使用格式：CONCATENATE（Text1，Text2……）。

参数说明：Text1，Text2……为需要连接的字符文本或引用的单元格。

应用举例：在 C14 单元格中输入公式：＝CONCATENATE（A14，“@”，B14，“.com”），确认后，即可将 A14 单元格中字符、@、B14 单元格中的字符和 .com 连接成一个整体，显示在 C14 单元格中。

特别提醒：如果参数不是引用的单元格，且为文本格式的，请给参数加上英文状态下的双引号，如果将上述公式改为：＝A14&“@”&B14&“.com”，也能达到相同的目的。

（六）COUNTIF 函数

函数名称：COUNTIF。

主要功能：统计某个单元格区域中符合指定条件的单元格数目。

使用格式：COUNTIF（Range，Criteria）。

参数说明：Range 代表要统计的单元格区域；Criteria 表示指定的条件表达式。

应用举例：在 C17 单元格中输入公式：＝COUNTIF（B1：B13，“＝80”），确认后，即可统计出 B1～B13 单元格区域中，数值≥80 的单元格数目。

特别提醒：允许引用的单元格区域中有空白单元格出现。

（七）DATE 函数

函数名称：DATE。

主要功能：给出指定数值的日期。

使用格式：DATE（year，month，day）。

参数说明：year 为指定的年份数值（小于 9999）；month 为指定的月份数值（可以大于 12）；day 为指定的天数。

应用举例：在 C20 单元格中输入公式＝DATE（2003，13，35），确认后显示 2004－2－4。

特别提醒：由于上述公式中，月份为 13，多了 1 个月，可顺延至 2004 年 1 月；天数为 35，比 2004 年 1 月的实际天数又多了 4 天，故又可顺延至 2004 年 2 月 4 日。

（八）DATEDIF 函数

函数名称：DATEDIF。

主要功能：计算返回两个日期参数的差值。

使用格式：＝DATEDIF（date1，date2，"y"）、＝DATEDIF（date1，date2，"m"）、＝DATEDIF（date1，date2，"d"）。

参数说明：date1 代表前面一个日期，date2 代表后面一个日期；y（m，d）要求返回两个日期相差的年（月，天）数。

应用举例：在 C23 单元格中输入公式：＝DATEDIF（A23，TODAY（），"y"），确认后返回系统当前日期用 TODAY（）表示与 A23 单元格中日期的差值，并返回相差的年数。

特别提醒：这是 Excel 中的一个隐藏函数，在函数向导中是找不到的，可以直接输入使用，对于计算年龄、工龄等非常有效。

（九）DAY 函数

函数名称：DAY。

主要功能：求出指定日期或引用单元格中的日期的天数。

使用格式：DAY（serial_number）。

参数说明：serial_number 代表指定的日期或引用的单元格。

应用举例：输入公式：＝DAY（"2003-12-18"），确认后显示 18。

特别提醒：如果是给定的日期，请包含在英文双引号中。

（十）DCOUNT 函数

函数名称：DCOUNT。

主要功能：返回数据库或列表的列中满足指定条件并且包含数字的单元格数目。

使用格式：DCOUNT（database，field，criteria）。

参数说明：Database 表示需要统计的单元格区域；Field 表示函数所使用的数据列（在第一行必须要有标志项）；Criteria 表示包含条件的单元格区域。

应用举例：设 Excel 表中是学生的成绩信息，每 1 行是 1 位同学的信息，包括姓名、学号、各科的成绩（包括中医学成绩），分别在 A1 到 D11 区域内。在 F14 单元格中输入公式：＝DCOUNT（A1：D11，"中医学"，F1：G2），F1：G2 内填入条件，如"＞＝70"，"＜80"，确认后即可求出"中医学"列中，成绩≥70，而＜80 的数值单元格数目（相当于分数段人数）。

特别提醒：如果将上述公式修改为＝DCOUNT（A1：D11，F1：G2），也可以达到相同目的。

（十一）FREQUENCY 函数

函数名称：FREQUENCY。

主要功能：以一列垂直数组返回某个区域中数据的频率分布。

使用格式：FREQUENCY（data _ array，bins _ array）。

参数说明：Data _ array 表示用来计算频率的一组数据或单元格区域；Bins _ array 表示为前面数组进行分隔一列数值。

应用举例：同时选中 B32～B36 单元格区域，输入公式：＝FREQUENCY（B2：B31，D2：D36），输入完成后按下“Ctrl＋Shift＋Enter”组合键进行确认，即可求出 B2～B31 区域中，按 D2～D36 区域进行分隔的各段数值的出现频率数目（相当于统计各分数段人数）。

特别提醒：上述输入的是一个数组公式，输入完成后，需要通过按“Ctrl＋Shift＋Enter”组合键进行确认，确认后公式两端出现一对大括号（{}），此大括号不能直接输入。

（十二）IF 函数

函数名称：IF。

主要功能：根据对指定条件的逻辑判断的真假结果，返回相对应的内容。

使用格式：＝IF（Logical，Value _ if _ true，Value _ if _ false）。

参数说明：Logical 代表逻辑判断表达式；Value _ if _ true 表示当判断条件为逻辑“真（TRUE）”时的显示内容，如果忽略返回“TRUE”；Value _ if _ false 表示当判断条件为逻辑“假（FALSE）”时的显示内容，如果忽略返回“FALSE”。

应用举例：在 C29 单元格中输入公式：＝IF（C26＞＝18，“合格”，“不合格”），如果 C26 单元格中的数值大于或等于 18，则 C29 单元格显示“合格”字样；反之显示“不合格”字样。

特别提醒：本文中类似“在 C29 单元格中输入公式”中指定的单元格，读者在使用时并不需要受其约束，此处只是随机给出单元格作为例子以便读者容易理解。

（十三）INDEX 函数

函数名称：INDEX。

主要功能：返回列表或数组中的元素值，此元素由行序号和列序号的索引值进行确定。

使用格式：INDEX（array，row _ num，column _ num）。

参数说明：Array 代表单元格区域或数组常量；Row _ num 表示指定的行序号（如果省略 row _ num，则必须有 column _ num）；Column _ num 表示指定的列序号（如果省略 column _ num，则必须有 row _ num）。

应用举例：在 F8 单元格中输入公式：＝INDEX（A1：D11，4，3），确认后则显示出 A1～D11 单元格区域中，第 4 行和第 3 列交叉处的单元格（即 C4）中的内容。

特别提醒：此处的行序号参数（row _ num）和列序号参数（column _ num）是相对于所引用的单元格区域而言的，不是 Excel 工作表中的行或列序号。

（十四）INT 函数

函数名称：INT。

主要功能：将数值向下取整为最接近的整数。

使用格式：INT（number）。

参数说明：number 表示需要取整的数值或包含数值的引用单元格。

应用举例：输入公式：=INT（18.89），确认后显示出 18。

特别提醒：在取整时，不进行四舍五入；如果输入的公式为=INT（−18.89），则返回结果为−19。

（十五）ISERROR 函数

函数名称：ISERROR。

主要功能：用于测试函数式返回的数值是否有错。如果有错，该函数返回 TRUE；反之返回 FALSE。

使用格式：ISERROR（value）

参数说明：Value 表示需要测试的值或表达式。

应用举例：输入公式：=ISERROR（A35/B35），确认后，如果 B35 单元格为空或“0”，则 A35/B35 出现错误，此时前述函数返回 TRUE 结果；反之返回 FALSE。

特别提醒：此函数通常与 IF 函数配套使用，如果将上述公式修改为：=IF（ISERROR（A35/B35），“”，A35/B35），如果 B35 为空或 0，则相应的单元格显示为空，反之显示 A35/B35 的结果。

（十六）LEFT 函数

函数名称：LEFT。

主要功能：从一个文本字符串的第一个字符开始，截取指定数目的字符。

使用格式：LEFT（text，num_chars）。

参数说明：text 代表要截字符的字符串；num_chars 代表给定的截取数目。

应用举例：假设 A38 单元格中保存了“我喜欢太极拳”的字符，在 C38 单元格中输入公式：=LEFT（A38，3），确认后即显示出“我喜欢”的字符。

特别提醒：此函数名的英文意思为“左”，即从左边截取，Excel 很多函数都取其英文的意思。

（十七）LEN 函数

函数名称：LEN。

主要功能：统计文本字符串中的字符数目。

使用格式：LEN（text）。

参数说明：text 表示要统计的文本字符串。

应用举例：假设 A41 单元格中保存了“我考了 80 分”的字符，在 C40 单元格中输入公式：=LEN（A40），确认后即显示统计结果“6”。

特别提醒：LEN 函数在统计时，无论是全角字符，还是半角字符，每个字符均计为“1”；与之相对应的一个函数——LENB，在统计时半角字符计为“1”，全角字符计为“2”。

（十八）MATCH 函数

函数名称：MATCH。

主要功能：返回在指定方式下与指定数值匹配的数组中元素的相应位置。

使用格式：MATCH（lookup_value，lookup_array，match_type）。

参数说明：Lookup_value 代表需要在数据表中查找的数值；Lookup_array 表示可能包含所要查找的数值的连续单元格区域；Match_type 表示查找方式的值（－1、0 或 1）。

如果 match_type 为－1，查找大于或等于 lookup_value 的最小数值，Lookup_array 必须按降序排列。

如果 match_type 为 1，查找小于或等于 lookup_value 的最大数值，Lookup_array 必须按升序排列。

如果 match_type 为 0，查找等于 lookup_value 的第一个数值，Lookup_array 可以按任何顺序排列；如果省略 match_type，则默认为 1。

应用举例：在区域 B1:B11 中，B9 的数值与 E2 的数值相同。此时，在 F2 单元格中输入公式：=MATCH（E2，B1：B11，0），确认后则返回查找的结果 9。

特别提醒：Lookup_array 只能为一列或一行。

（十九）MAX 函数

函数名称：MAX。

主要功能：求出一组数中的最大值。

使用格式：MAX（number1，number2……）。

参数说明：number1，number2……代表需要求最大值的数值或引用单元格（区域），参数不超过 30 个。

应用举例：输入公式：=MAX（E44：J44，7，8，9，10），确认后即可显示出 E44～J44 单元和区域和数值 7、8、9、10 中的最大值。

特别提醒：如果参数中有文本或逻辑值，则忽略。

（二十）MID 函数

函数名称：MID。

主要功能：从一个文本字符串的指定位置开始，截取指定数目的字符。

使用格式：MID（text，start_num，num_chars）。

参数说明：text 代表一个文本字符串；start _ num 表示指定的起始位置；num _ chars 表示要截取的数目。

应用举例：假设 A47 单元格中保存了“我喜欢太极拳”的字符，在 C47 单元格中输入公式：=MID（A47，4，3），确认后即显示出“太极拳”的字符。

特别提醒：公式中各参数间，要用英文状态下的逗号“,”隔开。

（二十一）MIN 函数

函数名称：MIN。

主要功能：求出一组数中的最小值。

使用格式：MIN（number1，number2……）。

参数说明：number1，number2……代表需要求最小值的数值或引用单元格（区域），参数不超过 30 个。

应用举例：输入公式：=MIN（E44：J44，7，8，9，10），确认后即可显示出 E44～J44 单元和区域和数值 7、8、9、10 中的最小值。

特别提醒：如果参数中有文本或逻辑值、则忽略。

（二十二）MOD 函数

函数名称：MOD。

主要功能：求出两数相除的余数。

使用格式：MOD（number，divisor）。

参数说明：number 代表被除数；divisor 代表除数。

应用举例：输入公式：=MOD（13，4），确认后显示出结果“1”。

特别提醒：如果 divisor 参数为零，则显示错误值“#DIV/0!”；MOD 函数可以借用函数 INT 来表示：上述公式可以修改为：=13-4 * INT（13/4）。

（二十三）MONTH 函数

函数名称：MONTH。

主要功能：求出指定日期或引用单元格中的日期的月份。

使用格式：MONTH（serial _ number）。

参数说明：serial _ number 代表指定的日期或引用的单元格。

应用举例：输入公式：=MONTH（“2003-12-18”），确认后，显示出“12”。

特别提醒：如果是给定的日期，请包含在英文双引号中；如果将上述公式修改为：=YEAR（“2003-12-18”），则返回年份对应的值“2003”。

（二十四）NOW 函数

函数名称：NOW。

主要功能：给出当前系统日期和时间。

使用格式：NOW（ ）。

参数说明：该函数不需要参数。

应用举例：输入公式：=NOW（ ），确认后即刻显示出当前系统日期和时间。如果系统日期和时间发生了改变，只要按一下 F9 功能键，即可让其随之改变。

特别提醒：显示出来的日期和时间格式，可以通过单元格格式进行重新设置。

（二十五）OR 函数

函数名称：OR。

主要功能：返回逻辑值，仅当所有参数值均为逻辑“假（FALSE）”时，返回函数结果逻辑“假（FALSE）”，否则都返回逻辑“真（TRUE）”。

使用格式：OR（logical1，logical2 ……）。

参数说明：Logical1，Logical2，Logical3……表示待测试的条件值或表达式，最多这 30 个。

应用举例：在 C62 单元格输入公式：=OR（A62>=60，B62>=60），确认。如果 C62 中返回 TRUE，说明 A62 和 B62 中的数值至少有一个大于或等于 60，如果返回 FALSE，说明 A62 和 B62 中的数值都小于 60。

特别提醒：如果指定的逻辑条件参数中包含非逻辑值时，则函数返回错误值“#VALUE!”或“#NAME”。

（二十六）RANK 函数

函数名称：RANK

主要功能：返回某一数值在一列数值中的相对于其他数值的排位。

使用格式：RANK（Number，ref，order）

参数说明：Number 代表需要排序的数值；ref 代表排序数值所处的单元格区域；order 代表排序方式参数（如果为“0”或者忽略，则按降序排名，即数值越大，排名结果数值越小；如果为非“0”值，则按升序排名，即数值越大，排名结果数值越大；）。

应用举例：设 Excel 表中是学生的成绩信息，每一行是一位同学的信息，包括姓名、学号、各科的成绩（包括中医学成绩），分别在 B2～B31 区域内。如在 C2 单元格中输入公式：=RANK（B2，$B$2：$B$31，0），确认后即可得出 B2 同学的中医学（B 列）在全班成绩中的排名结果。

特别提醒：在上述公式中，我们让 Number 参数采取了相对引用形式，而让 ref 参数采取了绝对引用形式（增加了一个“$”符号），这样设置后，选中 C2 单元格，将鼠标移至该单元格右下角，成细十字线状时（通常称之“填充柄”），按住左键向下拖拉，即可将上述公式快速复制到 C 列下面的单元格中，完成其他同学语文成绩的排名统计。

（二十七）RIGHT 函数

函数名称：RIGHT。

主要功能：从一个文本字符串的最后一个字符开始，截取指定数目的字符。

使用格式：RIGHT（text，num_chars）

参数说明：text 代表要截字符的字符串；num_chars 代表给定的截取数目。

应用举例：假设 A65 单元格中保存了“我喜欢太极拳”的字符串，我们在 C65 单元格中输入公式：=RIGHT（A65，3），确认后即显示出“太极拳”的字符。

特别提醒：Num_chars 参数必须大于或等于 0，如果忽略，则默认其为 1；如果 num_chars 参数大于文本长度，则函数返回整个文本。

（二十八）SUBTOTAL 函数

函数名称：SUBTOTAL。

主要功能：返回列表或数据库中的分类汇总。

使用格式：SUBTOTAL（function_num，ref1，ref2……）。

参数说明：Function_num 为 1～11（包含隐藏值）或 101～111（忽略隐藏值）之间的数字，用来指定使用什么函数在列表中进行分类汇总计算；ref1，ref2……代表要进行分类汇总区域或引用，不超过 29 个。

应用举例：在 B64 和 C64 单元格中分别输入公式：=SUBTOTAL（3，C2：C63）和=SUBTOTAL（103，C2：C63），并且将 61 行隐藏起来，确认后，前者显示为 62（包括隐藏的行），后者显示为 61，不包括隐藏的行。

特别提醒：如果采取自动筛选，无论 function_num 参数选用什么类型，SUBTOTAL 函数忽略任何不包括在筛选结果中的行；SUBTOTAL 函数适用于数据列或垂直区域，不适用于数据行或水平区域。

（二十九）SUM 函数

函数名称：SUM。

主要功能：计算所有参数数值的和。

使用格式：SUM（Number1，Number2……）

参数说明：Number1，Number2……代表需要计算的值，可以是具体的数值、引用的单元格（区域）、逻辑值等。

应用举例：设 Excel 表中是学生的成绩信息，每一行是一位同学的信息，包括姓名、学号、各科的成绩（包括中医学成绩），在 D64 单元格中输入公式：=SUM（D2：D63），确认后即可求出中医学的总分。

特别提醒：如果参数为数组或引用，只有其中的数字将被计算。数组或引用中的空白单元格、逻辑值、文本或错误值将被忽略；如果将上述公式修改为：=SUM（LARGE（D2：D63，{1，2，3，4，5}）），则可以求出前 5 名成绩的和。

（三十）SUMIF 函数

函数名称：SUMIF。

主要功能：计算符合指定条件的单元格区域内的数值和。

使用格式：SUMIF（Range，Criteria，Sum _ Range）。

参数说明：Range代表条件判断的单元格区域；Criteria为指定条件表达式；Sum _ Range代表需要计算的数值所在的单元格区域。

应用举例：接上一个函数SUM的应用举例给出的条件。在D64单元格中输入公式：=SUMIF（C2：C63，“男”，D2：D63），确认后即可求出“男”生的中医学成绩和。

特别提醒：如果把上述公式修改为：=SUMIF（C2：C63，“女”，D2：D63），即可求出“女”生的中医学成绩和；其中“男”和“女”由于是文本型的，需要放在英文状态下的双引号。

（三十一）TEXT函数

函数名称：TEXT。

主要功能：根据指定的数值格式将相应的数字转换为文本形式。

使用格式：TEXT（value，f ormat _ text）。

参数说明：value代表需要转换的数值或引用的单元格；format _ text为指定文字形式的数字格式。

应用举例：如果B68单元格中保存有数值1280.45，我们在C68单元格中输入公式：=TEXT（B68，“$0.00”），确认后显示为“$1280.45”。

特别提醒：format _ text参数可以根据“单元格格式”对话框“数字”标签中的类型进行确定。

（三十二）TODAY函数

函数名称：TODAY。

主要功能：给出系统日期。

使用格式：TODAY（）。

参数说明：该函数不需要参数。

应用举例：输入公式：=TODAY（），确认后即刻显示出系统日期和时间。如果系统日期和时间发生了改变，只要按一下F9功能键，即可让其随之改变。

特别提醒：显示出来的日期格式，可以通过单元格格式进行重新设置（参见附件）。

（三十三）VALUE函数

函数名称：VALUE。

主要功能：将一个代表数值的文本型字符串转换为数值型。

使用格式：VALUE（text）。

参数说明：text代表需要转换文本型字符串数值。

应用举例：如果B74单元格中是通过LEFT等函数截取的文本型字符串，我们在C74单元格中输入公式：=VALUE（B74），确认后，即可将其转换为数值型。

特别提醒：如果文本型数值不经过上述转换，在用函数处理这些数值时，常常返回错误。

（三十四）VLOOKUP 函数

函数名称：VLOOKUP。

主要功能：在数据表的首列查找指定的数值，并由此返回数据表当前行中指定列的数值。

使用格式：VLOOKUP（lookup_value，table_array，col_index_num，range_lookup）。

参数说明：Lookup_value 代表需要查找的数值；Table_array 代表需要在其中查找数据的单元格区域；Col_index_num 为在 table_array 区域中待返回的匹配值的列序号（当 Col_index_num 为 2 时，返回 table_array 第 2 列中的数值，为 3 时，返回第 3 列的值……）；Range_lookup 为一逻辑值，如果为 TRUE 或省略，则返回近似匹配值，也就是说，如果找不到精确匹配值，则返回小于 lookup_value 的最大数值；如果为 FALSE，则返回精确匹配值，如果找不到，则返回错误值＃N/A。

应用举例：假设 Excel 中是学生成绩信息表，我们在 D65 单元格中输入公式：＝VLOOKUP（B65，B2：D63，3，FALSE），确认后，只要在 B65 单元格中输入一个学生的姓名（如丁 48），D65 单元格中即刻显示出该学生的中医学成绩。

特别提醒：Lookup_value 参见必须在 Table_array 区域的首列中；如果忽略 Range_lookup 参数，则 Table_array 的首列必须进行排序；在此函数的向导中，有关 Range_lookup 参数的用法是错误的。

（三十五）WEEKDAY 函数

函数名称：WEEKDAY。

主要功能：给出指定日期的对应的星期数。

使用格式：WEEKDAY（serial_number，return_type）。

参数说明：serial_number 代表指定的日期或引用含有日期的单元格；return_type 代表星期的表示方式［当 Sunday（星期日）为 1、Saturday（星期六）为 7 时，该参数为 1；当 Monday（星期一）为 1、Sunday（星期日）为 7 时，该参数为 2（这种情况符合中国人的习惯）；当 Monday（星期一）为 0、Sunday（星期日）为 6 时，该参数为 3］。

应用举例：输入公式：＝WEEKDAY（TODAY（），2），确认后即给出系统日期的星期数。

特别提醒：如果是指定的日期，请放在英文状态下的双引号中，如＝WEEKDAY（“2003-12-18”，2）。

（三十六）单元格颜色效果

选定表格，【开始】→【样式】→【条件格式】，在【新建规则】中，单击【规则类型】选【使用公式确定要设置格式的单元格】，在【为符合此公式的值设置格式】内填入以下公式，然后选【格式】按钮，单击【图案】，选择需要颜色。可设置的公式为：①隔行颜色效果（奇数行颜色）使用公式＝MOD（ROW（），2）＝1；②隔行颜色效果（偶数行颜色）使用公式＝MOD（ROW（），2）＝0；③如果希望设置格式为每 3 行应用一次底纹，可以使用公式＝MOD（ROW（），3）＝1；④如果希望设置奇偶列不同底纹，只要把公式中的 ROW（）改为 COLUMN（）即可，使用公式＝MOD（COLUMN（），2）；⑤如果希望设置国际象棋棋盘式底纹（白色＋自定义色）使用公式＝MOD（ROW（）＋COLUMN（），2）。（说明：该条件格式的公式用于判断行号与列号之和除以 2 的余数是否为 0。如果为 0，说明行数与列数的奇偶性相同，则填充单元格为指定色，否则就不填充。在条件格式中，公式结果返回一个数字时，非 0 数字即为 TRUE，0 和错误值为 FALSE。因此，上面的公式也可以写为：＝MOD（ROW（）＋COLUMN（），2）<>0）。

二、Excel 函数的嵌套

函数是否可以是多重的呢？也就是说一个函数是否可以是另一个函数的参数呢？当然可以，这就是嵌套函数的含义。所谓嵌套函数，就是指在某些情况下，您可能需要将某函数作为另一函数的参数使用。例如，图 4－10 中所示的公式使用了嵌套的 AVERAGE 函数和 SUM 求和函数，并将结果与 60 相比较。这个公式的含义是如果单元格 A2 到 D2 的平均值大于 50，则求 A2～D2 的和，否则显示“不及格”。

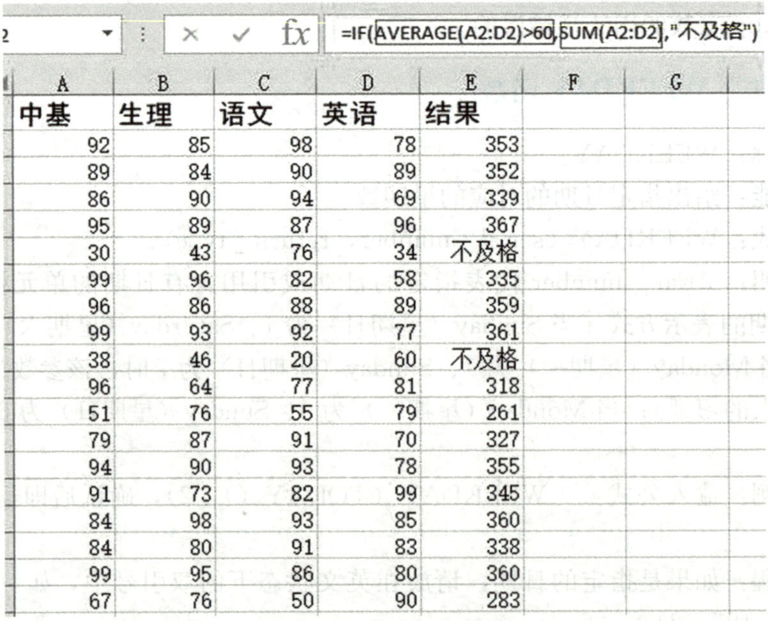

=IF(AVERAGE(A2:D2)>60,SUM(A2:D2),"不及格")

中基	生理	语文	英语	结果
92	85	98	78	353
89	84	90	89	352
86	90	94	69	339
95	89	87	96	367
30	43	76	34	不及格
99	96	82	58	335
96	86	88	89	359
99	93	92	77	361
38	46	20	60	不及格
96	64	77	81	318
51	76	55	79	261
79	87	91	70	327
94	90	93	78	355
91	73	82	99	345
84	98	93	85	360
84	80	91	83	338
99	95	86	80	360
67	76	50	90	283

图 4－10　函数的嵌套使用

在学习 Excel 函数之前，我们需要对于函数的结构做必要的了解。函数的结构以函数名称开始，后面是左圆括号、以逗号分隔的参数和右圆括号。如果函数以公式的形式出现，请在函数名称前面键入等号（=）。在创建包含函数的公式时，函数选项板将提供相关的帮助。

函数的结构：=IF（AVERAGE（A2：D2）>60，SUM（A2：D2），“不及格”）。

函数选项板可以帮助创建或编辑函数公式的工具，还可提供有关函数及其参数的信息。单击编辑栏中的“公式”按钮，就会在编辑栏下面出现函数公式选项板，如图 4-11 所示。选择好函数后点击“确定”，这时出现函数参数输入框。输入相应的函数参数，点击“确定”完成函数公式的使用操作。

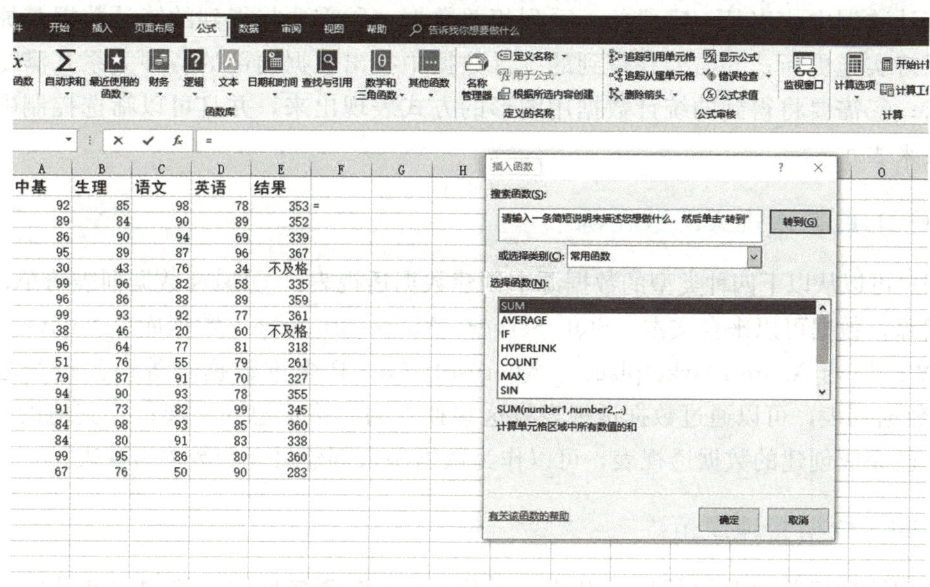

图 4-11 函数选项版

第三节 Excel 数据透视表

数据透视表是 Excel 中一个强大的数据处理分析工具，通过数据透视表可以快速分类汇总及比较大量的数据，并且可以根据用户的需求，快速变化统计分析的维度来查看统计结果，而这些操作只需要拖动几下鼠标就可以实现。

一、数据透视表的概述

（一）数据透视表的用途

数据透视表是一种对大量数据快速汇总和建立交叉关系的交互式动态表格，能够帮助用户分析和组织数据，例如，计算平均值、标准差、计算百分比、创建新的数子集等。创建好数据透视表后，可以对数据透视表重新安排，以便从不同的角度查看数据。数据透视表的名字来源于它具有“透视”表格的能力，从大量看似无关的数据中找寻背后的关系，将复杂的数据转换为有价值的信息。

（二）数据透视表的应用场景

如果用户要对海量的数据进行多条件统计，从而快速提取更有价值的信息，并且还需要随时改变分析角度或计算方法，那么使用数据透视表是很好的选择。一般情况下，以下数据分析要求非常适合使用数据透视表来解决：①对庞大的数据库进行多条件统计，使用函数公式统计出结果的速度非常慢；②需要对得到的统计数据进行行列变化，随时切换数据的统计维度，迅速得到新的数据，满足不同的要求；③需要在得到的统计数据中找出某一字段的一系列相关数据；④需要将得到的统计数据与原始数据源保持实施更新；⑤需要在得到的统计数据中找出数据内部的各种关系并满足分组的要求；⑥需要将得到的统计数据用图形的方式表现出来，并且可以筛选控制哪些值用图表来表示。

（三）数据透视表的数据源

用户可以从以下四种类型的数据源中创建数据透视表：①Excel 数据列表清单；②外部数据源，数据可以来自文本、SQL Server、Microsoft Access 数据库、Analysis Services、Windows Azure Marketplace 、Microsoft OLAP 多维数据集等；③每个独立的 Excel 数据列表，可以通过数据透视表将这些独立的表格汇总在一起；④其他的数据透视表，已完成创建的数据透视表，可以作为数据源来创建另一个数据透视表。

（四）数据管理规范

数据管理规范主要包括以下几点：①Excel 工作簿名称中不能包含非法字符（如“［”，“］”，“\”，“/”等）；②数据源中不能包含空白的数据行和数据列；③数据源不能包含多层表头，有且仅有一行标题行；④数据源列字段不能重复；⑤数据源字段中不能包含由已有字段计算得出的字段；⑥数据源不能包含对数据汇总的小计行；⑦数据源不能包含合并单元格；⑨数据源中的数据格式必须统一、规范；⑩能在一个工作表（簿）中放置的数据源不要拆分到多个工作表（簿）中。

二、创建数据透视表

（一）数据透视表的结构

从结构上看，数据透视表分为 4 个部分，即筛选器区域（此标志区域中的字段将作为数据透视表的报表筛选字段）、行区域（此标志区域中的字段将作为数据透视表的行标签显示）、列区域（此标志区域中的字段将作为数据透视表的列标签显示）和值区域（此标志区域中的字段将作为数据透视表显示汇总的数据），如图 4-12 所示。

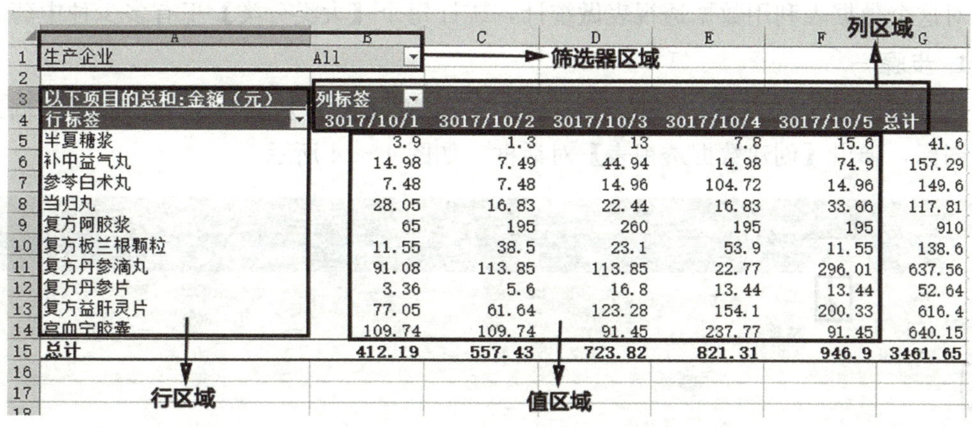

生产企业	All					
以下项目的总和:金额（元）	列标签					
行标签	3017/10/1	3017/10/2	3017/10/3	3017/10/4	3017/10/5	总计
半夏糖浆	3.9	1.3	13	7.8	15.6	41.6
补中益气丸	14.98	7.49	44.94	14.98	74.9	157.29
参苓白术丸	7.48	7.48	14.96	104.72	14.96	149.6
当归丸	28.05	16.83	22.44	16.83	33.66	117.81
复方阿胶浆	65	195	260	195	195	910
复方板兰根颗粒	11.55	38.5	23.1	53.9	11.55	138.6
复方丹参滴丸	91.08	113.85	113.85	22.77	296.01	637.56
复方丹参片	3.36	5.6	16.8	13.44	13.44	52.64
复方益肝灵片	77.05	61.64	123.28	154.1	200.33	616.4
宫血宁胶囊	109.74	109.74	91.45	237.77	91.45	640.15
总计	412.19	557.43	723.82	821.31	946.9	3461.65

图 4－12　数据透视表的结构

（二）创建单表数据透视表

数据列表清单显示的常见中药的基本信息。该清单共给出 533 种常见中药名及其分类和性味归经，如图 4－13 所示。

	中药编号	大类分类	小类分类	中药名	性味归经
503	2830003	收涩药	固精缩尿止带药	桑螵蛸	味甘、咸，性平。归肝、肾经
504	2830004	收涩药	固精缩尿止带药	金樱子	味酸、涩，性平。归肾、膀胱、大肠经
505	2830005	收涩药	固精缩尿止带药	海螵蛸	味咸、涩，性微温。归肝、肾经
506	2830006	收涩药	固精缩尿止带药	莲子	味甘、涩，性平。归脾、肾、心经
507	2830007	收涩药	固精缩尿止带药	莲须	味甘、涩，性平
508	2830008	收涩药	固精缩尿止带药	莲房	味苦、涩，性温
509	2830009	收涩药	固精缩尿止带药	莲子心	味苦，性寒。
510	2830010	收涩药	固精缩尿止带药	荷叶	味苦、涩，性平
511	2830011	收涩药	固精缩尿止带药	荷梗	味苦，性平
512	2830012	收涩药	固精缩尿止带药	芡实	味甘、涩，性平。归脾、肾经
513	2830013	收涩药	固精缩尿止带药	刺猬皮	味苦、涩，性平。归肾、胃、大肠经
514	2830014	收涩药	固精缩尿止带药	椿皮	味苦、涩，性寒。归大肠、肝经
515	2830015	收涩药	固精缩尿止带药	鸡冠花	味甘、涩，性凉，归肝、大肠经
516	2910001	涌吐药	涌吐药	常山	味苦、辛，性寒。有毒，归肺、心、肝经
517	2910002	涌吐药	涌吐药	瓜蒂	味苦、性寒。有毒。归胃经
518	2910003	涌吐药	涌吐药	胆矾	味酸、涩、辛，性寒。有毒。归肝、胆经
519	3010001	攻毒杀虫止痒药	攻毒杀虫止痒药	雄黄	味辛、性温。有毒。归肝、胃、大肠经
520	3010002	攻毒杀虫止痒药	攻毒杀虫止痒药	硫黄	味酸，性温。有毒。归肾、大肠经
521	3010003	攻毒杀虫止痒药	攻毒杀虫止痒药	白矾	味酸、涩，性寒。归肺、脾、肝、大肠经
522	3010004	攻毒杀虫止痒药	攻毒杀虫止痒药	蛇床子	味辛、苦、性温。有小毒，归肾经
523	3010005	攻毒杀虫止痒药	攻毒杀虫止痒药	蟾酥	味辛、性温。有毒。归心经
524	3010006	攻毒杀虫止痒药	攻毒杀虫止痒药	蟾皮	味辛，性凉，有小毒
525	3010007	攻毒杀虫止痒药	攻毒杀虫止痒药	樟脑	味辛，性热。有小毒。归心、脾经
526	3010008	攻毒杀虫止痒药	攻毒杀虫止痒药	木鳖子	味苦，微甘，性凉。有毒。归肝、脾、胃经
527	3010009	攻毒杀虫止痒药	攻毒杀虫止痒药	土荆皮	味辛，性温。有毒。归肺、脾经
528	3010010	攻毒杀虫止痒药	攻毒杀虫止痒药	蜂房	味甘，性平。归胃经
529	3010011	攻毒杀虫止痒药	攻毒杀虫止痒药	大蒜	味辛，性温。归脾、胃、肺经
530	3110001	拔毒化腐生肌药	拔毒化腐生肌药	升药	味辛，性热。有大毒。归肺、脾经
531	3110002	拔毒化腐生肌药	拔毒化腐生肌药	轻粉	味辛，性寒。有毒。归大肠、小肠经
532	3110004	拔毒化腐生肌药	拔毒化腐生肌药	铅丹	味辛，性微寒。有毒。归心、肝经
533	3110005	拔毒化腐生肌药	拔毒化腐生肌药	炉甘石	味甘，性平。归肝、胃经
534	3110006	拔毒化腐生肌药	拔毒化腐生肌药	硼砂	味甘，咸，性凉。归肺、胃经

图 4－13　中药分类性味归经表

对这个数据表利用数据透视表做统计，统计每个【大类分类】里有多少种中药。

1. 步骤一

单击数据表中的任意一个单元格（如 B5），在【插入】选项卡中点击【数据透视表】图标，弹出【创建数据透视表】对话框，如图 4-14 所示。

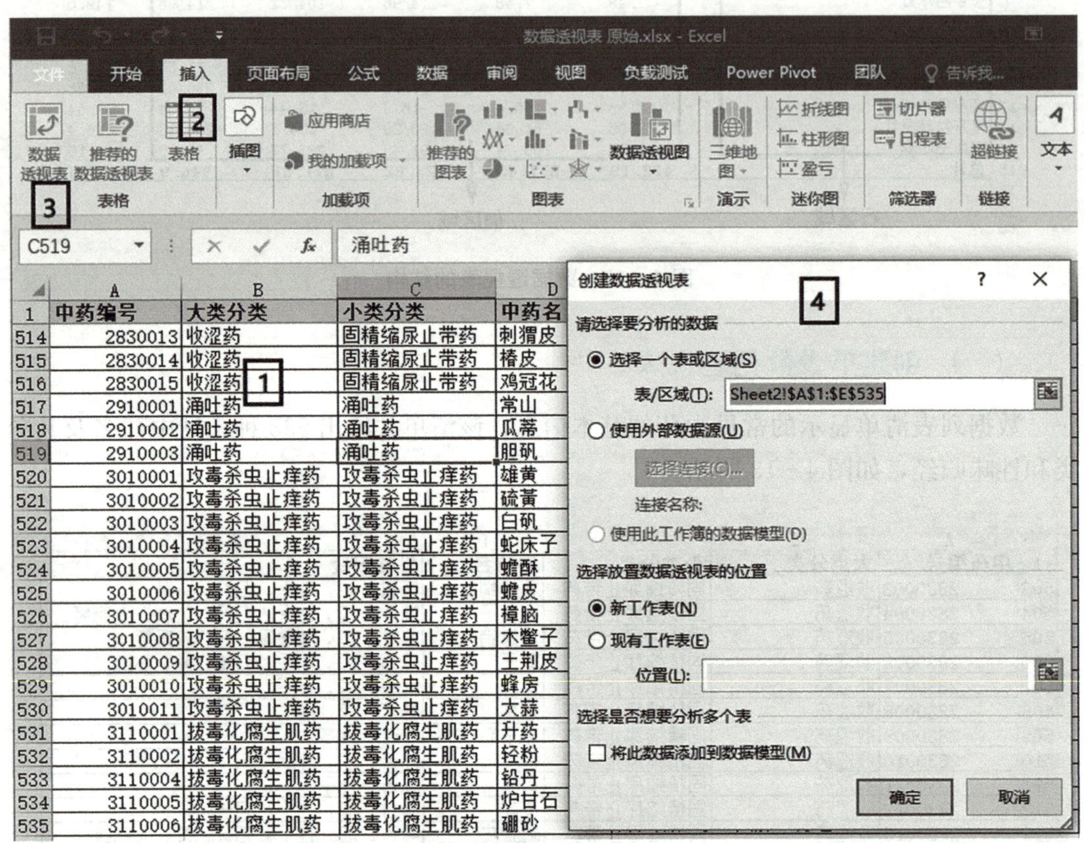

图 4-14　创建数据透视表

2. 步骤二

在弹出的【创建数据透视表】对话框中，选择两个默认的单选按钮，单击【确定】按钮，创建新工作表用来存放数据透视表，如图 4-15 所示。

3. 步骤三

在【字段列表区域】选择【大类分类】字段拖动到行区域，拖动【中药名】到【值区域】域中，则会生成数据透视表。注意可以改变被拖入到【值区域】到字段的计算方式，点击下拉列表框，选择【值字段设置】，在弹出的对话框中可以改变值汇总方式。

4. 步骤四

生成数据透视表后，可以使用【图表】把数据透视表内的数据用图表呈现出来。点击【插入】菜单，选择【图表】中的【二维柱形图】，即可显示数据透视表的数值，如图 4-16 所示。

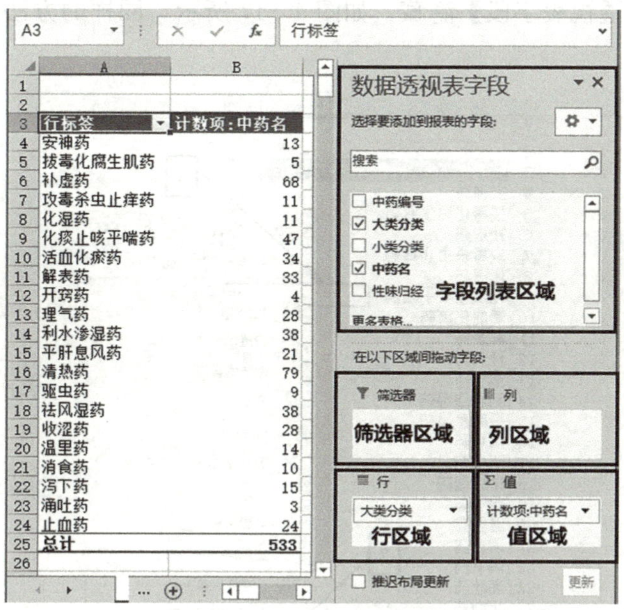

图 4-15 生成数据透视表

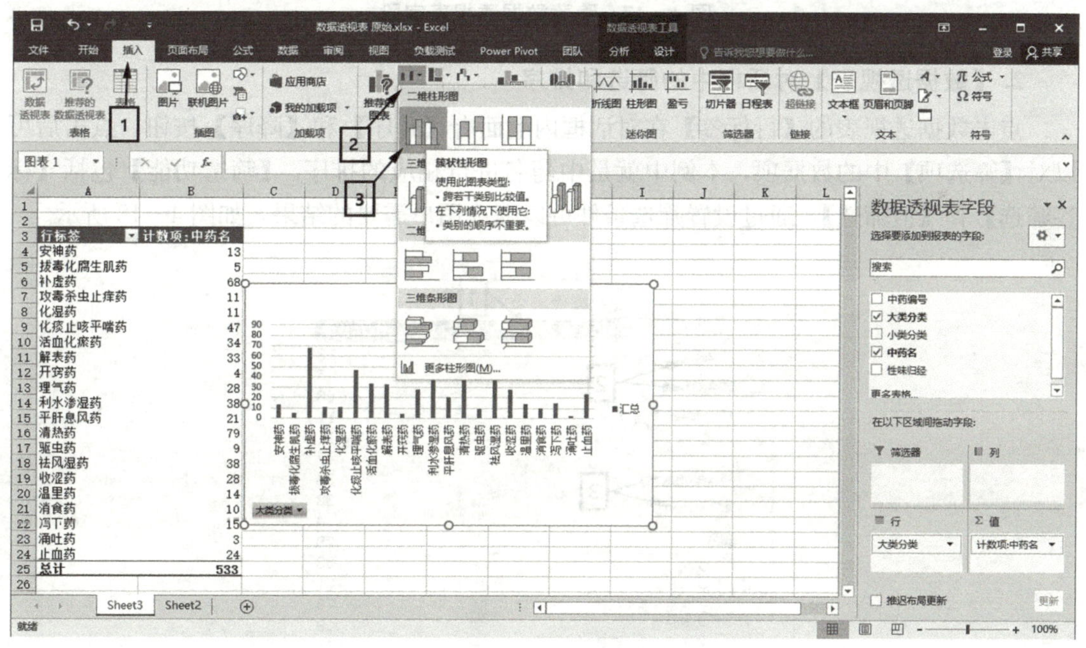

图 4-16 图表显示数据透视表的数值

(三)改变数据透视表布局

1. 显示和隐藏【数据透视表字段】

在数据报表区，点击鼠标右键在弹出的对话框的最下面，点击【隐藏字段列表】选项，则可将【数据透视表字段】隐藏，如图 4－17 所示。同样的方法可以将【数据透视表字段】显示出来。

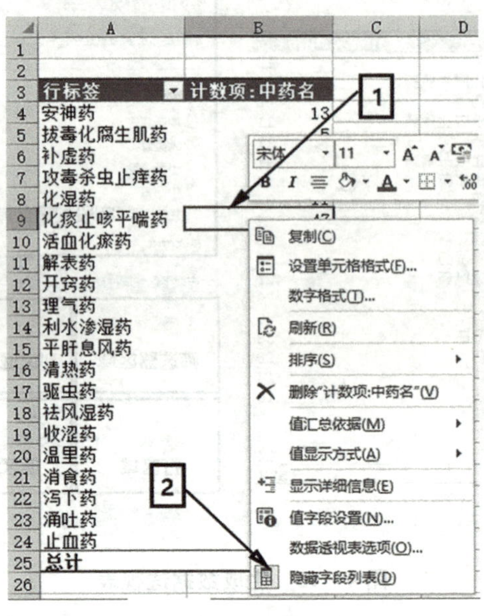

图 4－17　隐藏数据透视表字段

2.【数据透视表】对话框中的筛选和排序

点击数据透视表的【行标签】在对话框内上面有【升序】和【降序】按钮，点击后可以对【筛选项】中的数据项，本例中就是中药名进行相应的排序。【筛选功能】包括【标签筛选】和【值筛选】，通过设置筛选条件可以筛选用户需要的结果，如图 4－18 所示。

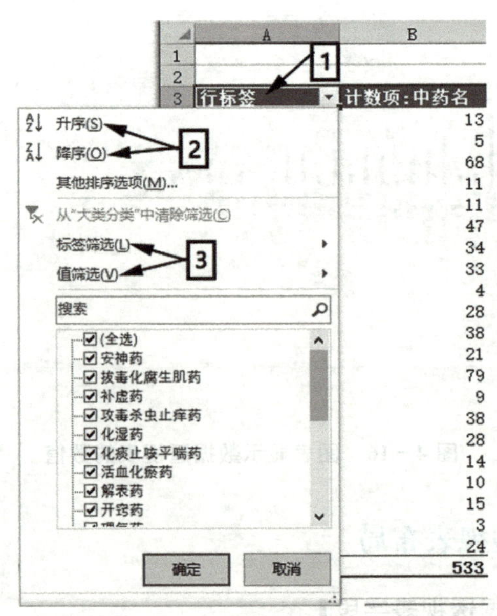

图 4－18　数据透视表的排序与筛选

(四) 改变数据透视表值域的统计方式

1. 改变值域的统计方法

在默认状态下，数据透视表对值域中的数值字段使用求和方式汇总，对非数值字段使用计数方式汇总。事实上，除了“求和”和“计数”以外，数据透视表还提供了多种汇总方式，包括平均值、最大值、最小值、标准偏差和方差等。

如果要改变值域的统计方式，可用鼠标点击数据透视表的报表区域，在右侧的【∑值】区域，点击下拉列表框选中【值字段设置】菜单，弹出【值字段设置】对话框，可以改变计算类型，如图 4－19 所示。

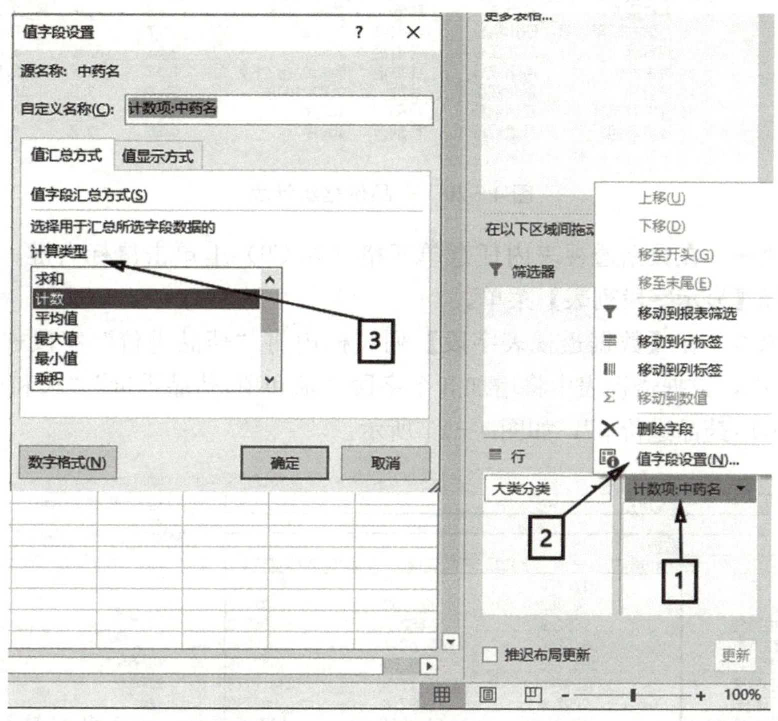

图 4－19 改变数据统计方法

2. 对同一字段使用多种统计方法

在默认状态下，数据透视表只会对某一字段进行统计，但是用户可以对值区域中的同一个字段同时使用多种汇总方式。要实现这种效果，需要在【数据透视字段】列表框内将该字段多次添加到【∑值】区域中，并利用【值汇总依据】命令选择不同的汇总方式即可。

如果希望对如图 4－20 所示的数据进行药品调查价格进行统计，同时求出调查的某中药的最高价格、最低价格、平均价格，请参照以下步骤。

	A	B	C	D	E	F	G	H	I	J
1	单位编号	药品编号	药品名称	生产企业	剂型	规格	药品进价	药品出价	国家限价	调查时间
2	0701001	2	地奥心血康	成都地奥	胶囊	20粒	6.7	7	9.7	2018/11/23
3	0701001	3	皮炎平软膏	三九医药	膏剂	20g	6.95	7	9.5	2018/11/23
4	0701001	4	复方丹参	广西世光	片剂	60片×1瓶	0.72	0.8	7.6	2018/11/23
5	0701001	5	养血当归糖浆	南大博士	糖浆剂	200mL	2.65	2.9	6.8	2018/11/23
6	0701001	6	补中益气丸	动芝堂	浓缩丸	200粒	2.36	2.7	8.2	2018/11/23
7	0701001	7	六味地黄丸	河南宛西	浓缩丸	200粒	8.9	9.6	9.4	2018/11/23
8	0701001	8	阿莫西林	石家庄药业	胶囊	250mg×20粒	6.1	6.3	7.6	2018/11/23
9	0701001	9	头孢拉定	长春迪瑞	胶囊	250mg×10粒	3.76	4	5.8	2018/11/23
10	0701001	10	头孢氨苄	丹东通远	胶囊	125mg×50粒	2.85	3	10.2	2018/11/23
11	0701001	11	头孢塞肟钠	石家庄药业	粉针剂	1g	1.53	1.6	10	2018/11/23
12	0701001	12	头孢曲松钠	石家庄药业	粉针剂	0.5g	1.49	1.58	5.9	2018/11/23
13	0701001	13	甲硝唑	太原药业	片剂	0.2g×100片	1.65	1.9	7.2	2018/11/23
14	0701001	14	板兰根颗粒	四川蜀中	颗粒剂	10g×20	2.12	2.4	9.8	2018/11/23
15	0701001	15	小儿氛酚黄那敏	四川彩虹	颗粒剂	6g×10	0.85	1	8.9	2018/11/23
16	0701001	17	强力批杷露	大自然药业	糖浆剂	120mL	2.12	2.4	5.3	2018/11/23
17	0701001	19	速效伤风胶囊	四川彩虹	胶囊	10粒/板	0.2	0.3	9	2018/11/23
18	0701001	20	盐酸雷尼替丁	杭州民生	胶囊	0.15g×30	2.09	2.35	6.4	2018/11/23
19	0701001	21	罗红霉素	亚力希	胶囊	75mg×12粒	1.5	1.6	13.5	2018/11/23
20	0701001	22	盐酸左氧氟沙星	四川科伦	注射液	0. 2g	1.7	1.8	8.5	2018/11/23
21	0701001	23	双黄连	黑龙江多多	注射液	20mL	2.38	2.65	1.8	2018/11/23
22	0701001	24	维生素C	河南先锋	注射液	5ml:0.1g×5支	1.12	125	3.5	2018/11/23
23	0701001	25	护肝片	黑龙江葵花	片剂	0.3×100片	12.8	13.5	16.1	2018/11/23
24	0701001	26	复方甘草片	江西制药	片剂	100片	4.2	4.6	6.2	2018/11/23
25	0701001	27	消炎利胆	贵港冠峰	片剂	100片	0.65	0.8	5.5	2018/11/23

图 4－20　药品价格统计表

（1）步骤一　在数据透视表内任意单元格（如 C9）上单击鼠标右键，在弹出的快捷菜单中选择【显示字段列表】菜单。

（2）步骤二　在【数据透视表字段】列表框内将“药品进价”字段连续三次拖入【∑值】区域中，数据透视表中将增加 3 个字段“求和项:药品进价”“求和项:药品进价 2”和“求和项:药品进价 3”，如图 4－21 所示。

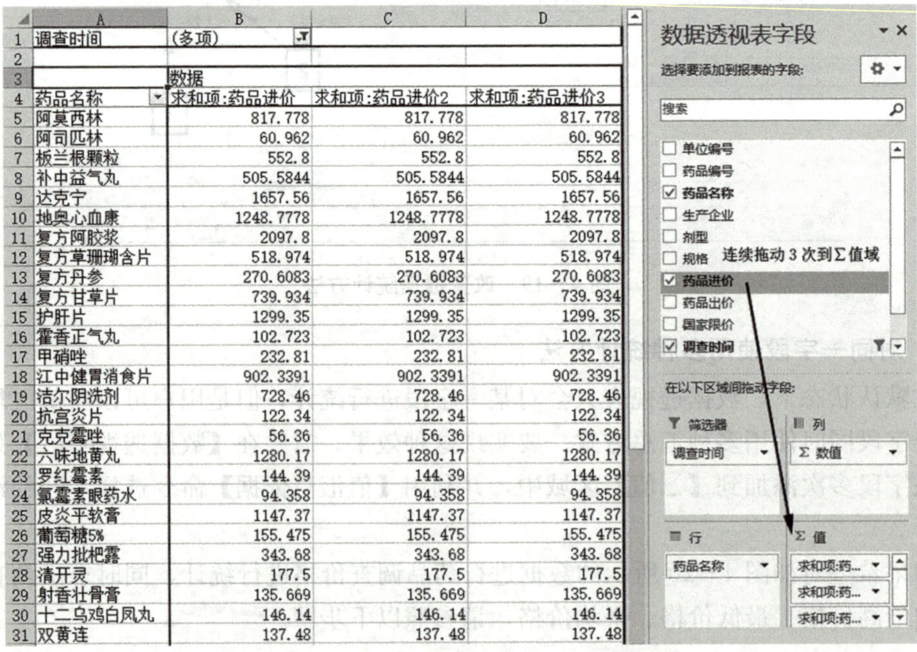

	A	B	C	D
1	调查时间	(多项)		
2				
3		数据		
4	药品名称	求和项:药品进价	求和项:药品进价2	求和项:药品进价3
5	阿莫西林	817.778	817.778	817.778
6	阿司匹林	60.962	60.962	60.962
7	板兰根颗粒	552.8	552.8	552.8
8	补中益气丸	505.5844	505.5844	505.5844
9	达克宁	1657.56	1657.56	1657.56
10	地奥心血康	1248.7778	1248.7778	1248.7778
11	复方阿胶浆	2097.8	2097.8	2097.8
12	复方草珊瑚含片	518.974	518.974	518.974
13	复方丹参	270.6083	270.6083	270.6083
14	复方甘草片	739.934	739.934	739.934
15	护肝片	1299.35	1299.35	1299.35
16	霍香正气丸	102.723	102.723	102.723
17	甲硝唑	232.81	232.81	232.81
18	江中健胃消食片	902.3391	902.3391	902.3391
19	洁尔阴洗剂	728.46	728.46	728.46
20	抗宫炎片	122.34	122.34	122.34
21	克克霉唑	56.36	56.36	56.36
22	六味地黄丸	1280.17	1280.17	1280.17
23	罗红霉素	144.39	144.39	144.39
24	氯霉素眼药水	94.358	94.358	94.358
25	皮炎平软膏	1147.37	1147.37	1147.37
26	葡萄糖5%	155.475	155.475	155.475
27	强力批杷露	343.68	343.68	343.68
28	清开灵	177.5	177.5	177.5
29	射香壮骨膏	135.669	135.669	135.669
30	十二乌鸡白凤丸	146.14	146.14	146.14
31	双黄连	137.48	137.48	137.48

图 4－21　出现多个重复字段的数据透视表

(3) 步骤三 在字段“求和项：药品进价”上单击鼠标左键，在弹出的快捷菜单中选择【值字段设置】菜单，弹出【值字段设置】对话框，在【值汇总方式】选项卡中选中“平均值”作为值字段汇总方式，在【自定义名称】文本框中输入“进价平均值”。按照同样的方法设置“进价最小值”“进价最大值”，设置完成后，单击【确定】按钮关闭【值字段设置】对话框，如图 4-22 所示。

	A	B	C	D
1	调查时间	(多项)		
2				
3		数据		
4	药品名称	进价平均值	进价最大值	进价最小值
5	阿莫西林	4.493285714	17.4	0.53
6	阿司匹林	1.29706383	5.4	0.342
7	板兰根颗粒	3.498734177	10.4	0.15
8	补中益气丸	5.15902449	12.4	1.8
9	达克宁	12.46285714	17.5	1.32
10	地奥心血康	6.78683587	8.9	2.9
11	复方阿胶浆	23.30888889	31	7.1
12	复方草珊瑚含片	3.90206015	7.8	0.4
13	复方丹参	1.264524766	4.8	0.58
14	复方甘草片	4.653672956	7.2	1.57
15	护肝片	12.49375	18.5	2.5
16	霍香正气丸	1.867690909	4	0.133
17	甲硝唑	2.006982759	3.48	0.8
18	江中健胃消食片	4.877508649	6	2.6
19	洁尔阴洗剂	14.5692	28	3.4
20	抗宫炎片	2.308301887	15.5	1.4
21	克克霉唑	7.045	16.7	2.3
22	六味地黄丸	7.665688623	12.8	1.5
23	罗红霉素	2.578392857	10	1.05
24	氯霉素眼药水	2.419435897	8.7	0.08
25	皮炎平软膏	6.269781421	8.7	0.4
26	葡萄糖5%	1.993269231	6.5	0.6
27	强力枇杷露	3.776703297	6.9	1.15
28	清开灵	6.120689655	8.3	1.68
29	射香壮骨膏	1.910830986	32	0.15
30	十二乌鸡白凤丸	4.871333333	12.8	0.9
31	双黄连	2.291333333	6	0.26
32	速效伤风胶囊	0.467883721	5.7	0.17

图 4-22 同一字段使用多种汇总方式

(五) 创建多表数据透视表

当数据源是单张数据表时，用户可以轻松地使用数据透视表，但是当数据源为多张数据表时，并且这些数据表之间存在一定的联系，用户需要从这些数据表内综合抽取一些数据时，就需要用到“多工作表数据透视表”。本工作簿中包含三张工作表，分别是药品销售记录、药品基本信息、生产企业信息，若用户想获取某个企业的药品销售情况，如图 4-23 所示，具体步骤如下。

1. 步骤一

将数据域转化成表。具体做法为：点击数据区，然后点击【插入】菜单，点击【表格】按钮，在弹出的【创建表】对话框内，确定【表数据来源】，默认情况下系统会自动全选本数据表内的所有数据，用户也可以根据需要选择部分数据。然后勾选【表包含标题】，因为本数据表包含【标题行】，然后点击确定按钮，如图 4-24 所示。

	A	B	C	D	E
1	序号	生产企业	许可证编号	生产范围	分类码
2	1	中国北京同仁堂(集团)有限责任公司	京20100244	中成药、中药饮片。	ZbY
3	2	北京同仁堂科技发展股份有限公司	京20100245	中成药、中药饮片。	ZbY
4	3	珠海韩源制药有限公司	粤20160223	中药饮片(净制、切制、	Y
5	4	佛山市南海北沙药材加工厂	粤20110224	中药饮片(净制、切制、	Y
6	5	北京紫云腾中药饮片有限公司	京20100060	中药饮片(含直接服用、	Y

图 4-23　三个数据表格

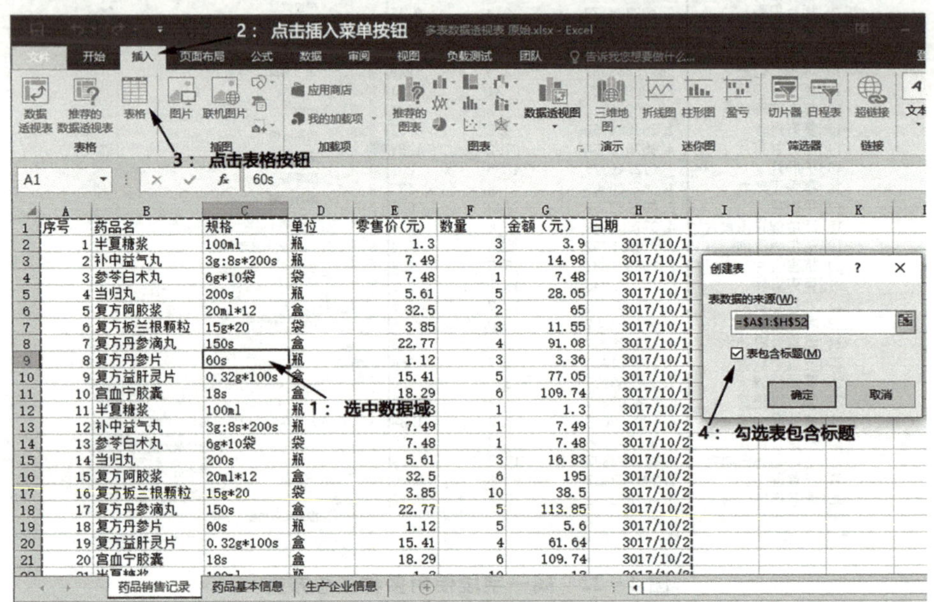

图 4-24　数据域转换成表

2. 步骤二

表的命名，根据需要命名为药品销售记录，如图 4-25 所示。按照步骤一、二的做法，分别创建两个表药品基本信息、生产企业信息。

表名称：药品销售记录　调整表格大小　属性　通过数据透视表汇总　删除重复项　转换为区域　工具　插入切片器　导出　刷新　属性　用浏览器打开　取消链接　外部表数据　标题行　第一列　筛选　汇总行　最后一列　镶边行　镶边列　表格样式选项

在此输入表的名称

	A	B	C	D	E	F	G	H
1	序号	药品名	规格	单位	零售价(元)	数量	金额(元)	日期
2	1	半夏糖浆	100ml	瓶	1.3	3	3.9	3017/10/1
3	2	补中益气丸	3g:8s*200s	瓶	7.49	2	14.98	3017/10/1
4	3	参苓白术丸	6g*10袋	袋	7.48	1	7.48	3017/10/1
5	4	当归丸	200s	瓶	5.61	5	28.05	3017/10/1

图 4-25　表的命名

3. 步骤三

创建关系。所谓关系，就是两个表之间的联系，用来描述同一个含义的列可以作为关系的键值。本例中，药品销售记录表包括序号、药品名、规格、单位、零售价、销售数量、销售金额、销售日期八列数据；药品基本信息表包括序号、药品名、规格、单位、生产企业五列数据；生产企业信息表包括序号、许可证编号、生产企业、生产范围、分类码五列数据。根据以上三个表的结构，可以选取药品销售记录表中的药品名和药品基本信息表中的药品名，建立一个关系，如图 4-26 所示。具体的过程如下：①在药品销售记录表中任意位置点击鼠标左键；②点击 Excel 的【数据】菜单按钮；③点击【关系】按钮；④弹出【管理关系】对话框；⑤点击【管理关系】对话框的【新建】按钮，弹出【创建关系】对话框；⑥在【创建关系】对话框内，【表】选择“药品销售记录”，【列】选择“药品名”，【相关表】选择“药品基本信息表”，【相关列】选择“药品名”，点击【确定】按钮，就可以创建一条新的关系。用同样的方法创建“药品基本信息表”和“药品生产企业”之间的基于“生产企业”的关系，如图 4-27 所示。

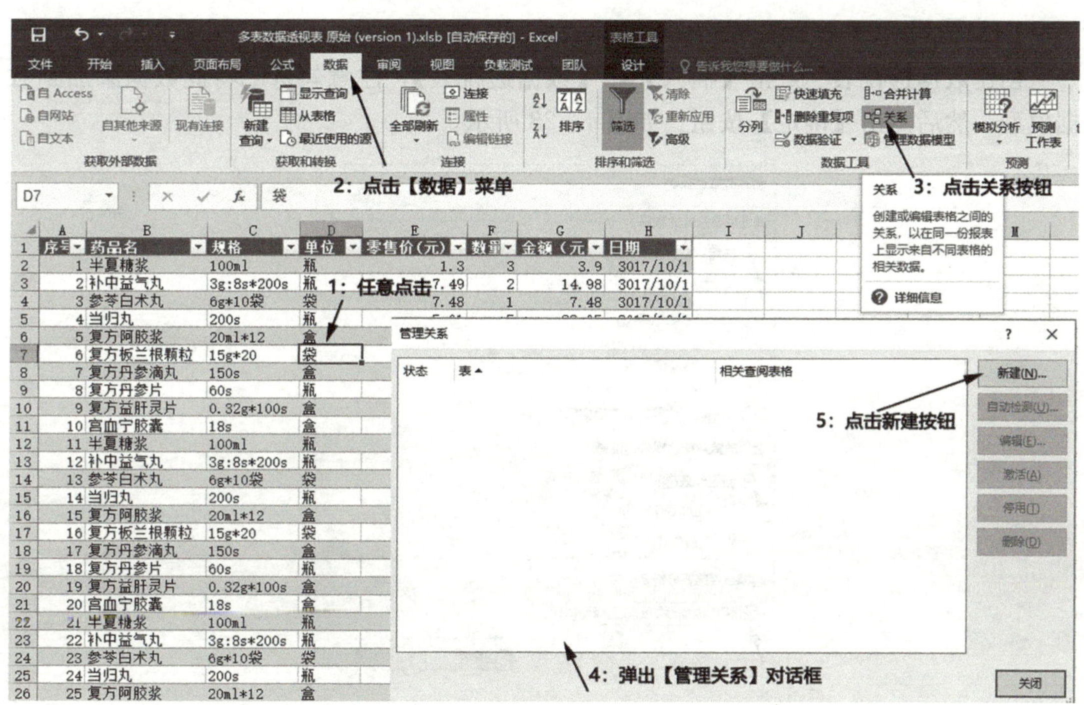

图 4-26 创建关系

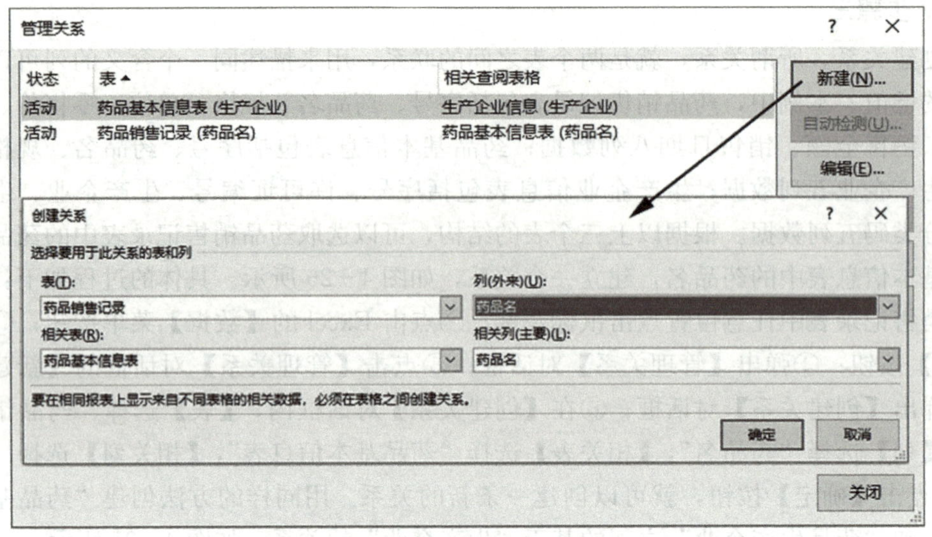

图 4－27　创建成功的两个关系

4. 步骤四

创建数据透视表。点击【插入】和【数据透视表】，注意勾选□将此数据添加到数据模型，然后点击【确定】按钮，如图 4－28 所示。

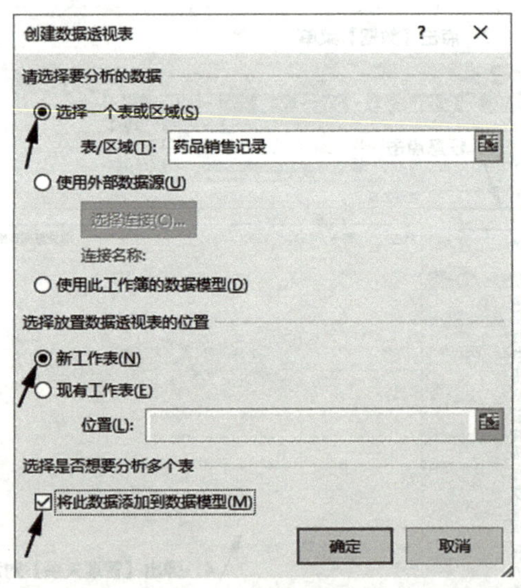

图 4－28　创建新透视表

5. 步骤五

生成数据透视表。数据视图创建成功后，在【数据透视字段】多了两个按钮，【活动】【全部】分别表示当前的数据表和全部数据表。点击全部按钮，把“生产企业信息”表中的“生产企业”字段拖入到【筛选器】，把“药品销售记录”表中的“药品名”字段拖入【行】区域，把“日期”拖入【列】区域，把“金额”拖入到【Σ值】区域。生成数据透视表如图 4－29 所示。

生产企业	All					
以下项目的总和:金额（元）	列标签					
行标签	3017/10/1	3017/10/2	3017/10/3	3017/10/4	3017/10/5	总计
半夏糖浆	3.9	1.3	13	7.8	15.6	41.6
补中益气丸	14.98	7.49	44.94	14.98	74.9	157.29
参苓白术丸	7.48	7.48	14.96	104.72	14.96	149.6
当归丸	28.05	16.83	22.44	16.83	33.66	117.81
复方阿胶浆	65	195	260	195	195	910
复方板兰根颗粒	11.55	38.5	23.1	53.9	11.55	138.6
复方丹参滴丸	91.08	113.85	113.85	22.77	296.01	637.56
复方丹参片	3.36	5.6	16.8	13.44	13.44	52.64
复方益肝灵片	77.05	61.64	123.28	154.1	200.33	616.4
宫血宁胶囊	109.74	109.74	91.45	237.77	91.45	640.15
总计	**412.19**	**557.43**	**723.82**	**821.31**	**946.9**	**3461.65**

图 4－29 生成数据透视表

用户如果想要查看某一生产企业的药品销售情况，点击【ALL】下拉列表，可以选取一个或多个生产企业；要查看一个或多个药品的销售情况，点击【行标签】可以选取一个或多个药品；要查看某一天或几天的药品销售情况，点击【列标签】可以选取一个或多个日期。

（六）二维表转换为一维表

用于创建数据透视表的数据源最好是一维数据表，同样利用软件做数据分析时数据源也最好是一维数据表，当用户遇到需要将二维数据表转换成一维数据表时，可以利用多重合并计算数据区域进行转换，如果希望进行下图所示药品调查数据的进行转换，步骤如下，如图 4－30 所示。

药品名称	药品进价	药品出价
地奥心血康	6.7	7
皮炎平软膏	6.95	7
复方丹参	0.72	0.8
养血当归糖浆	2.65	2.9
补中益气丸	2.36	2.7

→

行	列	值
阿莫西林	药品出价	6.3
阿莫西林	药品出价	8
阿莫西林	药品出价	7.8
阿莫西林	药品出价	3.5
阿莫西林	药品出价	6.5

图 4－30 二维数据列表转换为一维数据列表

1. 步骤一

点击数据表格中任意一个单元格，依次按下【ALT】、【D】、【P】键。

2. 步骤二

在弹出的【数据透视表和数据视图向导】对话框中，依次点击【多重合并计算数据区域】→【下一步】→【创建单页字段】→【下一步】按钮，在【选定区域】中选择单元格区域“处理数据！\$A1\$1：\$C\$6317”，依次单击【添加】→【下一步】→【新工作表】→【完成】，最终形成数据透视表，如图 4-31 所示。

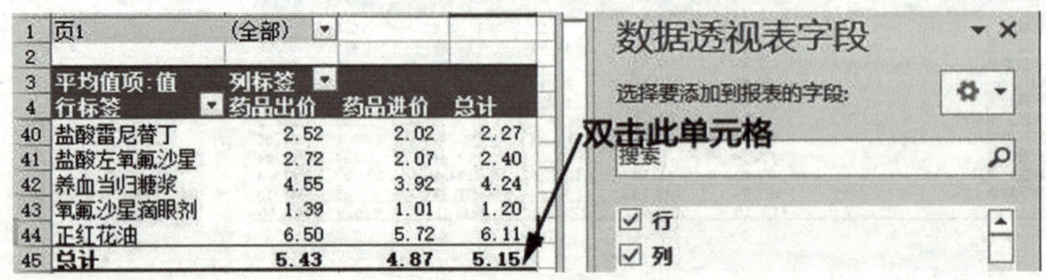

图 4-31 多重合并计算后的数据透视表

3. 步骤三

在创建好的数据透视表中，双击右下角的最后一个单元格（此例为 D45），EXCEL 会在新的工作表中生产明细数据，呈现一维数据表。

4. 步骤四

选择 D 列，删除 D 列，就把二维表转成了一维表。

第四节 Excel 其他高级应用

Excel 的主要包括数据操作与处理、数据分析、公式与函数等主要功能，这使得 Excel 成为个人电脑普及以来用途最为广泛的办公软件之一，它实际上是一个数据计算和分析平台。此外，Excel 还有一个非常实用的功能——规划求解，用来解决在一定限定条件下求解组合的最优配置问题。

一、单变量求解

单变量求解可以视为求解一元 n 次方程，其中单变量对应方程中的未知数 x，根据已知的数据关系建立的公式视为方程 $y=f(x)$，其目标值为 y。

例 4-1：求解方程 $4x^3-5x^2+9x=141.75$，求解步骤如下。

1. 步骤一

把单元格 A1 视为变量 x，在单元格 B1 中输入方程的左部 =4 * A1^3－5 * A1^2＋9 * A1。

2. 步骤二

点击【数据】→【模拟分析】→【单变量求解】，如图 4-32 所示。

3. 步骤 3

在【单变量求解】对话框中【目标单元格】输入 B1【目标值】141.75，【可变单元格】输入 A1 点击确定可求解。最后可求解得到根：3.5，如图 4-33 所示。

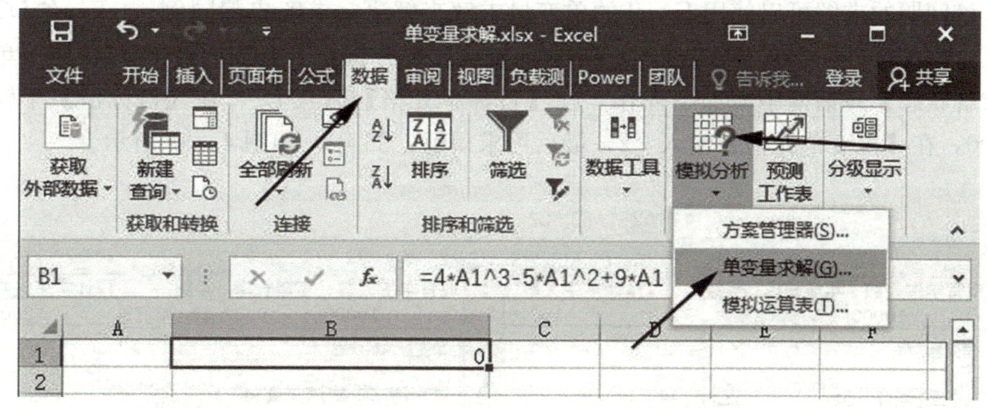

图 4－32　单变量求解方法

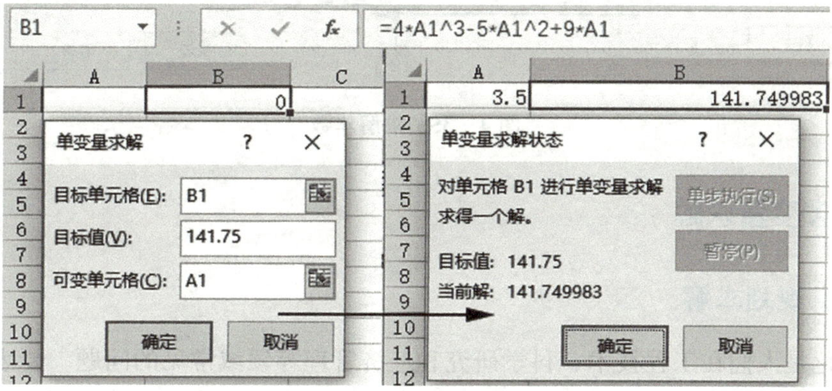

B1　=4*A1^3-5*A1^2+9*A1

单变量求解
目标单元格(E): B1
目标值(V): 141.75
可变单元格(C): A1
确定　取消

单变量求解状态
对单元格 B1 进行单变量求解求得一个解。
目标值: 141.75
当前解: 141.749983
单步执行(S)　暂停(P)
确定　取消

A1: 3.5　B1: 141.749983

图 4－33　单变量求解结果

例 4－2：某高校现有学生 10000 人，每年招收人数提高 2%，问经过 10 年后学校有多少人？

求解方法：该问题用 Excel 可以很方便地解出来，在 D2 中输入公式＝A2 * (1＋B2)^C2，按回车键，就可以求解出结果，如图 4－34 所示。

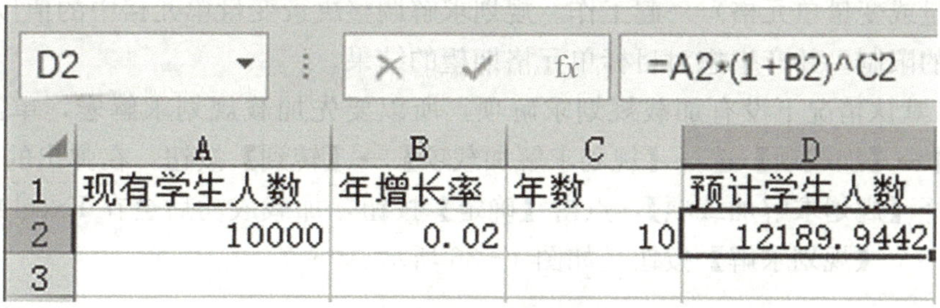

D2　=A2*(1+B2)^C2

	A	B	C	D
1	现有学生人数	年增长率	年数	预计学生人数
2	10000	0.02	10	12189.9442
3				

图 4－34　求解 10 年后人数

问题：换个角度看这个问题，该高校现有 10000 人，每年招收人数提高 2%，问经过多少年学校总人数超过 20000 人。

该问题的求解可以使用 Excel 的单变量求解来解决，求解步骤同例 4-1，在 D2 中输入公=A2＊（1+B2)^C2，单击【数据】→【模拟分析】→【单变量求解】，在【单变量求解状态】对话框中做如下操作，在【目标单元格】输入 D2，在【目标值】中输入 20000，在【可变单元格】输入 C2，最后可求得解：35 年，如图 4-35 所示。

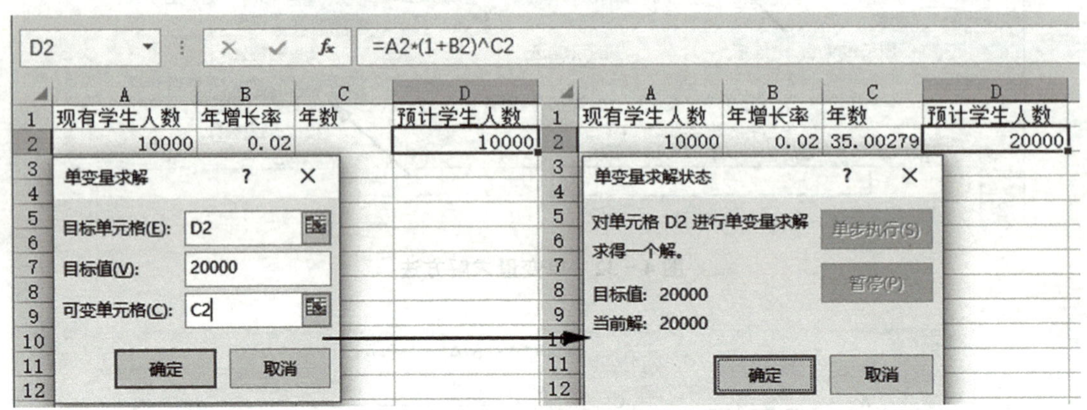

图 4-35 求解年数

二、多变量求解

（一）规划求解

最优化是人们在工程技术、科学研究和经济管理等领域常见的问题。要表述一个最优化问题，一般需要确定三个要素：①决策变量，通常是要求解的未知量 x；②目标函数，通常是要优化（最小或最大）的那个目标的数学表达式，是决策变量的函数 f（x）；③约束条件，对决策变量的限制条件，即 x 允许取值的范围，称为可行域。

规划求解是 Microsoft Excel 加载项程序，可用于模拟分析。使用规划求解查找一个单元格（称为目标单元格）中公式的优化（最大或最小）值，受限或受制于工作表上其他公式单元格的值。规划求解与一组用于计算目标和约束单元格中公式的单元格（称为决策变量或变量单元格）一起工作。规划求解调整决策变量单元格中的值以满足约束单元格上的限制，并产生您对目标单元格期望的结果。

Excel 默认情况下没有加载规划求解项，所以要先加载规划求解宏，单击【文件】→【选项】→【加载项】选择【规划求解加载项】→【转到】按钮，在弹出的【加载宏】窗口中选择【规划求解加载项】，点击【确定】按钮，加载成功后会在 Excel 的【数据】菜单里多了个【规划求解】按钮，如图 4-36 所示。

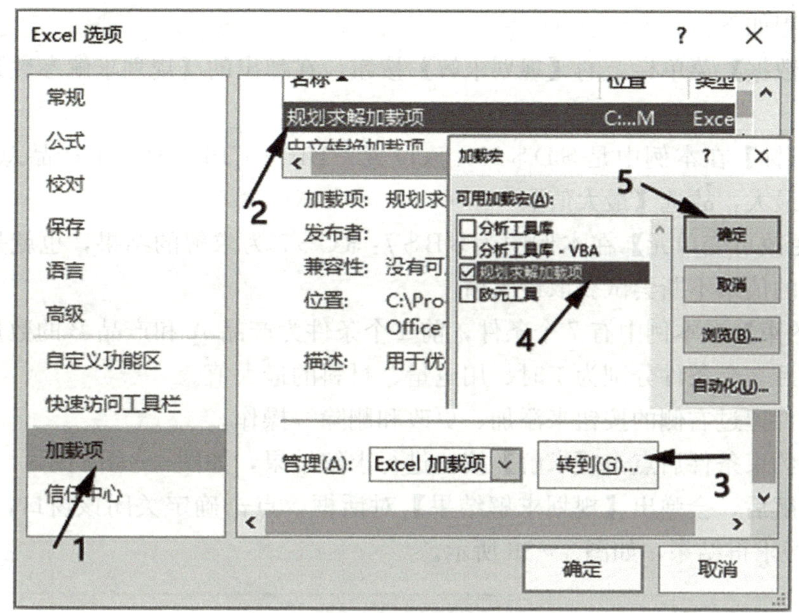

图 4－36 加载规划求解加载项

例 4－3：某公司生产 2 个型号挖掘机（产品 A 和产品 B）。生产产品 A，需要工时 5 工作日，用电 70 千瓦，钢材 8 吨。生产产品 B，需要工时 6 工作日，用电 40 千瓦，钢材 6 吨。公司可提供的工时为 300 工作日，可提供的用电量为 3500 千瓦，可提供的材料为 560 吨。产品 A 的利润为 2.40 万元，产品 B 的利润为 2.10 万元，如何安排两种产品的生产，可以获取的利润最大。

问题分析：该问题可以使用 EXCEL 的规划求解来解决，根据题意设计 4 个小表格：制造产品的需求表、生产表、消耗表、利润表，并把题目给出的数据填入到表中，需要注意的是，消耗表和利润表内的公式，输入完公式后我们就可以准备求解了，如图 4－37 所示。

	A	B	C	D	E
1	需求表	产品A	产品B		
2	工时	5	6		
3	用电	70	40		
4	材料	8	6		
5					
6	生成表	产品A	产品B		
7	数量				
8					
9	消耗表	产品A	产品B	小计	最大供应
10	工时	=B7*B2	=C7*C2	=B10+C10	300
11	用电	=B7*B3	=C7*C3	=B11+C11	3500
12	材料	=B4*B7	=C4*C7	=B12+C12	560
13					
14	利润表	产品A	产品B	利润合计	
15	单位利润	2.4	2.1		
16	总利润	=B15*B7	=C15*C7	=B16+C16	

图 4－37 填写完的计算表

求解过程如下。

点击【数据】菜单栏上的【规划求解】按钮，在弹出的【规划求解参数】窗口上做如下操作。

【设置目标】在本例中是＄D＄16，该位置＝B16＋C16，为2个产品总利润之和，本例求利润最大，故选【最大值】。

【通过更改可变单元】在本例中为＄B＄7:＄C＄7为求解的结果，也就是通过改变这2个单元的值来不断尝试获取最大值。

【遵守约束】在本例中有7个条件，前4个条件为产品A和产品B的数量大于0的整数个数，后3个条件分别为工时、用电量、材料的最大值。

约束条件通过右侧的按钮来添加、更改和删除等操作。

设置好约束条件后点击【求解】按钮进行求解结果，如图4-38所示。

点击求解后，会弹出【规划求解结果】对话框，点击确定关闭该窗口，此时在B7和C7也已经求得结果，如图4-39所示。

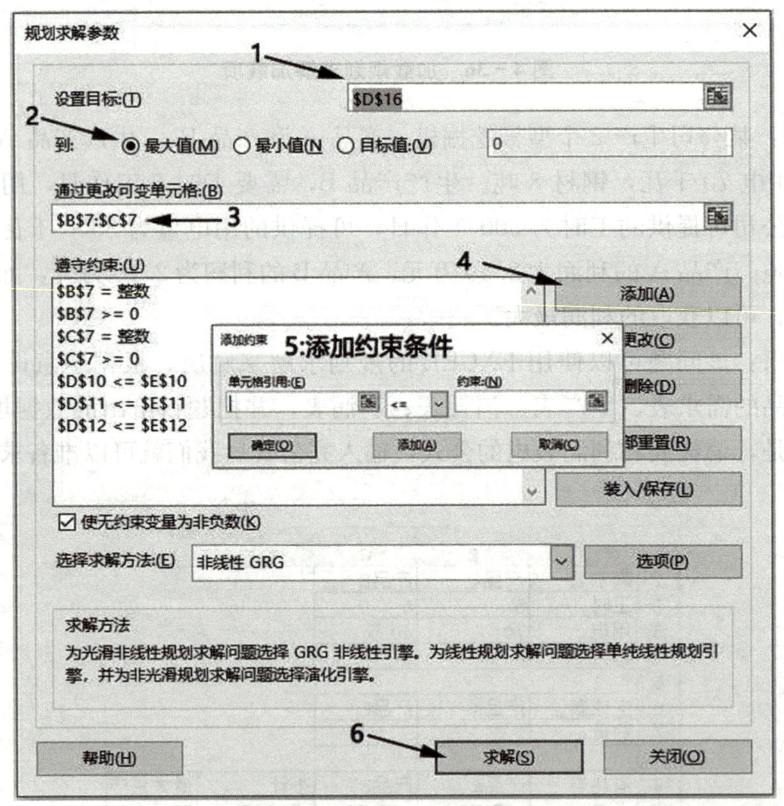

图4-38 设置规划求解参数

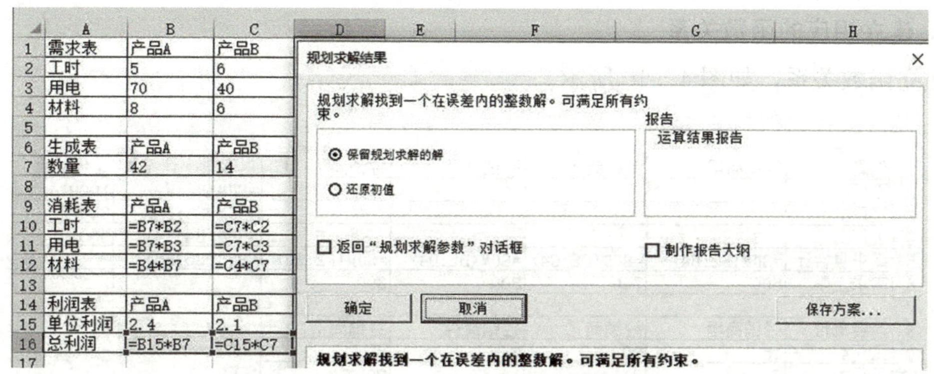

图 4-39　规划求解的结果

(二) 线性规划求解

线性规划（Linear Programming，LP）是研究线性约束条件下线性目标函数的极值问题的数学理论和方法。是运筹学的一个重要分支，广泛应用于军事作战、经济分析、经营管理和工程技术等方面，为合理地利用有限的人力、物力、财力等资源做出的最优决策，提供科学的依据。

例 4-4：某化肥生产企业有三个生产工厂 A、B、C，需要把化肥运到甲、乙、丙、丁四个经销商处，三个生产工厂的供应量分别为：1000t、800t、500t；四个经销商的需求量分别为：500t、700t、800t、300t；各个工厂和经销商之间每吨的运费如表 4-1 所示，问如何运输才能运费最省？

表 4-1　运费表

单价 / 经销商 / 工厂	经销商甲	经销商乙	经销商丙	经销商丁
工厂 A	15	20	3	30
工厂 B	7	8	14	20
工厂 C	12	3	20	25

求解步骤如下。

1. 建立数据模型

(1) 已知数据：C_{ij}、A_i、B_j 均为常数。其中 C_{ij} 为运费矩阵；A_i 为供应量，B_j 为需求量。

(2) 决策变量：X_{ij}。

(3) 目标函数：$\text{MinS}=\sum C_{ij} * X_{ij}$。

(4) 约束条件：$\sum_{i=1}^{m} x_{ij} = A_i (i = 1,2\cdots\cdots m)$，$\sum_{j=1}^{n} x_{ij} = B_j (j = 1,2\cdots\cdots n) x_{ij} \geqslant 0$。

2. 建立相应的函数关系

建立函数关系，如图 4－40 所示。

	A	B	C	D	E	F	G
1	供需表	经销商甲	经销商乙	经销商丙	经销商丁	供应量小计	总供应量
2	工厂A					=SUM(B2:E2)	1000
3	工厂B					=SUM(B3:E3)	800
4	工厂C					=SUM(B4:E4)	500
5	需求量合计	=SUM(B2:B4)	=SUM(C2:C4)	=SUM(D2:D4)	=SUM(E2:E4)	=SUM(B5:E5)	
6	需求上限	500	700	800	300		
7							
8	运费单价	经销商甲	经销商乙	经销商丙	经销商丁		
9	工厂A	15	20	3	30		
10	工厂B	7	8	14	20		
11	工厂C	12	3	20	25		
12							
13	运费表	经销商甲	经销商乙	经销商丙	经销商丁	运费小计	
14	工厂A	=B2*B9	=C2*C9	=D2*D9	=E2*E9	=SUM(B14:E14)	
15	工厂B	=B3*B10	=C3*C10	=D3*D10	=E3*E10	=SUM(B15:E15)	
16	工厂C	=B4*B11	=C4*C11	=D4*D11	=E4*E11	=SUM(B16:E16)	
17					总运费	=SUM(F14:F16)	

图 4－40　供需关系

其中：

供应量小计：为工厂 A、B、C 供应给四个经销商的供应量合计 F2＝SUM（B2：E2）。

需求量合计：为经销商可以从 A、B、C 三个工厂获得化肥总量 B5＝SUM（B2：B4）。

运费小计：为化肥从工厂到经销商手里产生的运费的和 F14＝SUM（B14：E14）。

总运费：为 3 个运费之和，这个也是目标函数，需要这个总运费的值最小。

3. 线性规划求解

点击【数据】菜单──→【规划求解】按钮，在弹出的【规划求解参数】窗口做设置，如图 4－41 所示。【设置目标】为总运费＄F＄17，希望这个值最小，所以选取【最小值】；【通过更改可变单元格】：为尝试的解【＄B＄2：＄E＄4】；【遵守约束】根据建模的约束条件写出约束；【求解方法】选择求解方案【单纯线性规划】，点击【求解】按钮。

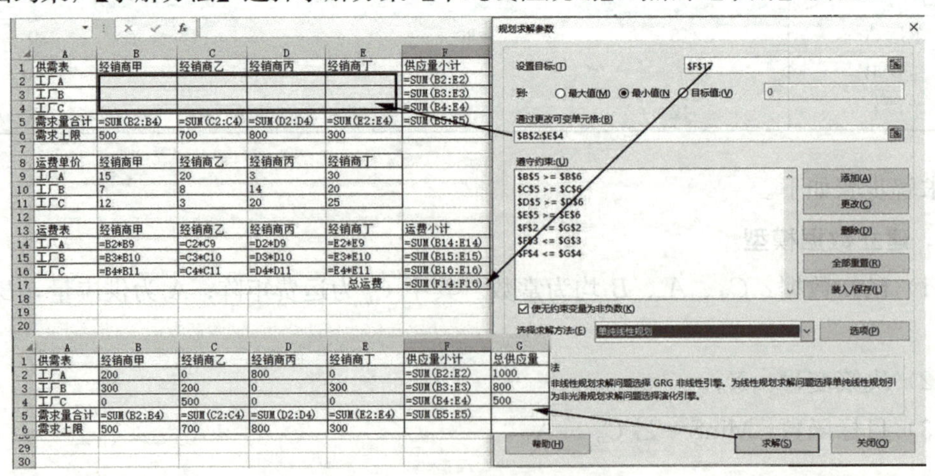

图 4－41　线性规划参数设置

（三）非线性规划求解

非线性规划是一种求解目标函数或约束条件中有一个或几个非线性函数的最优化问题的方法。

对于一个实际问题，在把它归结成非线性规划问题时，一般要注意如下几点。

1. 确定供选方案

首先要收集同问题有关的资料和数据，在全面熟悉问题的基础上，确认什么是问题可供选择的方案，并用一组变量来表示它们。

2. 提出追求目标

经过资料分析，根据实际需要和可能，提出要追求极小化或极大化的目标，并把它表示成数学关系式。

3. 给出价值标准

在提出要追求的目标之后，要确立所考虑目标的“好”或“坏”的价值标准，并用某种数量形式来描述它。

4. 寻求限制条件

由于所追求的目标一般都要在一定的条件下取得极小化或极大化效果，因此还需要寻找出问题的所有限制条件，这些条件通常用变量之间的一些不等式或等式来表示。

例 4-5：种植某种中药材，全部生长过程中每亩地至少需要氮肥 32kg、磷肥 24kg、钾肥 42kg。已知甲、乙、丙、丁 四种复合肥，每公斤的价格及含氮、磷、钾 的数量，见表 4-2、表 4-3。问如何配合使用这些复合肥，既能满足中药材种植的需要，又能使成本最低？

表 4-2 复合肥含量表

甲	乙	丙	丁
0.04	0.15	0.1	0.13

表 4-3 复合肥含量表

复合肥种类 / 化学元素种类	甲	乙	丙	丁	肥料需要量
氮	0.03	0.3	0	0.15	32
磷	0.05	0	0.2	0.1	24
钾	0.14	0	0	0.07	42

求解步骤：

（1）建立数据模型

1）已知数据：C_{ij}、A_i、B_j 均为常数 。其中 C_{ij} 肥料含量矩阵；A_j 为价格分量，B_j 为肥料需要总量。

2）决策变量：X_i。

3）目标函数：MAXS=$A_j * X_i$。

4）约束条件：$C_{ij} * X_i \leqslant A_i$。

（2）建立相应的函数关系　在 Excel 中建立相应的函数，如图 4－42 所示。

	A	B	C	D	E	F	G
1	复合肥种类	甲	乙	丙	丁	运算量	肥料需要量Bi
2	氮	0.03	0.3	0	0.15	=B2*B8+C2*C8+D2*D8+E2*E8	32
3	磷	0.05	0	0.2	0.1	=B3*B8+C3*C8+D3*D8+E3*E8	24
4	钾	0.14	0	0	0.07	=B4*B8+C4*C8+D4*D8+E4*E8	42
5	价格	0.04	0.15	0.1	0.13		
6							
7	复合肥种类	甲	乙	丙	丁		
8	需求量						
9	价格	=B5*B8	=C5*C8	=D5*D8	=E5*E8		=SUM(B9:E9)

图 4－42　复合肥需求参数

其中：

肥料运算量：甲、乙、丙、丁四种化肥每种含量的总和 F2=B2 * B9+C2 * C9+D2 * D9+E2 * E9。

价格：为每种化肥的价格和需求量的乘积 B9=B5 * B8。

总价格：为所有的肥料需求量 * 价格的总和，需要求解这个和的最小值。

（3）非线性规划求解　点击【数据】菜单→【规划求解】按钮，在弹出的【规划求解参数】窗口做设置，如图 4－43 所示；【设置目标】为总价格＄G＄10，希望这个值最小，所以选取【最小值】；【通过更改可变单元格】为尝试的解【＄B＄9：＄E＄9】；【遵守约束】根据建模的约束条件写出约束；【求解方法】选择求解方案【非线性规划】，点击【求解】按钮。

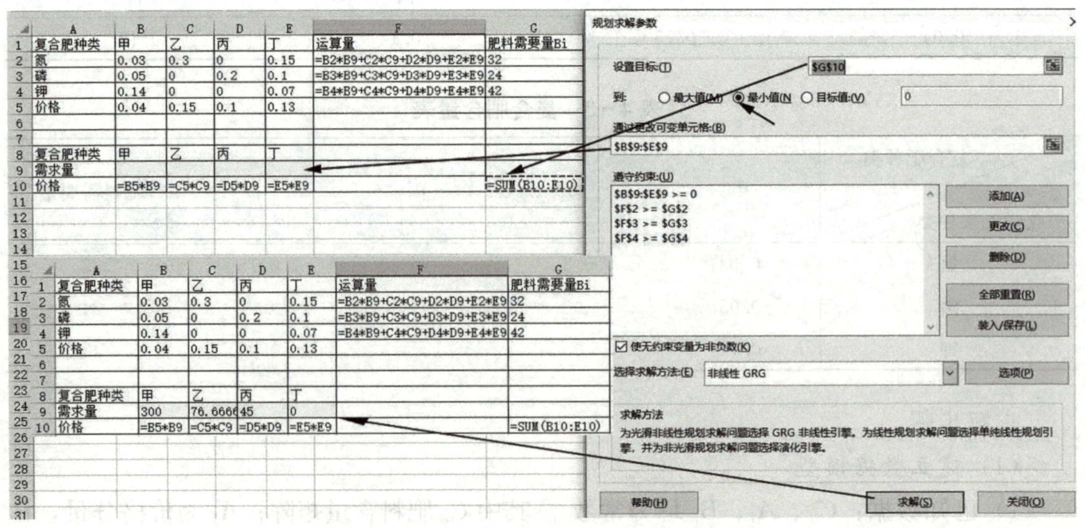

图 4－43　非线性规划求解结果

第五节 SPSS 简介

常用的统计软件有 IBM 公司的 SPSS 统计软件系统、SAS 统计分析系统和 Microsoft 公司的 Excel 软件等。SPSS 是 Statistics Package for Social Sciences（社会科学统计软件包）的缩写，其界面友好、功能强大、易学、易用，包含了很多常用的统计分析方法，具备完善的数据定义、操作管理和开放的数据接口以及灵活而美观的统计图表制作，是科学研究人员首选的统计软件，被广泛应用于社会科学和自然科学的各个领域。

一、SPSS 统计软件概况

IBM SPSS Statistics 被全球数万个商业、政府和学术机构用于解决一系列业务和研究问题。该款产品可提供丰富的统计功能及相应的配套功能，帮助更轻松访问和管理数据、选择和执行分析、共享成果。

SPSS 是专业的通用统计软件包，它是一个组合式软件包，兼有数据管理、统计分析、统计绘图和统计报表功能，使用简单，广泛用于教育、心理、医学、市场、人口、保险等研究领域，也用于产品质量控制、人事档案管理和日常统计报表等。

SPSS 统计软件采用电子表格的方式输入与管理数据，能方便地从其他数据库中读入数据（如 Dbase、Excel、Lotus 等）。它的统计过程包括描述性统计、平均值比较、相关分析、回归分析、聚类分析、数据简化、生存分析、多重响应等几大类，每类中又含同类多种统计过程，比如回归分析中分为线形回归分析、非线性回归分析、曲线估计等多个统计过程，而且每个过程中允许用户选择不同的方法及参数进行统计分析，因此除可以实现常规的各种统计外，还可用来做一些不常用的分析处理。

SPSS 对硬件系统的要求较低，主流的计算机都可以运行该软件；对运行的软件环境要求宽松，支持 WINDOWS XP、WINDOWS 7、WINDOWS 10 等操作系统，并有英文版和中文版等多种版本。本书选择 IBM SPSS Statistics V21.0 中文版作为统计分析应用试验活动的工具。

（一）SPSS Statistics 21.0的安装

下载安装包，将其解压后，运行“IBM SPSS Statistics V21.0.exe”开始软件的安装，如图 4-44 所示。如图选择默认选项，依次单击【下一步】操作，即可完成安装。

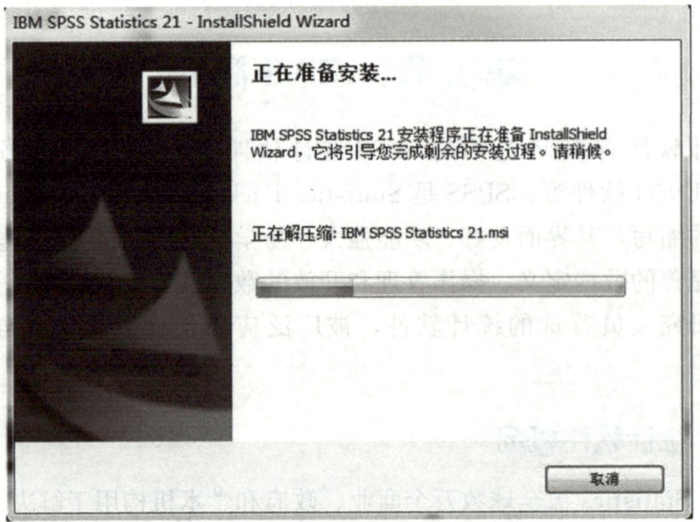

图 4-44 SPSS Statistics 21.0 安装界面

（二）SPSS Statistics 21.0的启动与退出

1. SPSS Statistics 21.0 启动

打开 WINDOWS 操作系统【开始】→【所有程序】→【IBM SPSS Statistics】→【IBM SPSS Statistics 21.0】，即可启动 SPSS 软件；进入 SPSS for Windows 对话框，如图 4-45 所示。

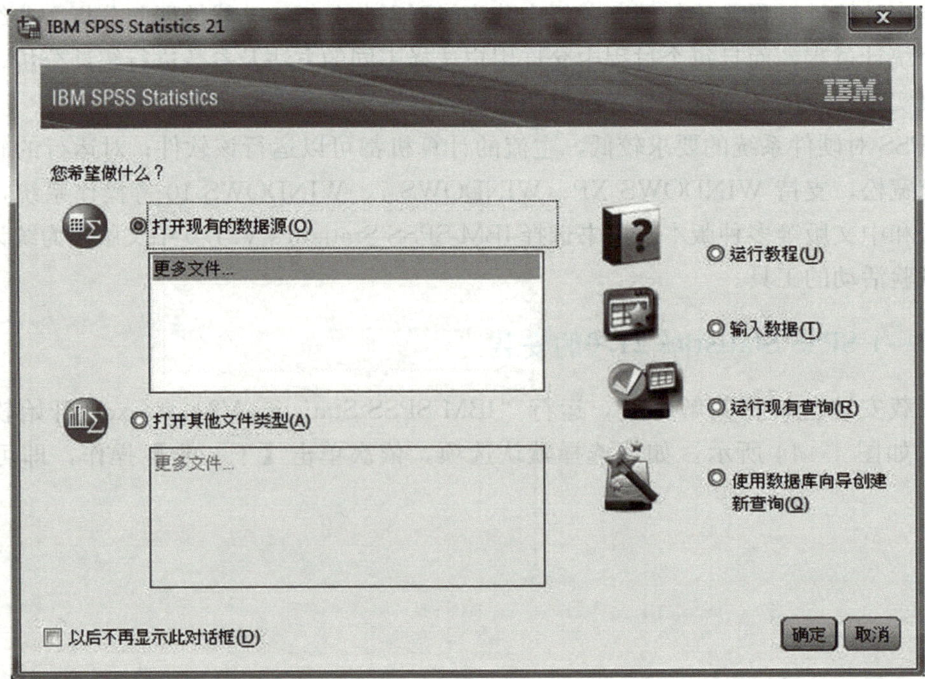

图 4-45 SPSS for Windows 对话框界面

2. SPSS Statistics 21.0 退出

SPSS 软件的退出方法与其他 Windows 应用程序相同，有以下两种常用的退出方法。

（1）按照【File】→【Exist】的顺序使用菜单命令退出程序。

（2）直接单击 SPSS 窗口右上角的【关闭】按钮，回答系统提出的“是否存盘”的问题后，可安全退出程序。

二、SPSS 的主要窗口介绍

SPSS 软件运行过程中会出现多个界面，各个界面用处不同。其中，最主要的界面窗口有 6 个，即数据编辑、变量、结果输出、图表编辑、程序编辑和脚本编写窗口。

（一）数据编辑窗口

启动 SPSS 后看到的第一个窗口便是数据编辑窗口。在数据编辑窗口中可以进行数据的录入、编辑，以及变量属性的定义和编辑，是 SPSS 的基本界面。其主要由以下几部分构成，即标题栏、菜单栏、工具栏、编辑栏、变量名栏、观测序号、窗口切换标签、状态栏。

1. 标题栏

标题栏显示数据编辑的数据文件名。

2. 菜单栏

通过对这些菜单的选择，用户可以进行几乎所有的 SPSS 操作。关于菜单的详细操作步骤将在后续实验内容中分别介绍。为了方便用户操作，SPSS 软件把菜单项中常用的命令放到了工具栏里。当鼠标停留在某个工具栏按钮上时，会自动跳出一个文本框，提示当前按钮的功能。另外，如果用户对系统预设的工具栏设置不满意，也可以用【视图】→【工具栏】→【设定】命令对工具栏按钮进行定义。

3. 编辑栏

编辑栏可以输入数据，以使它显示在内容区指定的方格里。

4. 变量名栏

变量名栏列出了数据文件中所包含变量的变量名。

5. 观测序号

观测序号列出了数据文件中的所有观测值。观测的个数通常与样本容量的大小一致。

6. 窗口切换标签

窗口切换标签用于“数据视图”和“变量视图”的切换，即数据浏览窗口与变量浏览窗口。数据浏览窗口用于样本数据的查看、录入和修改。变量浏览窗口用于变量属性定义的输入和修改。

7. 状态栏

状态栏用于说明显示 SPSS 当前的运行状态。SPSS 被打开时，将会显示“PASW Statistics Processor”的提示信息。

（二）变量窗口

在数据视图中，单击视图切换区域的【变量视图】可以切换到变量窗口，与数据窗口具有类似的菜单，主要区别在工作区，变量窗口在显示变量名、类型、宽度、小数、标签、缺失、列、对齐、度量标准和角色等。

（三）结果输出窗口

在 SPSS 中大多数统计分析结果都将以表和图的形式在结果观察窗口中显示。窗口右边部分显示统计分析结果，左边是导航窗口，用来显示输出结果的目录，可以通过单击目录来展开右边窗口中的统计分析结果，结果输出窗口如图 4－46 所示。当用户对数据进行某项统计分析时，结果输出窗口将被自动调出。当然，用户也可以通过双击后缀名为 .SPO 的 SPSS 输出结果文件来打开该窗口。

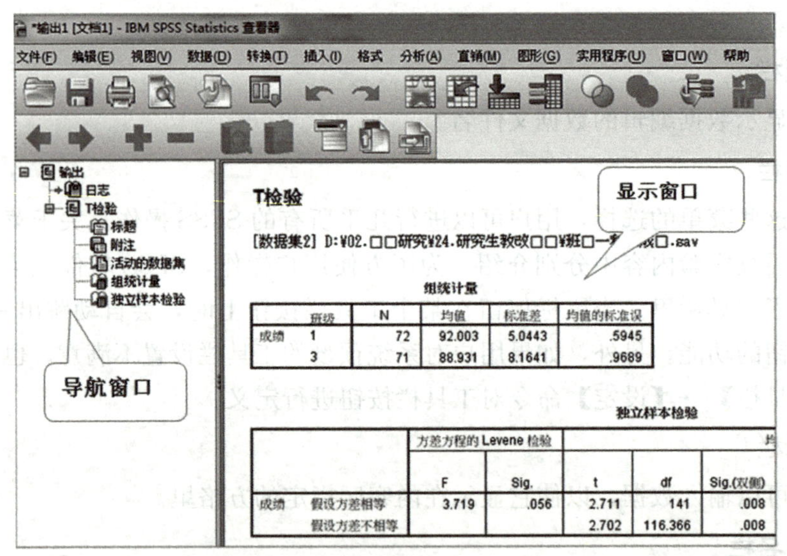

图 4－46 结果输出窗口界面

（四）图表编辑窗口

在结果输出窗口中，双击窗口中的图表，即可弹出图表编辑窗口。图表编辑窗口如图 4－47 所示。

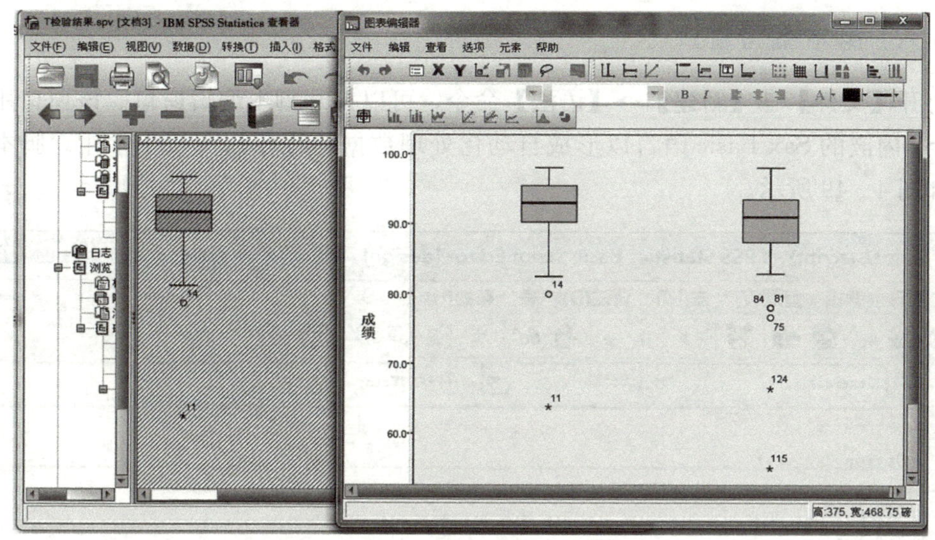

图 4－47 图表编辑窗口界面

（五）程序编辑窗口

打开【文件】→【新建】→【语法】命令，可以打开程序编辑窗口。语法编辑器功能很强大，通过该窗口，可以任意编辑 SPSS 命令，或者也可以选择分析对话框中的【粘贴】将语法粘贴到编辑器中。程序编辑窗口如图 4－48 所示。

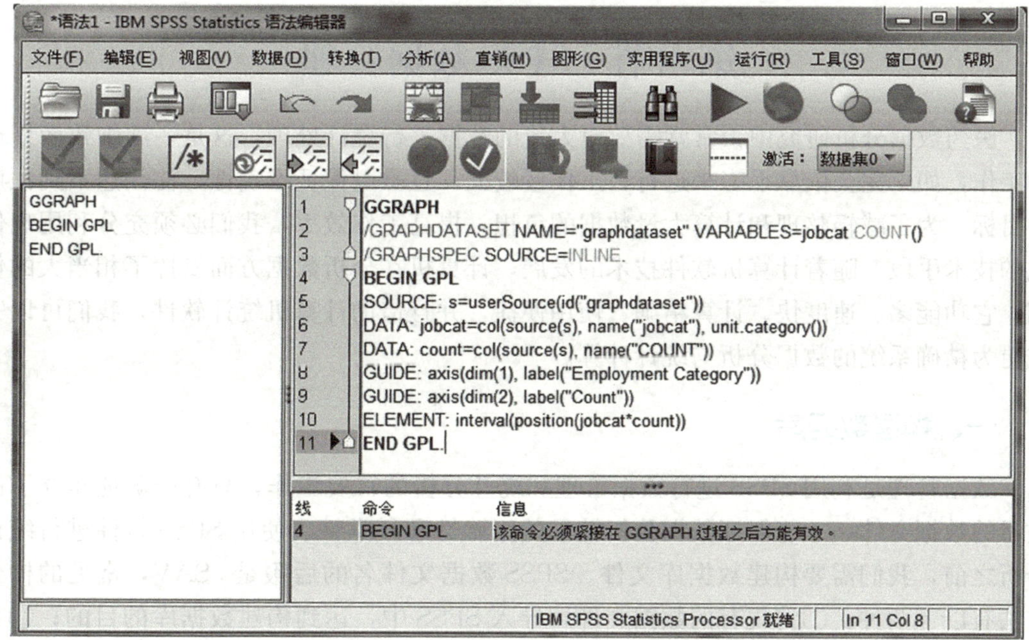

图 4－48 程序编辑窗口界面

（六）脚本编写窗口

打开【文件】→【新建】→【语法】命令，可以打开脚本编辑窗口。该窗口用于编写 SPSS 内嵌的 Sax Basic 语言以形成自动化处理数据的程序，一般不常用。脚本编写窗口如图 4－49 所示。

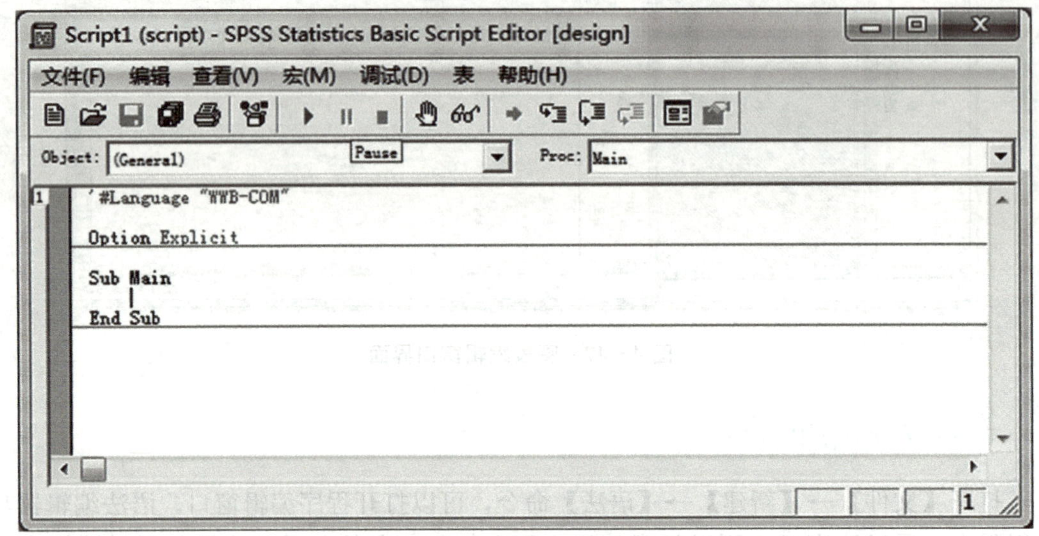

图 4－49 脚本编写窗口界面

第六节 SPSS 数据管理

医药数据分析研究中，常常需要对大量的数据进行统计处理，这是一项细致而繁琐的工作，如果完全依靠手工来进行，工作量较大，且难以保证准确性，往往达不到预期的目标。为了减轻整理和计算大量数据的负担，提高工作效率，我们必须充分利用现代化的技术手段。随着计算机软件技术的发展，计算机在分析数据方面发挥了相当大的作用，它功能多、速度快、计算精确、使用便捷，并且借助计算机统计软件，我们可以完成更为精确系统的数据分析与统计计算。

一、构建数据库

数据管理是利用 SPSS 进行数据管理和统计分析的首要工作，只有准确地建立了高质量的数据文件，才能保证数据分析结果的正确性和科学性。使用 SPSS 软件进行统计分析之前，我们需要构建数据库文件。SPSS 数据文件名的后缀是 .SAV，常见的构建方法有以下两种：①将现有的数据文件，导入 SPSS 中，达到构建数据库的目的；②在 SPSS 中新建数据文件，并将原始数据录入到数据文件中，达到构建数据库的目的。

（一）导入数据

在 SPSS 中，可以直接导入其他格式的数据文件，如 XLS、DAT、TXT、DBF 等后缀文件。SPSS 支持导入的数据格式见表 4－4，如常用的 Excel 文件、SAS 文件以及文本文件格式。其操作步骤如下。

表 4－4　支持导入的数据格式

文件扩展名	数据类型
SPSS（＊.sav）	SPSS 数据文件
SPSS/PC＋（＊.sys）	SPSS 4.0 版数据文件
Systat（＊.syd）	＊.syd 格式的 Systat 数据文件
Systat（＊.sys）	＊.sys 格式的 Systat 数据文件
SPSS portable（＊.por）	SPSS 便携格式的数据文件
Excel（＊.xls、＊.xlsx）	Excel 数据文件
Lotus（＊.w＊）	Lotus 数据文件
SYLK（＊.slk）	SYLK 数据文件
dBase（＊.dbf）	dBase 系列数据文件
Text（＊.txt）	纯文本格式的数据文件
data（＊.dat）	纯文本格式的数据文件

1. 依次单击【文件】→【打开】→【数据】命令，均可打开数据编辑器窗口。

2. 选择需要打开的文件及类型。

3. 在打开 Excel 数据源对话框中，选择从第一行数据读取变量名的复选框，完成从 Excel 导入数据到 SPSS 的工作。

（二）新建数据文件，手动录入数据

1. 依次单击【文件】→【新建】→【数据】命令，均可打开数据编辑器窗口。

2. 在变量视图进行变量的编辑。SPSS 中的变量共有 10 个属性，分别是变量名（Name）、变量类型（Type）、长度（Width）、小数（Decimals）、变量名标签（Label）、变量名值标签（Value）、缺失值（Missing）、数据列的显示宽度（Columns）、对其方式（Align）及度量尺度（Measure）。定义一个变量至少要定义它的两个属性，即变量名和变量类型，其他属性可以暂时采用系统默认值，待以后分析过程中如果有需要再对其进行设置。

（1）名称　变量的名称。

（2）类型　变量的类型可分为 3 类，即数值型数据、字符型数据、日期型数据。

1）数值型数据：直接使用自然数或度量单位进行计量的数值数据。例如，收入、年龄、体重、身高这几个变量，都可以直接用算术运算方法进行汇总和分析，均为数值型数据。数值是SPSS是最常用的变量类型。数值型的数据是由0～9的阿拉伯数字和其他特殊符号，如美元符号、逗号或圆点组成的。数值型数据根据其内容和显示方式的不同，又可分为标准数值型（numeric)、每3位用逗号分隔的逗号数值型（comma)、每3位用圆点分隔的圆点数值型（dot)、科学计数型（scientific notation)、显示时带美元符号的美元数值型（dollar)、用户自定义型（custom currency）等6种不同的表示方法。

2）字符型数据：也称文本数据，是SPSS较常用的数据类型，默认显示宽度为8个字符位，它区分大小写字母，并且不能进行数学运算。它包括中文字符、英文字符、数字字符（非数值型）等字符。例如，姓名、性别、省份这几个变量均为字符型数据。

3）日期型数据：用于表示日期或时间数据，它可以进行算术运算，所以它是一种特殊的数值型数据。

（3）宽度　宽度定义指的是变量的宽度，即变量的整数位数，一般系统默认为8。

（4）小数位数　小数位数指的是变量的小数位，系统默认为2。注意：字符串变量是没有小数位。

（5）变量标签定义　选中某个变量的“标签”单元格，直接输入相应的内容即可定义该变量。它的作用是对变量名称做进一步的解释和说明，避免遗忘和混淆。

（6）值标签定义　用于定义变量值标签。选中某个变量的“值”单元格，单击，弹出值标签对话框，定义性别变量值时，0代表男，1代表女。

（7）缺失值　缺失属性用于定义变量缺失值。SPSS中缺失值包括用户自定义缺失值和系统缺失值。

（8）度量标准　在SPSS中，按照对事物描述的精确程度，可以将变量分为3种度量标准，度量（scale)，名义（nominal)，序号（ordinal)，因为不同的变量度量标准适用不同的统计模型，因此正确定义一个变量的度量标准很重要。

1）度量（scale）变量：通常也称连续变量，表示变量的值通常是连续的、无界限的，如员工收入、企业销售额等。

2）名义（nominal）变量：通常也称无序分类变量，表示变量的值是离散的、相对有限个数的，通常变量值的个数不超过10，而且变量值之间没有顺序关系。

3）序号（ordinal）变量：通常也称有序分类变量，表示变量的值是离散的，相对有限个数的，但值之间是有顺序关系。

（9）角色　满足角色要求的变量将自动显示在目标列表中，包括以下几个可用角色。

1）输入：变量将用作输入，如预测变量、自变量。

2）目标：变量将用作输出或目标，如因变量。

3）两者：变量将同时用做输入和输出。

4）无：变量没有角色分配。

5）分区：变量用于将数据划分为单独的训练、检验和验证样本。

6）拆分：该项的存在主要是为了能够和Clementine相互兼容。具有此角色的变量不会在 SPSS 中自动成为拆分文件变量。

3. 在数据视图填写数据，单击“数据视图”选项卡，进入数据视图输入原始数据。

4. 保存数据文件。SPSS 数据录入并编辑整理完成以后应及时保存，以防数据丢失。保存数据文件可以通过【文件】→【保存】，或【文件】→【另存为】菜单方式来执行。在数据保存对话框中根据不同的要求进行 SPSS 数据保存。

二、数据整理

SPSS 所使用的数据格式也需遵守相应的格式要求，一般情况下，其基本原则如下：①同一个案（Case）的数据应当独占一行，即一行一个案；②每一个测量指标或影响因素只能占据一列的位置，即一列一变量。在 SPSS 中，数据整理的功能主要集中在“数据”和“转换”两个主菜单命中，下面的操作案例以 SPSS 安装配套数据样本文件 accidents. sav 为例，介绍常见的 6 种数据整理的操作。

（一）数据排序

对数据按照某一个或多个变量的大小排序，有利于对数据的总体浏览。打开数据文件 accidents. sav，选择菜单【数据】→【排列个案】，打开对话框选择年龄段进行排序，如图 4 - 50 所示。

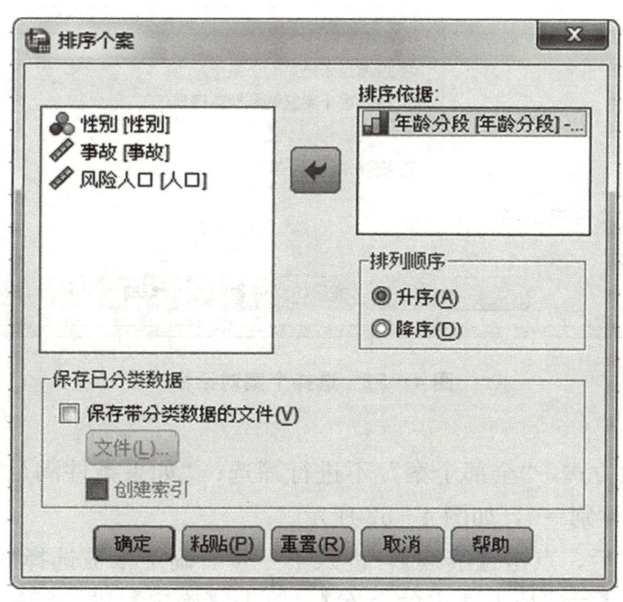

图 4 - 50　排列个案对话框

（二）抽样

在统计分析中，有时不需要对所有的观测进行分析，而可能只对某些特定的对象有兴趣。利用 SPSS 的“选择个案”命令可以实现这种样本筛选的功能。选择“性别为男”的观测，基本操作说明如下。

1. 打开数据文件 accidents. sav，选择【数据】→【选择个案】命令，打开对话框，如图 4－51 所示。

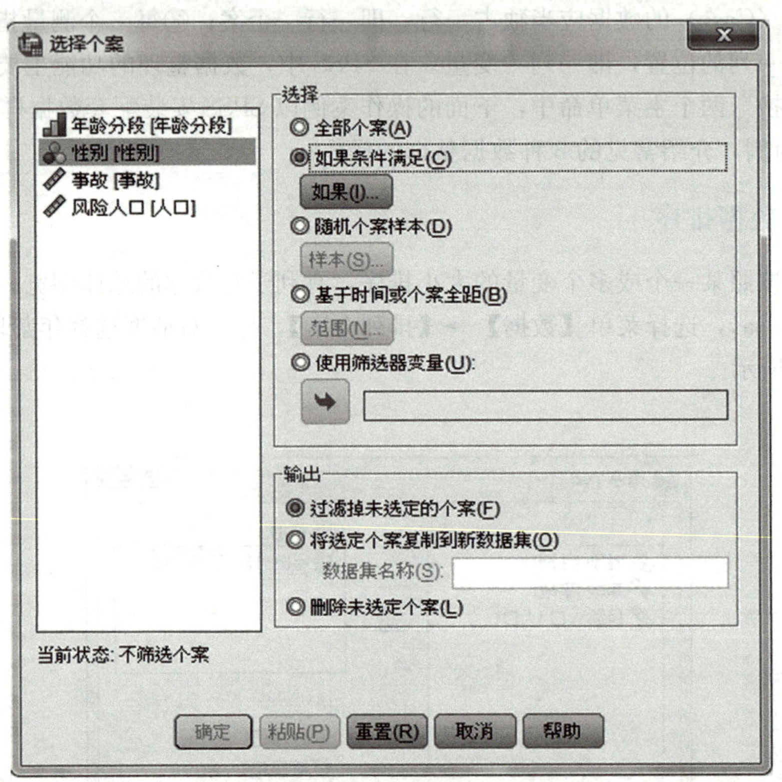

图 4－51 选择个案对话框

2. 指定抽样的方式，“全部个案”不进行筛选；“如果条件满足”按指定条件进行筛选。本例设置：性别＝0，如图 4－52 所示。

3. 设置完成以后，点击【继续】，进入下一步。确定未被选择的观测的处理方法，这里选择默认选项【过滤掉未选定的个案】。单击【确定】进行筛选，结果如图 4－53 所示。

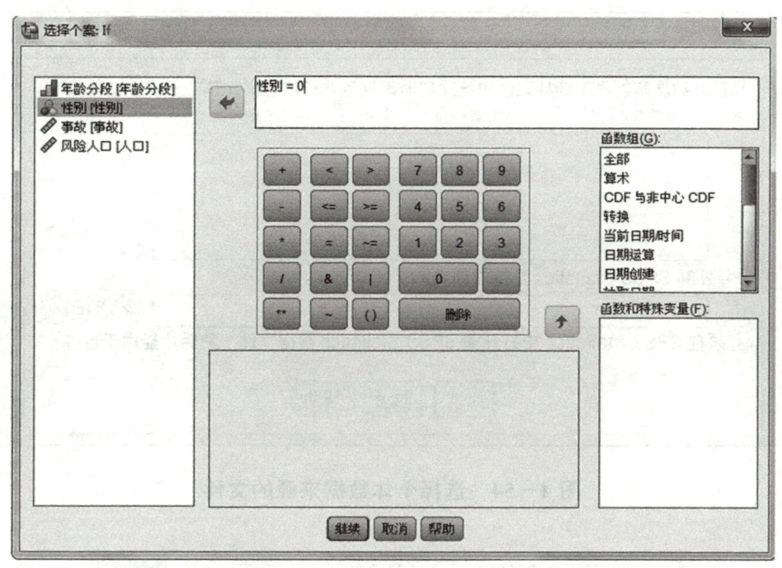

图 4－52　选择个案对话框

*accidents.sav [数据集1] - IBM SPSS Statistics 数据编辑器

文件(F)　编辑(E)　视图(V)　数据(D)　转换(T)　分析(A)　直销(M)　图

24 : filter_$

	年龄分段	性别	事故	人口
1	1	1	57997	198522
2	2	1	57113	203200
3	3	1	54123	200744
4	1	0	63936	187791
5	2	0	64835	195714
6	3	0	66804	208239

图 4－53　选择个案的结果

（三）增加个案的数据合并

将新数据文件中的观测合并到原数据文件中，在 SPSS 实现数据文件纵向合并的方法如下。

选择菜单【数据】→【合并文件】→【添加个案】，如图 4－54 所示。选择需要追加的数据文件，单击打开按钮，弹出添加个案对话框，如图 4－55 所示。

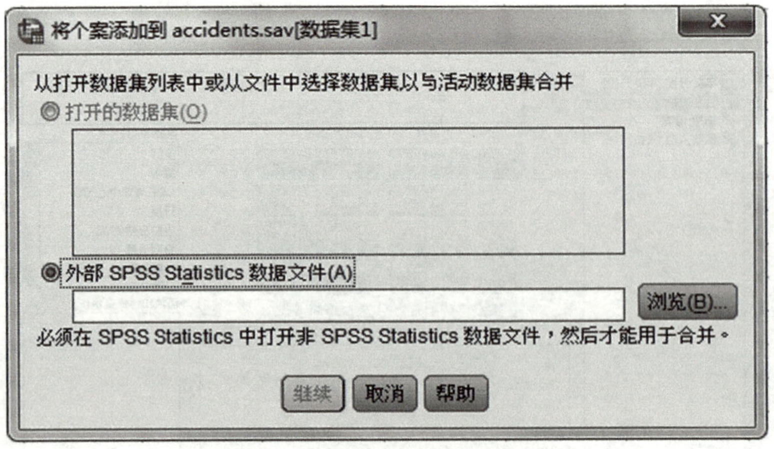

图 4-54　选择个体数据来源的文件

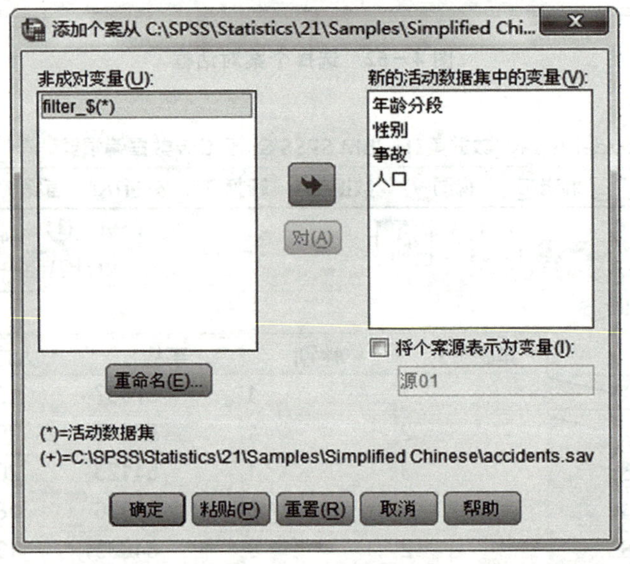

图 4-55　选择变量

(四) 增加变量的数据合并

增加变量是指把两个或多个数据文件实现横向对接。例如，将不同课程的成绩文件进行合并，收集来的数据被放置在一个新的数据文件中。在 SPSS 中实现数据文件横向合并的方法如下。

1. 选择菜单【数据】→【合并文件】→【添加变量】，选择合并的数据文件，单击【打开】，弹出添加变量，如图 4-56 所示。

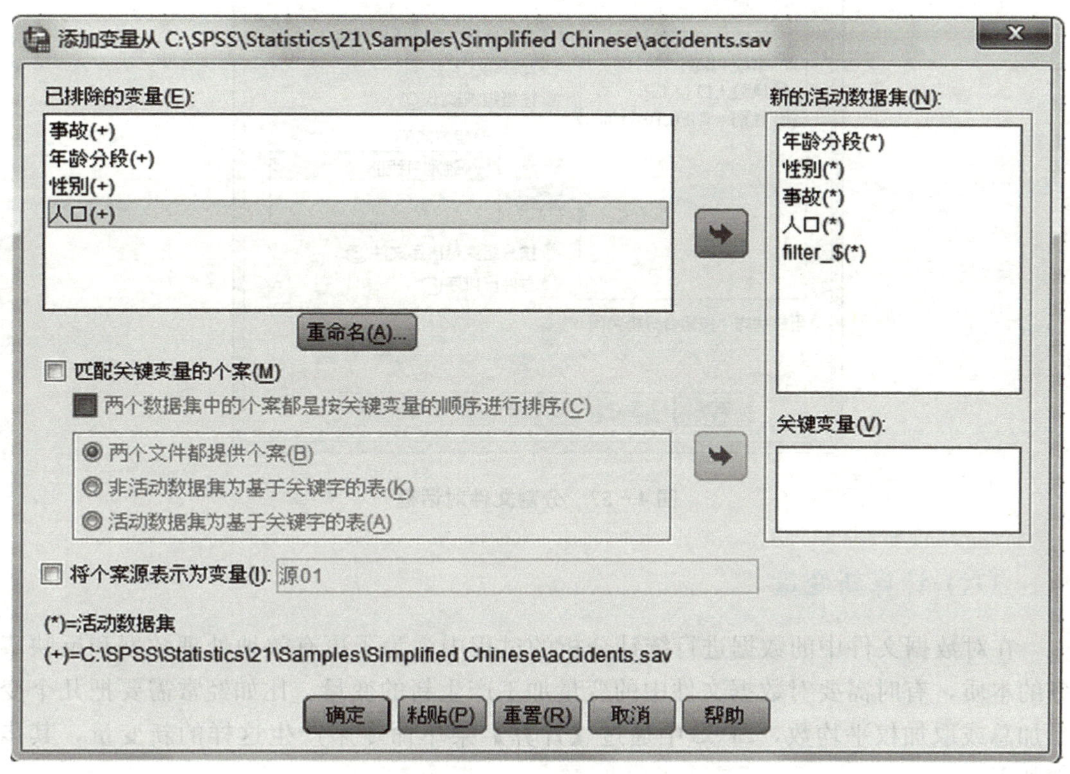

图 4－56　添加变量对话框

2. 单击【确定】执行合并命令。两个数据文件将按观测的顺序一对一地横向合并。

（五）数据拆分

在进行统计分析时，经常要对文件中的观测进行分组，然后按组分别进行分析。例如要求按性别不同分组。在 SPSS 中具体操作如下。

1. 选择菜单【数据】→【分割文件】，打开对话框，如图 4－57 所示。

2. 选择拆分数据后，输出结果的排列方式，该对话框提供了 3 种方式：①对全部观测进行分析，不进行拆分；②在输出结果时将各组的分析结果放在一起进行比较；③按组排列输出结果，即单独显示每一分组的分析结果。

3. 选择分组变量。

4. 选择数据的排序方式。

5. 单击【确定】按钮，执行操作。

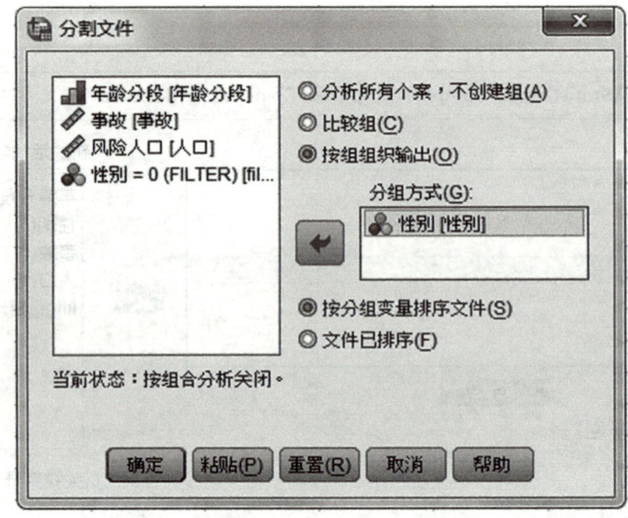

图 4－57　分割文件对话框

（六）计算新变量

在对数据文件中的数据进行统计分析的过程中，为了更有效地处理数据和反映事务的本质，有时需要对数据文件中的变量加工产生新的变量。比如经常需要把几个变量加总或取加权平均数，SPSS 中通过【计算】菜单命令来产生这样的新变量，其步骤如下。

1. 选择菜单【转换】→【计算变量】，打开对话框，如图 4－58 所示。

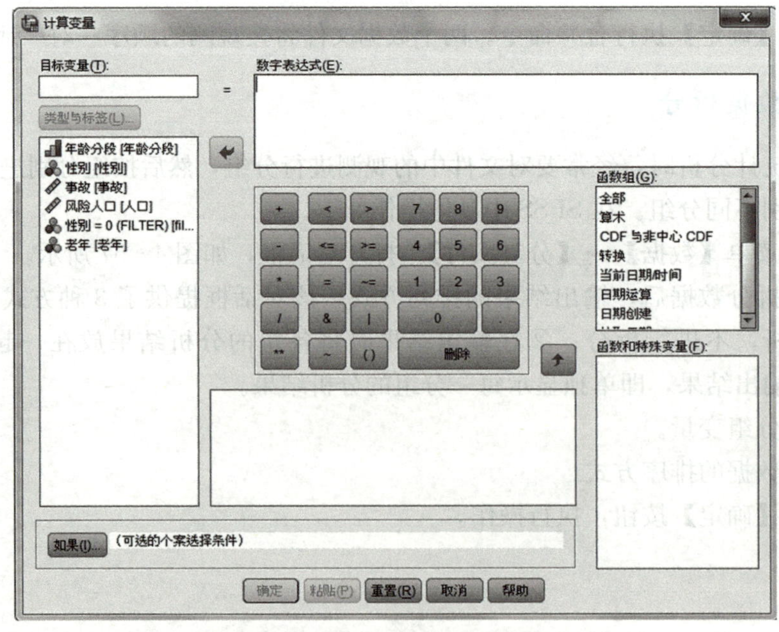

图 4－58　计算变量对话框

2. 在目标变量输入框中输入生成新变量的变量名。单击输入框下面类型与标签按钮，在跳出的对话框中可以对新变量的类型和标签进行设置。

3. 在数字表达式输入框中输入新变量的计算表达式，“年龄分段＜＝1”。

4. 单击【如果】按钮，弹出子对话框，如图 4－59 所示。包含所有个体，对所有的观测进行计算；如果个案满足条件则包括仅对满足条件的观测进行计算。

5. 单击【确定】按钮，执行命令，可以在数据文件中看到一个新生成的变量。

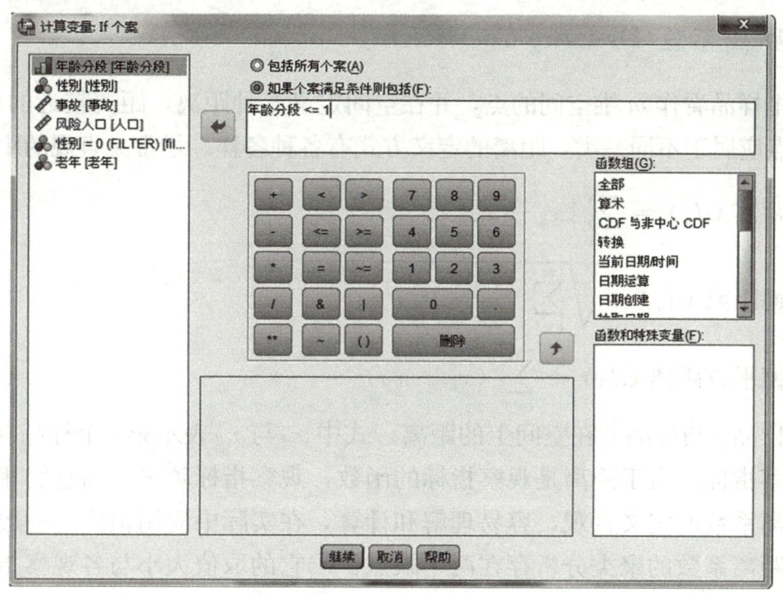

图 4－59　IF 个案对话框

第七节　聚类分析

人们认识自然界很重要的一种方法是对事物进行分类，有了分类才有了科学，当观察指标较少时，主要依靠经验和专业知识来进行分类；当观察指标较多时，只凭经验和专业知识有时不能确切分类，于是数学与分类的方法逐渐被引进到分类学中，形成了数值分类学。近年来，由于电子计算机技术的发展和多元统计的发展，数值分类学逐渐形成了一个新的分支，称为聚类分析，也称集群分析、群分析、点群分析等。聚类分析是研究“物以类聚”的一种统计方法，是一群尚无明确分类的样品，根据它们所表现的数量特征，按相似程度的大小加以归类。虽然已有十几年的历史，但仍很不完善，其想象多于理论，聚类的统计量及方法都没有定型。目前，聚类分析，在理论和方法上都还不十分成熟，有待进一步的发展和完善，但由于它能解决许多实际问题，引来人们极大的兴趣。

聚类分析根据客观的需要分为两类：①对样品聚类，如根据疾病的多种临床特点把它分为轻型、一般型和重型等，这是对患者的分类，也称为 Q 型聚类分析；②对观察指标聚类，如儿童发育研究，把观察指标可分为形态类指标和机能类指标，称为 R 型聚类分析。R 型聚类是指将多个指标归类的方法，其目的是将指标降维，从而选择有代表性的指标。

一、聚类分析中需要的统计量

聚类分析的核心是要提出一种能客观描述研究对象之间相似程度（Similarity）大小的统计量以此为分类的基础，常用的统计量有以下。

（一）距离系数(Distance Coefficient)

将每一个样品看作 m 维空间的点，并在空间定义某种距离，距离较近的点归为一类，距离较远的点应属于不同一类，距离的定义方式有各种各样。最常见直观的距离如下。

绝对值距离 $(d_{ij}) = \sum_{l=1}^{m} |x_{il} - x_{jl}|$

欧几里德距离 $(d_{ij}) = \sqrt{\sum_{l=1}^{m} (x_{il} - x_{jl})^2}$

欧几里德平方距离 $(d_{ij}) = \sum_{l=1}^{m} (x_{il} - x_{jl})^2$

它表示样品 i 与样品 j 在空间上的距离。式中 x_{il} 与 x_{jl} 表示第 i 个样品与第 j 个样品的第 1 个观察指标。由于距离是观察指标的函数，观察指标越多，则它们相差的平方和也越大。距离系数的定义直观，容易理解和计算，在实际中应用很广，一般常用于样品的聚类。但距离系数的聚类分析存在两个缺点：①它的取值大小与各观察指标的量纲有关，受取值大的观察指标影响较大，因此有时需考虑变量变换；②由于是直角坐标系上的距离，没有考虑指标之间的相关性。

克服第一个缺点的方法常用变换处理。

1. 中心变换

$$x_{ij}^{1} = x_{ij} - \bar{x}_j, \text{其中} \bar{x}_j = \frac{1}{m}\sum_{i=1}^{m} x_{ij}$$

2. 标准差标准化

$$x_{ij}^{1} = \frac{x_{ij} - \bar{x}_j}{s_j}, \text{其中} \bar{x}_j = \frac{1}{m}\sum_{i=1}^{m} x_{ij}, s_j = \sqrt{\frac{\sum_{i=1}^{m}(x_{ij} - \bar{x}_j)^2}{m-1}}$$

克服第二个缺点的方法常采用聚类相似系数统计量。

（二）相似系数

用某种相似关系来描述样品之间的相关程度，性质越近的样品归为一类，不相似的样品归为不同一类。常用的相似系数有以下。

1. 余弦相似度

余弦相似度用向量空间中两个向量夹角的余弦值作为衡量两个个体间差异的大小。

余弦值越接近 1，就表明夹角越接近 0 度，也就是两个向量越相似，这称为余弦相似性。它的定义如下。

$$C_{ij}(l)=\frac{\sum_{k=1}^{n}x_{ki}x_{kj}}{\sqrt{(\sum_{k=1}^{n}x_{ki})^2(\sum_{k=1}^{n}x_{kj})^2}}$$

它是向量（x_{1i}、x_{2i}……x_{ni}）和（x_{1j}、x_{2j}……x_{nj}）之间的夹角余弦，记为 $\cos\theta$。

2. 相关系数

这是回归分析中经常使用的，实际是将数据标准化后的夹角余弦，它的定义如下。

$$r_{ij}=\frac{\sum_{k=1}^{n}(x_{ki}-\bar{x}_i)(x_{kj}-\bar{x}_j)}{\sqrt{[\sum_{k=1}^{n}(x_{ki}-\bar{x}_i)^2][\sum_{k=1}^{n}(x_{kj}-\bar{x}_j)^2]}}$$

相似系数的取值为（−1，1），相似系数的绝对值越大，表明指标之间的关系越密切；值越小表明指标之间的关系疏远。

二、聚类方法

本节主要介绍三种常用的聚类方法：①系统聚类法（阶梯聚类法 Hierarchical clustering）；②动态聚类法（逐步聚类法）；③两步聚类法。

（一）系统聚类法

系统聚类法是先将几个样品各自看成一类，选择相似程度最大的（距离系数最小或相关系数最大）样品对作为一类，然后选择相似程度次大的样品对其归类，如此继续。归类的规则如下。

1. 若两个样品在已经形成的类中没有出现过，则成立一个新类。
2. 若两个样品有一个在已经形成的类中出现过，则另一个样品加入该类。
3. 若两个样品分别出现在已经形成的两类中，则把这两类合并为一个大类。

这样反复进行直到所有的样品都成一类为止，形成一个分类系统。将整个聚类过程做成聚类图，最后按聚类的实际情况选择适当的分类。

新类与另一类之间的类间合并递推计算常用方法如下。

（1）最短距离法。将类间距离定义为两类中距离最小的一对样本之间的距离。

（2）最长距离法。将类间距离定义为两类中距离最大的一对样本之间的距离。

（3）组间距离法。将类间距离定义为两类样本两两之间距离的平均值。

（4）组内距离法。将两类合并后，所有样本之间的平均距离定义为类间距离。

（5）中位数距离法。将类间距离定义为两类变量中位数之间的距离。

（6）离差平方和法。将类间距离定义为两类中所有样本的离均差平方和的和。

（7）重心法。类与类之间的距离用两类之间重心距离表示。

例 4－6：某小学 10 名 9 岁男生在 6 个项目的智力测验得分见表 4－5。

表 4－5 智力表

被测试者编号 NO	常识 A	算术 B	理解 C	填图 D	积木 E	译码 F
1	14	13	28	14	22	39
2	10	14	15	14	34	35
3	11	12	19	13	24	39
4	7	7	7	9	20	23
5	13	12	24	12	26	38
6	19	14	22	16	23	37
7	20	16	26	21	38	69
8	9	10	14	9	31	46
9	9	8	15	13	14	46
10	9	9	12	10	23	46

用聚类分析方法对这 10 名小学生按智力状况进行分类。

解：这是一个样品聚类的问题。我们采用距离系数作为聚类用的统计量，并用系统聚类法进行聚类。由于智力测验各项目之间的数值差别不大，故直接用欧几里德距离进行分类。

利用欧几里德距离公式，计算出各个学生之间的距离系数如图 4－60 所示。

Case	Euclidean Distance									
	1	2	3	4	5	6	7	8	9	10
1	.000	18.601	9.798	28.478	6.245	8.426	35.412	19.621	18.248	19.053
2	18.601	.000	11.747	22.068	13.077	16.093	37.026	13.153	23.643	17.117
3	9.798	11.747	.000	21.749	5.916	9.539	36.139	12.124	13.601	11.000
4	28.478	22.068	21.749	.000	24.900	25.923	56.524	26.683	25.495	23.917
5	6.245	13.077	5.916	24.900	.000	8.367	35.426	14.765	17.944	15.684
6	8.426	16.093	9.539	25.923	8.367	.000	35.986	19.339	18.868	18.493
7	35.412	38.026	36.139	56.524	35.426	35.986	.000	31.984	38.406	35.228
8	19.621	13.153	12.124	26.683	14.765	19.339	31.984	.000	17.607	8.367
9	18.248	23.643	13.601	25.495	17.944	18.868	38.406	17.607	.000	10.000
10	19.053	17.117	11.000	23.917	15.684	18.493	35.228	8.367	10.000	.000

This is a dissimilarity matrix

图 4－60 各学生之间的距离系数

聚类的过程如下。

(1) 在距离系数表中选最小值 $d_{5.3}$＝5.916，按归类原则 1，把第 5 及第 3 两个样品归成一类。

(2) 选择距离系数次小的样品对：$d_{5.1}$＝6.245，因样品 5 与样品 3 归成同一类，根据归类原则 2，把样品 1 与样品 3、样品 5 归成同一类。

(3) 选择距离系数再次小的样品对，这时有 $d_{6.5}$ 及 $d_{10.8}$ 都等于 8.367，由于样品 5 已与样品 1、样品 3 归成一类，所以根据归类原则 2 把第 6 号样品归入样品 1、样品 3、样品 5 这一类中。对于第 8、第 10 这一对样品，则根据归类原则 1 独立成一个新类。聚类过程如图 4－61 所示。

Agglomeration Schedule

Stage	Cluster Combined		Coefficients	Stage Cluster First Appears		Next Stage
	Cluster 1	Cluster 2		Cluster 1	Cluster 2	
1	3	5	5.916	0	0	2
2	1	3	6.245	0	1	4
3	8	10	8.367	0	0	5
4	1	6	8.367	2	0	6
5	8	9	10.000	3	0	6
6	1	8	11.000	4	5	7
7	1	2	11.747	6	0	8
8	1	4	21.749	7	0	9
9	1	7	31.984	8	0	0

图 4－61　聚类过程

新类与另一类之间的类间合并递推计算采用最短距离法。聚类的过程用 SPSS 统计软件处理得到。

用树枝图（dendrogram）（或称联接树，linkage tree）来表示聚类的结果，如图 4－62 所示。

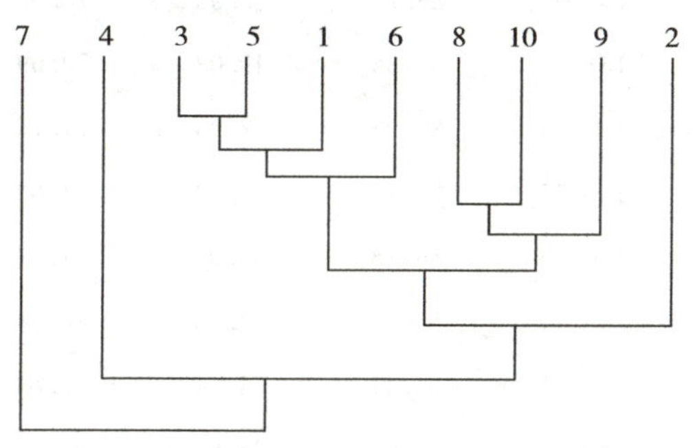

图 4－62　聚类树状图

根据实际的应用，把这里 10 名男学生的智力分为三类比较合理：①第一类为智力优异型，包括一个样品（样品 7）；②第二类为智力发达型，包括 8 个样品（样品 2，1，3，5，6，8，10，9）；③第三类为智力欠发达型，包括一个样品（样品 4）。

在实践中可采用不同的类与类之间的计算公式，得出不同结果，然后根据实际情况选择一种合适的分类方案。

不同的方法分类效果也有差异，那么究竟采用哪一种分类为好？解决的方法是根据分类问题本身的知识取舍；另一办法是将几种分类方法的共性提取出来，有争论的样品先放一边。

例 4－7：今测得我国 27 个少数民族 16 岁男孩身高、坐高、体重、胸围、肩宽与骨盆宽 6 个指标见表 4－6，现进行种族聚类分析，以探讨我国少数民族儿童体型分类与人类学特征关系。

表 4-6　我国少数民族 16 岁男孩身体形态指标表

民族	样品号	身高	坐高	体重	胸围	肩宽	骨盆宽
纳西族	1	165.13	88.76	51.60	78.31	36.39	26.96
朝鲜族	2	164.83	89.87	53.32	83.04	37.24	36.52
回族	3	164.58	88.15	51.38	80.49	36.05	26.27
维吾尔族	4	164.56	87.02	51.18	81.63	36.14	26.84
哈萨克族	5	164.46	86.84	54.25	81.21	35.67	26.74
黎族	6	164.13	87.18	50.14	81.88	36.88	26.13
白族	7	164.64	87.00	49.85	78.99	36.24	26.44
柯尔克孜族	8	164.64	86.89	50.85	82.09	35.54	25.01
蒙古族	9	164.45	86.99	52.28	79.04	35.78	26.51
东乡族	10	163.00	88.11	50.48	80.37	36.43	26.87
藏族	11	162.40	86.58	47.46	79.38	35.5	24.65
羌族	12	162.18	86.95	52.18	82.50	35.85	26.43
壮族	13	162.01	86.71	48.93	78.00	36.59	26.27
土族	14	161.86	87.35	49.03	79.69	35.68	26.22
傣族	15	160.78	84.92	47.99	77.76	35.49	25.64
彝族	16	160.77	85.35	48.70	81.63	53.58	24.92
傈僳族	17	160.69	86.18	48.94	81.89	35.47	25.84
撒拉族	18	160.44	86.05	47.05	78.88	35.93	25.71
土家族	19	160.27	86.41	51.51	79.84	35.66	26.02
哈尼族	20	159.05	85.08	48.95	80.87	35.46	25.85
佤族	21	168.25	85.14	49.31	79.32	36.02	25.29
畲族	22	158.18	85.45	46.93	79.83	34.73	25.26
布依族	23	157.98	84.79	47.60	79.04	35.11	25.66
苗族	24	157.61	84.57	43.39	78.45	35.20	26.15
侗族	25	157.23	83.90	46.9	78.59	34.73	25.57
瑶族	26	157.05	84.55	46.54	78.61	35.20	25.96
拉祜族	27	153.13	81.63	43.40	77.42	33.82	24.62

解：本例对各样品聚类，为 Q 型聚类分析。采用欧氏距离为聚类统计量，新类与另一类之间的类间合并递推计算采用欧几里得最短距离法。

首先对数据作标准差标准化，结果见表 4-7。

表 4-7 数据标准化表

身高	坐高	体重	胸围	肩宽	骨盆宽	民族
1.04	1.51	0.88	−1.04	0.00	1.57	纳西族
0.95	2.17	1.53	1.96	0.25	0.89	朝鲜族
0.88	1.14	0.80	0.34	−0.09	0.51	回族
0.87	0.47	0.72	1.06	−0.07	1.38	维吾尔族
0.84	0.36	1.88	0.80	−0.20	1.23	哈萨克族
0.74	0.56	0.33	1.22	0.14	0.29	黎族
0.89	0.46	0.22	−0.61	−0.04	0.77	白族
0.89	0.39	0.60	1.35	−0.24	−1.43	柯尔克孜族
0.84	0.45	1.14	−0.58	−0.17	0.88	蒙古族
0.40	1.12	0.46	0.27	0.01	1.43	东乡族
0.23	0.20	−0.68	0.36	−0.25	−1.98	藏族
0.16	0.43	1.10	1.61	−0.15	0.75	羌族
0.12	0.28	−0.12	−1.23	0.06	0.20	壮族
0.07	0.66	−0.09	−0.16	−0.20	0.43	土族
−0.26	−0.79	−0.48	−1.39	−0.25	−0.46	傣族
−0.26	−0.53	−0.21	1.06	4.90	−1.57	彝族
−0.28	−0.04	−0.12	1.23	−0.26	−0.20	傈僳族
−0.36	−0.11	−0.83	−0.68	−0.13	−0.35	撒拉族
−0.41	0.10	0.85	−0.07	−0.21	0.12	土家族
−0.77	−0.69	−0.12	0.58	−0.26	−0.14	哈尼族
1.97	−0.66	0.02	−0.40	−0.10	−0.54	佤族
−1.03	−0.47	−0.88	−0.08	−0.47	−1.05	畲族
−1.09	−0.87	−0.63	−0.58	−0.36	−0.43	布依族
−1.20	−1.00	−2.22	−0.95	−0.34	0.32	苗族
−1.31	−1.40	−0.89	−0.86	−0.47	−0.57	侗族
−1.37	−1.01	−1.03	−0.85	−0.34	0.03	瑶族
−2.53	−2.76	−2.21	−1.60	−0.73	−2.03	拉祜族

聚类的过程用 SPSS 统计软件处理得到用冰柱图和树状图的聚类结果如图 4-63、图 4-64 所示。

从冰柱图中可以看出，如果以最高的三根冰柱为界，则可以把少数民族分为四类，第一类是最高冰柱左侧，包括彝族；第二类是第二高冰柱与第一高冰柱之间，包括拉祜族；第三类是第三高冰柱与第二高冰柱之间，包括哈尼族、傈僳族、苗族、瑶族、侗族、布依族、畲族、撒拉族、傣族、佤族、藏族、柯尔克孜等共 12 种民族；第四类是第三高冰柱右边区域，包括朝鲜族、哈萨克族、黎族、羌族、维吾尔族、土家族、土族、壮族、蒙古族、白族、东乡族、回族、纳西族共 13 种民族。

根据树状聚类图显示聚类结果可以看出，若按距离 $D=12$ 为阀值，凡两类样品间距离 $d_{ij}<12$ 的样品定位一类，则可以在图中纵轴等于 12 处分类，可分为四类，即朝鲜族、哈萨克族、黎族、羌族、维吾尔族、土家族、土族、壮族、蒙古族、白族、东乡族、回族、纳西族 13 种民族为一类；哈尼族、傈僳族、苗族、瑶族、侗族、布依族、畲族、撒拉族、傣族、佤族、藏族、柯尔克孜族共 12 种民族为一类；彝族为一类；拉祜族为一类。

冰柱图与树状图的聚类结果一致。

从我国民族分布情况来看，第一类中 13 个民族主要分布在我国东北、西北地区，人体体型高大；第二类 12 个民族主要分布在四川、云南，人体体型中等；第三类和第四类主要分布在广西、贵州，人体体型瘦小，因而可以认为地域环境状况与少数民族青少年生长发育有一定的联系，为进行探讨各少数民族人种发生与迁移提供了有益的信息。

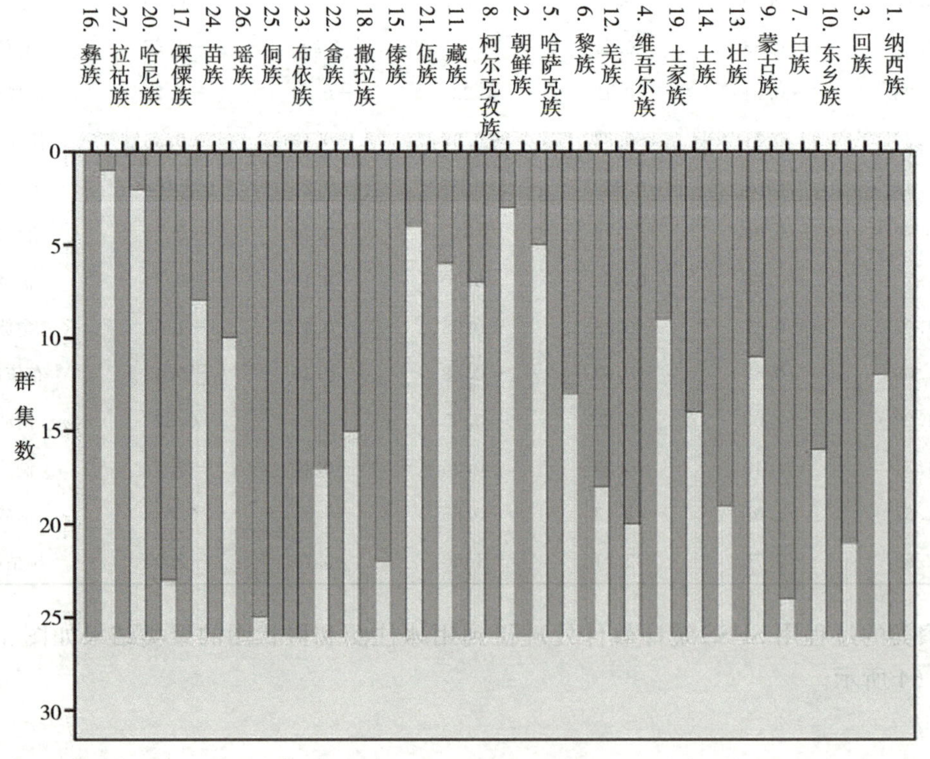

图 4-63 聚类冰柱图

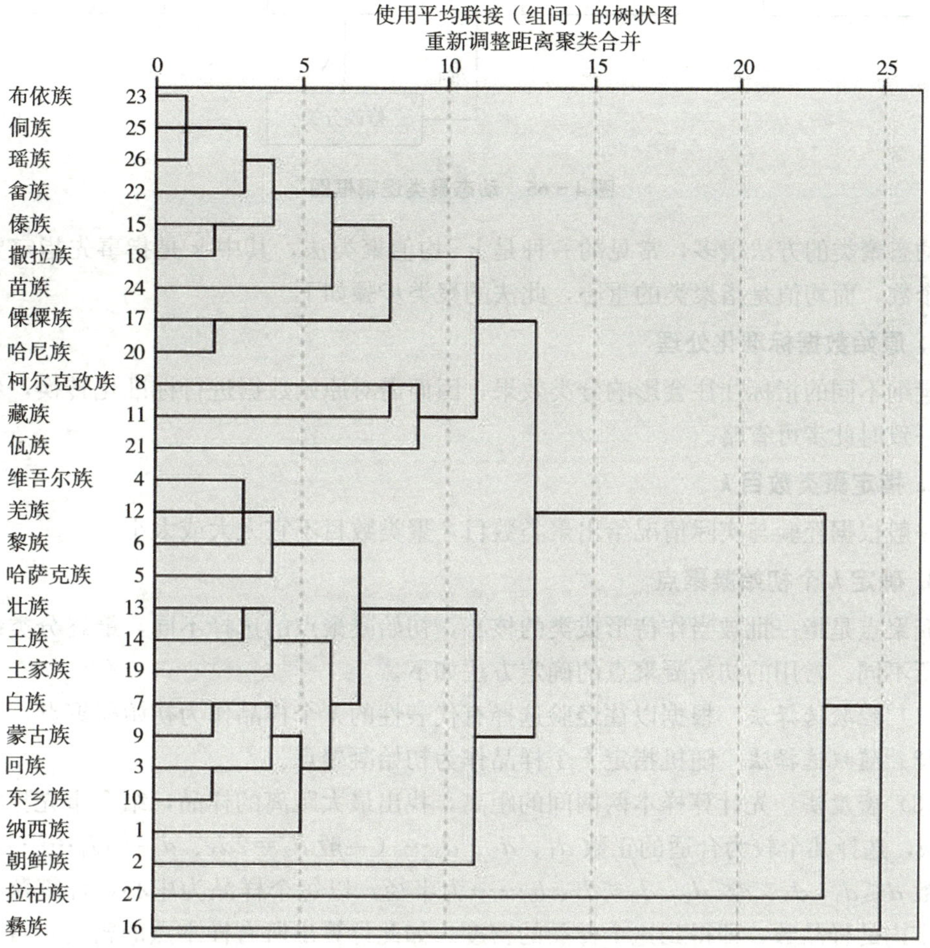

图 4-64 聚类树状图

（二）动态聚类法（k-均值聚类法）

用系统聚类法在聚类过程中需要经过多次合并，计算量一般比较大，克服这个缺点的想法为先给出一个粗糙的初始分类，然后按照某种原则进行修改，直到分类比较合理为止，这种聚类方法称为动态聚类法。动态聚类法又称快速聚类法，其基本思路是按照一定的方法选取一批凝聚点，然后让样品向最近的凝聚点凝聚，形成初始分类；初始分类不一定合理，然后按最近距离原则修改不合理分类，直到分类比较合理为止，从而形成一个最终的分类结果。其分类思路如图 4-65 所示。

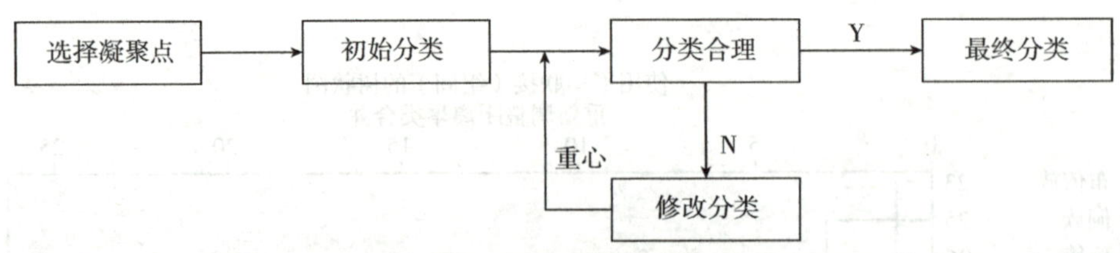

图 4-65　动态聚类逻辑框图

动态聚类的方法很多，常见的一种是 k-均值聚类法，其中 k 是指事先指定要分的类别个数，而均值是指聚类的重心，此法的聚类步骤如下。

1. 原始数据标准化处理

量纲不同的指标往往会影响分类效果，因而需对原始数据进行标准化转换，各指标量纲一致时此步可省略。

2. 指定聚类数目 *k*

一般根据经验与实际情况给出聚类数目，聚类数目不宜太大或太小。

3. 确定 *k* 个初始凝聚点

凝聚点是指一批被当作待形成类的核心，初始凝聚点的选择不同，最终分类结果也将有所不同。常用的初始凝聚点的确定方法如下。

（1）经验选择法　根据以往经验选择有代表性的 k 个样品作为初始凝聚点。

（2）随机选择法　随机指定 k 个样品作为初始凝聚点。

（3）密度法　先计算样本两两间的距离，找出最大距离的样品，结合事先指定的类别数 k，选择几个较为合适的正数 d_1、d_2、d_3…（一般 $d_2=2d_1$、$d_3=3d_1$……），分别以正数 $d\leqslant d_1$，$d_1<d\leqslant d_2$，$d_2<d\leqslant d_3$……为半径，以每个样品为中心，计算落在这个中心带内的样品数，即得到这个样品的密度。如此计算出所有样本点的密度，首先选择距离最大、密度大且分布较均匀的样品作为第一凝聚点，然后选出第一凝聚点以外的密度最大的样本点，若它与第一个凝聚点的距离大于 $2d_1$，则将其作为第二个凝聚点。这样按密度大小依次考察，直至全部样品考察完毕为止，找到 k 个初始凝聚点。

例 4-8：从 21 个药厂抽了同类产品，每个产品测了两个指标，数据见表 4-8，试对各厂的质量情况进行分类。

表 4-8　产品指标质量分类表

指标	x1	x2	x3	x4	x5	x6	x7	x8	x9	x10	x11	x12	x13	x14	x15	x16	x17	x18	x19	x20	x21
A	0	0	2	2	4	4	5	6	6	7	−4	−2	−3	−3	−5	1	0	0	−1	−1	−3
B	6	5	5	3	4	3	1	2	1	0	3	2	2	0	2	1	−1	−2	−1	−3	−5

本例将 21 个药厂分成三类比较符合实际情况，确定 $k=3$，计算每个样本之间的欧式距离，以样本间欧式距离 $d<\sqrt{5}$，$d\leqslant\sqrt{5}d\leqslant2\sqrt{5}$，$d>2\sqrt{5}$计算密度数，各样本密度见表4-9。

表 4-9　样本密度表

药厂	x1	x2	x3	x4	x5	x6	x7	x8	x9	x10	x11	x12	x13	x14	x15	x16	x17	x18	x19	x20	x21
$d<\sqrt{5}$	2	2	4	4	3	4	4	4	3	3	3	3	4	3	2	2	4	3	4	3	0
$\sqrt{5}\leqslant d\leqslant 2\sqrt{5}$	3	7	2	7	6	5	3	2	3	1	2	8	4	6	2	11	4	4	4	3	3
$d>2\sqrt{5}$	15	11	14	9	11	11	13	14	14	16	15	9	12	11	16	7	12	13	12	14	17

按密度法确定本例初始凝聚点为 x15（−5，2），x21（−3，−5），x10（7，0），计算各样本点与 x15、x21、x10 的欧式距离，按照凝聚点的最短距离归类原则，得到下列分类。

G1＝{x1，x2，x11，x12，x13，x14，x15}

G2＝{x17，x18，x19，x20，x21}

G3＝{x3，x4，x5，x6，x7，x8，x9，x10}

x16 与 x15、x10 的距离相等，与 x21 的距离较远。x16 只能选择 G1 或 G3 归类，不妨将 x16 放入 G1 中，得初始分类。

G1＝{x1，x2，x11，x12，x13，x14，x15，x16}

G2＝{x17，x18，x19，x20，x21}

G3＝{x3，x4，x5，x6，x7，x8，x9，x10}

采用初始分类中各变量观察值的均数作为第一次修改分类的重心 z1（−2，2.63）、z2（−1，−2.4）、z3（4.5，2.38），形成新的凝聚点，重新分类。

G1＝{x1，x2，x11，x12，x13，x14，x15，x16}

G2＝{x17，x18，x19，x20，x21}

G3＝{x3，x4，x5，x6，x7，x8，x9，x10}

再计算第二次修改分类的重心 m1（−2，2.63），m2（−1，−2.4），m3（4.5，2.38）与第一次修改分类的重心重合，归类结束，分类结果如图 4-66 所示。

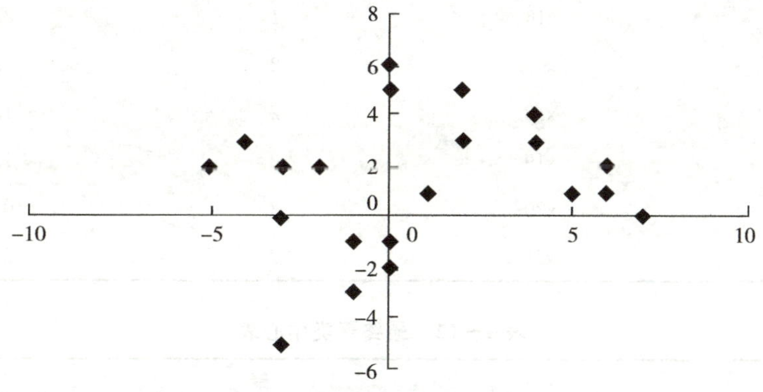

图 4-66　聚类散点图

我们再利用 SPSS 统计软件进行动态聚类分析，所得的结果分别见表 4-10～表 4-13。

表 4－10　初始聚类中心表

	聚类		
	1	2	3
A	−5.00	−3.00	7.00
B	−2.00	−5.00	0.00

表 4－11　聚类成员表

案例号	药厂	聚类	距离
1	x1	1	3.923
2	x2	1	3.105
3	x3	3	3.625
4	x4	3	2.577
5	x5	3	1.700
6	x6	3	0.800
7	x7	3	1.463
8	x8	3	1.546
9	x9	3	2.035
10	x10	3	3.448
11	x11	1	2.035
12	x12	1	0.026
13	x13	1	1.179
14	x14	1	2.809
15	x15	1	3.064
16	x16	1	3.412
17	x17	2	1.720
18	x18	2	1.077
19	x19	2	1.400
20	x20	2	0.600
21	x21	2	3.280

表 4－12　最终聚类中心表

	聚类		
	1	2	3
A	−2.00	−1.00	4.50
B	2.63	−2.40	2.38

表 4-13　每个聚类中的案例数

聚类	1	8.000
	2	5.000
	3	8.000
有效		21.000
缺失		0.000

从图中可以看出，统计软件得出的结果与上面理论分析一致。

动态聚类的优缺点：优点是由于事先指定了类别数，并且类别数远远小于样品数，聚类的速度明显快于系统聚类法；缺点是该方法的应用范围比较有限，只能对样品进行聚类而不能对变量聚类，要求研究者事先知道需要将样品分为多少类，所使用的变量必须是计量变量。

（三）两步聚类法

两步聚类是智能聚类方法的一种，它以样品作为聚类对象，聚类的变量可以同时接纳数值变量和分类变量，它是真正地在利用统计量作为距离指标进行聚类，同时又可以根据一定的统计标准来“自动地”建议甚至于确定最佳的类别数，结果的正确性更有保障。

两步聚类是分成两个步骤完成聚类的，第一个步骤是预聚类，首先对记录进行初步的归纳；第二步是正式聚类，在这个步骤中对第一步中完成的初步聚类按照一定的统计标准确定聚类的类别数量，然后进行再聚类并确定最终的聚类方案。通过两步聚类法可以了解每类样品的特征，为制定决策提供参考。

在两步聚类的每一个阶段中，都会计算反应现有分类是否适合现有数据的统计指标：AIC（Akaike’s information criterion）和 BIC（schwartz’s bayesian criterion）准则，这两个指标越小，说明聚类效果越好，两步聚类算法会根据 AIC 和 BIC 的大小，以及类间最短距离的变化情况来确定最优的聚类类别数。

例 4-10：20 例患者病例数据见表 4-14，性别中 1、2 分别表示男、女，血压中 1、2、3 分别表示低、中、高水平，胆固醇浓度中 1、2 分别表示正常、高水平。试对患者的情况进行归类，并描述每类患者的特征。

表 4-14　20 例患者病例数据表

编号	年龄	性别	血压	胆固醇浓度	血液中钠含量	血液中钾含量
1	32	2	3	1	0.643	0.025
2	23	1	1	2	0.559	0.077
3	43	1	3	2	0.656	0.047

续表

编号	年龄	性别	血压	胆固醇浓度	血液中钠含量	血液中钾含量
4	69	1	1	1	0.849	0.074
5	16	2	3	1	0.834	0.054
6	50	2	2	2	0.828	0.065
7	74	2	1	2	0.793	0.038
8	43	1	1	2	0.627	0.041
9	34	2	3	1	0.668	0.035
10	47	2	1	2	0.896	0.076
11	43	1	1	2	0.526	0.027
12	60	1	2	2	0.777	0.051
13	41	1	1	2	0.767	0.069
14	49	2	2	2	0.790	0.049
15	22	2	2	2	0.677	0.079
16	61	2	1	2	0.559	0.031
17	28	2	2	2	0.564	0.072
18	47	1	1	2	0.597	0.069
19	47	1	1	2	0.739	0.056
20	23	2	3	2	0.793	0.031

表 4－15 是自动聚类表，表中最重要的指标是 BIC 值，即 Bayes 信息准则，其数值越小代表分类效果越好。BIC Change 列反应相邻两种结果的 BIC 值之差，可以看到 BIC 的值以聚为 2 类时最小，在聚到 4 类以后，BIC 的下降就不明显。综合观察，认为应聚 2～4 类。

表 4－15　自动聚类表

聚类数	Schwarz 的 Bayesian 准则 (BIC)	BIC 变化	BIC 变化的比率	距离度量的比率
1	161.635			
2	157.040	−4.594	1.000	1.245
3	159.237	2.197	−0.478	2.156
4	176.320	17.083	−3.718	1.048
5	193.994	17.674	−3.847	1.250
6	214.123	20.129	−4.381	1.894
7	238.890	24.767	−5.391	1.037
8	263.844	24.954	−5.431	1.088
10	314.693	25.492	−5.548	1.174
11	340.845	26.152	−5.692	1.302
12	367.881	27.036	−5.884	1.128
13	395.249	27.368	−5.957	1.408
14	423.367	28.118	−6.120	1.243
15	451.844	28.477	−6.198	1.509

表 4－15 是聚类分布，SPSS 经过计算最终确认一个最佳类别数，2 类。然后描述每类的数值变量和分类变量的特征，见表 4－16～表 4－19。

表 4－15 聚类分布表

		N	组合（%）	总计（%）
聚类	1	11	55.0	55.0
	2	9	45.0	45.0
	组合	20	100.0	100.0
总计		20		100.0

表 4－16 性别表

		1.00		2.00	
		频率	百分比（%）	频率	百分比（%）
聚类	1	0	0.0	11	100.0
	2	9	100.0	0	0.0
	组合	9	100.0	11	100.0

表 4－17 血压表

		1.00		2.00		3.00	
		频率	百分比（%）	频率	百分比（%）	频率	百分比（%）
聚类	1	3	30.0	4	80.0	4	80.0
	2	7	70.0	1	20.0	1	20.0
	组合	10	100.0	5	100.0	5	100.0

表 4－18 胆固醇浓度表

		1.00		2.00	
		频率	百分比（%）	频率	百分比（%）
聚类	1	3	60.0	8	53.3
	2	2	40.0	7	46.7
	组合	5	100.0	15	100.0

表 4－19 两类的年龄、钠含量、钾含量的统计量表

		年龄		钠含量		钾含量	
		均值	标准差	均值	标准差	均值	标准差
聚类	1	39.6364	18.05144	0.73136	0.114242	0.05045	0.019892
	2	46.2222	12.78454	0.67744	0.110449	0.05678	0.016843
	组合	42.6000	15.86257	0.70710	0.112973	0.25330	0.018388

三、讨论

（一）聚类分析方法的选择

聚类分析是一种探索性的统计方法，针对不同的数据可能有不同的适合方法，所以很难判断哪一种方法的结果最好，但重要的原则就是聚类结果的可解释性，SPSS 软件中聚类方法的选择可以从以下几个方面考虑。

1. 聚类类型

如果是样品聚类，系统聚类、动态聚类、两步聚类方法都可以；如果是变量聚类，只能选择系统聚类法。

2. 样本含量

对于样品聚类，如果 $n<100$，三种方法都可以用，但优先考虑系统聚类法，因为软件提供的系统聚类法的距离计算方法、类间距离定义方法、数据标准化的方法最丰富，而且树状图直观形象、易于理解；如果 $n>1000$，那么应考虑快速聚类法或两步聚类法；样本量介于 100～1000 之间，理论上三种方法都可以，但结果的展示会比较困难。

3. 参与聚类的变量类型

如果都是计量变量，则三种方法都可以选择；如果包含计数变量，应该使用两步聚类法。

4. 是否指定类别数量

两步聚类法按照一定的统计标准自动给出类别的数量，系统聚类法可以产生一定类别范围的聚类结果，而快速聚类法要求使用者必须事先给出聚类的类别数。

（二）聚类结果的检验

聚类分析结果的有用性可以通过专业知识判断；结果的可靠性、稳定性可以通过一定的比较得到感性认识。

1. 聚类分析的结果在各类别中所包含的样本或指标数量应大致相当，除非针对特定的目的，如果某一聚类结果过于集中在某一类，就有理由怀疑结果的有用性。

2. 可以对同一数据集使用不同的方法进行聚类，比较两个聚类结果。如果两个结果在类别数量、样品所属类别、类别特征等方面有很大差异，则有理由怀疑聚类结果的稳定性。

（三）聚类结果的解释和描述

1. 变量对于结果的重要性

在快速聚类中，以聚类结果为分组变量，对各变量进行单因素方差分析，以 F 值的大小说明变量的相对重要性。

2. 对于类别特征的描述

主要通过描述性统计量和各种统计图形来进行，但也可以结合统计检验的结果。在样本较大的情况下，如果某变量在各分类间差别没有统计学意义，那么就可以考虑剔除该变量。

第八节　判别分析

在医学中经常遇到需要判别的问题。如临床医师需要根据患者的一系列症状、体征及检查结果来诊断该患者所患的是什么疾病，法医要判断死者是自杀还是他杀等。对于临床医生来说，经验越丰富则诊断（判别）得越准确。但如何使经验不丰富的人也能够进行有效的判别，或者对于有经验的人也不至于因某种失误而发生错判。近代统计学发展起来的一系列判别分析（Discrimination Analysis）方法可以用来指导实际工作者对事物进行正确的判别归类。判别分析是根据已掌握的一批分类明确的样品，判定一个分类标准来指导以后对新样品的归类。判别分析的方法很多，本节只介绍费歇尔（Fisher）的二类判别与贝叶斯（Bayes）多类判别问题。

一、两类判别问题的判别分析（Fisher 准则下的判别分析）

一般地说，用单一指标的判别效果不如用多个指标的判别效果好。例如，已知有两类，用Ⅰ与Ⅱ表示类别，每一类都有两项观察指标 X_1 及 X_2，当用单项观察指标 X_1 或 X_2 进行判别时，可绘成如图 4－67 所示的形式，图中的阴影部分是两类重叠而不能明确判别归类的部分。这部分所占的比例越大，该指标判别效果越差。如果我们同时用两个指标 X_1 与 X_2 进行判别，其判别情形如图 4－68 所示，其中图中的两个椭圆分别是类Ⅰ与Ⅱ类的范围。如果将两个指标综合反映到直线 L 上，则此直线上的两类重叠部分显然减少。在多个指标的情形下，判别效果会得到进一步改善。

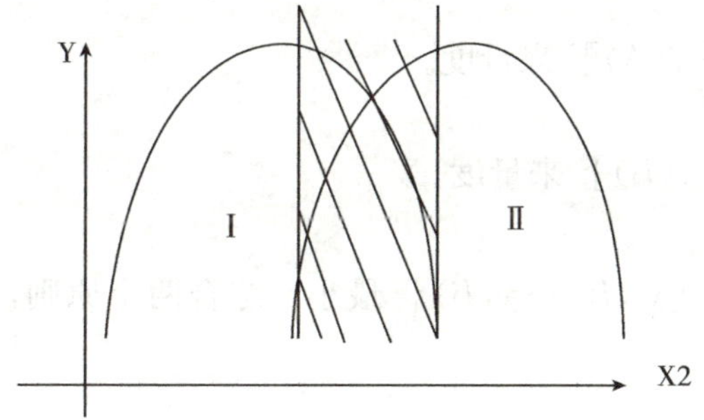

图 4－67　单项观察指标图

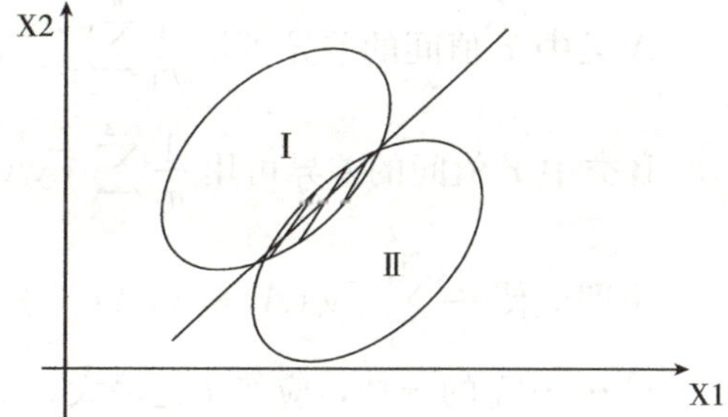

图 4－68　用两个指标进行判别的情况

当然这里所提的多指标都是对判别归类有意义的，而不包括无作用的指标。

临床上对某种疾病的诊断过程是这样的：最初收集疾病的各种指标，属于认识阶段，然后制定一个诊断标准，当有一名新患者就诊时，就收集该患者的各种有关的临床指标并对照诊断标准，从而判断该患者是否患有某种疾病。统计学中的判别分析也遵循这一过程：首先收集一批分类明确样品的各种指标，根据这些指标制定出判别标准，然后用这个判别标准去指导对新个体的分类。下面对二分类判别加以讨论。

费歇尔（Fisher）在1936年对两分类判别提出了一种线性判别函数。

$$Y=b_1X_1+b_2X_2+b_3X_3+\cdots\cdots+b_pX_p$$

式中：Y 是用来对新个体进行判别的综合指标；X_j（j=1、2……p）为观察指标的取值：b_j（j=1，2……p）为判别系数。

（一）Fisher 法原理

设有A、B两类分别含 n_A、n_B 个样品，各测得 m 个指标值，其观察值表达见表4-20。

表4-20 两类各指标表

A类					B类				
编号	X_1	X_2	……	X_m	编号	X_1	X_2	……	X_m
1	X_{11A}	X_{12A}	……	X_{1mA}	1	X_{11B}	X_{12B}	……	X_{1mB}
2	X_{21A}	X_{22A}	……	X_{2mA}	2	X_{21B}	X_{22B}	……	X_{2mB}
……	……	……	……	……	……	……	……	……	……
n_1	X_{n11A}	X_{n12A}	……	X_{n1mA}	n_2	X_{n21B}	X_{n22B}	……	X_{n2mB}
均值	X_{1A}	X_{2A}	……	X_{mA}	均值	X_{1B}	X_{2B}	……	X_{mB}

建立一个判别函数。

$$Y=C_1X_1+C_2X_2+\cdots\cdots+CmXm$$

使得该判别函数能根据指标 X_1、X_2、……Xm 之值区分A、B两类。

决定有 C_1、C_2……C_m 的原则有两个，一为应使A、B两类的 Y 值有最大的差别，即应使 $\bar{Y}$（A）$-\bar{Y}$（B）达到最大，也即$[\bar{Y}(A)-\bar{Y}(B)]^2$ 最大，另一原则为应使同类之间的差异尽可能小。

A类中 Y 值间的差异可用 $\frac{1}{n_1}\sum_{i=1}^{n_1}[y_i(A)-\bar{y}(A)]^2$ 来量度。

B类中 Y 值间的差异可用 $\frac{1}{n_2}\sum_{i=1}^{n2}[y_i(B)-\bar{y}(B)]^2$ 来量度。

也即应使 $\frac{1}{n_1}\sum_{i=1}^{n_1}[y_i(A)-\bar{y}(A)]^2+\frac{1}{n_2}\sum_{i=1}^{n_1}[y_i(B)-\bar{y}(B)]^2$ 最小，综合两个原则，C_1、C_2……C_m的选择，应使 I 达最大。

$$I=\frac{[\bar{Y}(A)-\bar{Y}(B)]^2}{\frac{1}{n_1}\sum_{i=1}^{n_1}[y_i(A)-\bar{y}(A)]^2+\frac{1}{n_1}\sum_{i=1}^{n_1}[y_i(A)-\bar{y}(A)]^2}$$

由于 I 是 Y 的函数，Y 又是 C_1、C_2……C_m 的函数，I 的极大值可据多元函数求极值可求得 C_1、C_2……C_m。

由此得到判别函数的具体表达式为：$Y=C_1X_1+C_2X_2+\cdots\cdots+C_mX_m$

最后的要做的事情就是利用 X_1，X_2……X_m 提供的信息，根据判别函数 Y 值的大小来确定样品应属于A类还是属于B类。即要确定一个 Y 的临界值 Y_c，当 $Y>Y_c$ 时，相应的样品属于A类；当 $Y<Y_c$ 时，相应的样品属于B类。

临界值 Y_c 的确定，一般可取A类、B类判别函数均值的加权平均值，如下。

$$Y_c=\frac{n_1\bar{Y}(A)+n_2\bar{Y}(B)}{n_1+n_2}$$

实际应用上，还可由训练样品中各例求得的 $Y(A)$ 或 $Y(B)$，用移动法求得符合率最高的临界值 Y_c。

如欲对两类判别进行假设检验，当例数 $n=n_1+n_2$ 较大时（通常取 $n>50$），则可用 x^2 检验。当 n 不大时，则用 F 检验，

由上可知，Fisher 法则所确定的判别函数，须使两类的判别值满足以下要求：两类均数之差的平方与类内离均差平方和合计值的比值为最大。这样的做法，实质上是选择适当的投影方向，将 m 维空间中的点投影到低维空间中去，使同类的点尽可能地集中到一起，不同类的点尽可能地分开，这样就到达了分类目的。

（二）计算方法及应用实例

例4-10：医院工作效率和医疗质量的评定是医院管理的一个基本课题，常寻求用少数几项指标对整个医院工作做出快速可靠的评定。某单位曾对工作质量好、差的两类医院的治愈率、病死率、治愈者平均住院天数、临床初步诊断符合率等24项指标做了调查，现从中抽出质量优的（A类）、差的（B类）共20个医院的三项指标：X_1 床位为使用率、X_2 为治愈率、X_3 为诊断指数进行研究，欲由这三项指标建立判别函数，$Y=C_1X_1+C_2X_2+C_3X_3$，用以判别医院工作质量高低。两类医院的原始观察值见表4-21。

表4-21 两类医院的原始观察值表

A类					B类				
编号	X_1	X_2	X_3	Y（A）	编号	X_1	X_2	X_3	Y（B）
1	98.82	85.49	93.18	7.9839	12	72.4	78.12	82.38	7.0300
2	85.37	79.10	99.65	7.9876	13	58.81	86.20	73.46	6.7616
3	89.64	80.64	96.94	7.9391	14	72.48	84.87	74.09	6.8505
4	73.08	86.82	98.70	8.1008	15	90.56	82.07	77.15	7.0413
5	78.73	80.44	97.61	7.8836	16	73.73	66.63	93.98	7.2244
6	103.44	80.40	93.75	7.8807	17	72.79	87.59	77.15	7.0880
7	91.99	80.77	93.93	7.8161	18	74.27	63.91	85.54	6.7346
8	87.50	82.50	84.10	7.3665	19	93.62	85.89	79.80	7.3152
9	81.82	88.45	97.90	8.1802	20	78.69	77.01	86.79	7.2522
10	73.13	82.94	92.12	7.6592					
11	86.19	83.55	93.90	7.8616					
平均值	86.34	82.83	94.71	7.8781		76.38	79.14	81.15	7.0331

解：第一步，计算各类的各指标均值，根据函数 $I(C_1, C_2, C_3)$ 取最大值的原则，建立关于 C_1、C_2……C_m 的正规方程组。

$$\begin{cases} 1789.0697C_1-40.1348C_2-42.7354C_3=9.9562 \\ -40.1348C_1+692.0456C_2-383.8986C_3=3.684 \\ -42.7354C_1-383.8986C_2+547.6955C_3=13.5584 \end{cases}$$

第二步，解此方程组，得 $C_1=0.007440$、$C_2=0.032412$、$C_3=0.048055$

故判别函数为：$Y=0.007440X_1+0.032412X_2+0.048055X_3$

第三步，确定判别函数的临界值 Y_c，欲求 Y_c，需先将A类各样品指标值代入判别函数，求出 $\bar{Y}$（A），再将B类各样品指标值代入，求出 $\bar{Y}$（B）。

确定适当的 Yc，使 $Y>Yc$ 时，为A类，$Y<Yc$ 时为B类。办法有下列三种。

方法1：取 $\bar{Y}$（A）与 $\bar{Y}$（B）的算术平方平均值

$$Y_c=\frac{\bar{Y}(A)+\bar{Y}(B)}{2}=\frac{7.8781+7.0331}{2}=7.4556$$

方法2：取 $\bar{Y}$（A）与 $\bar{Y}$（B）的加权平均值

$$Y_c=\frac{n_1\bar{Y}(A)+n_2\bar{Y}(B)}{n_1+n_2}=\frac{11\times7.8781+9\times7.0331}{11+9}=7.4978$$

方法3：用移动法也可选择合适的 Y_c，使正确率尽可能高。

第四步，将参考组各样品代入判别函数，求出相应 Y，并与 Y_c 相比以判定其类别，进行回顾性检验。

方法1与方法2的回顾性检验效果见表4-22。

表4-22 回顾性检验结果表

判别函数分类	原分类	
	A	B
A	10	0
B	1	9

只有一个样品（第8号）原为A类，但被判为B类。故A类误判为B类的占有1/11=9.1%；B类误判为A类的占0/9=0%。

A类判别正确率为：10/11=90.9%

B类判别正确率为：9/9=100%

总正确率为：19/20=95%

例如，由表4-21最末列 Y（A）、Y（B）值可见全部的 Y（A）值皆大于7.35，而全部的 Y（B）值皆小于该值。

不妨取 $Y_c=7.35$，此时回代效果最佳，无一错判。所以，利用方法3作为分类的判断时，可取 $Y_c=7.35$。

当然回顾性检验效果最佳，并不意味着前瞻性亦最佳。

第五步，如欲对两类判别的判别函数作假设检验，则需计算 F 值。

$n=20$，$m=3$，用 F 检验，其检验假设 H_0：两类来自同一总体，判别函数无意义。经过计算，$F=22.3085$。

因为 $F_{0.001}$（m，n－m－1）＝$F_{0.001}$（3，16）＝9.01，22.3085＞9.01，故 $P<0.001$，即该判别函数在 $a=0.001$ 在水准上有显著意义。

有了上述判别函数后，如欲根据这 3 项指标对其他医院的工作质量高低作出评价时，可将该医院的 X_1、X_2、X_3 值代入判别函数。

$Y=0.007440X_1+0.032412X_2+0.048055X_3$

算得 Y 值后，若：

$Y>Y_c$，则医院的工作质量为优。

$Y<Y_c$，则医院的工件质量为差。

Y_c 的确定可用上述第 3 步中任选 1 种，如取 $Y_c=7.45$

如某医院的床位使用率 $X_1=80.83$

治愈率 $X_2=85.69$

诊断指数 $X_3=90.5$

代入判别函数，得 $Y=7.7277>7.45$

故评为工作质量优。

用 SPSS 计算例 4－5 的两类判别分析结果。

解：用 SPSS 软件做 Fisher 判别分析得以下结果

表 4－23 所得到的是标准化的典型判别函数：$Y=0.343X_1+0.927X_2+1.223X_3$；

表 4－24 所得到的是非标准化的典型判别函数：$Y=0.034X_1+0.15X_2+0.222X_3-34.604$。

表 4－23　标准化判别函数系数表

	函数
	1
X_1＝床位使用率	0.343
X_2＝治愈率	0.927
X_3＝诊断指数	1.223

表 4－24　典型判别式函数系数表

	函数
	1
X_1＝床位使用率	0.343
X_2＝治愈率	0.150
X_3＝诊断指数	0.222
（常量）	－34.604

这里的判别函数与上面的判别函数不同，主要是由于评判标准以及临界值也变化

了。这里的判别函数临界值取 $Y_c=0.03$，某医院的床位使用率 $X_1=80.83$、治愈率 $X_2=85.69$、诊断指数 $X_3=90.5$

代入判别函数，得 $Y=1.061>Y_c=0.03$，故评为工作质量优。

二、多类判别分析（Bayes 准则下的判别分析）

用费歇尔（Fisher）线性判别函数进行两类判别比较方便，Fisher 法是选择适当的投影方向，将 m 维空间中的点投影到低维空间中去，使同类的点尽可能地集中到一起，不同类的点尽可能分开，以达到分类的目的。当仅在两类间判别时，可用前法处理，但如果用到多类判别中去就比较麻烦，这时可改用贝叶斯（Bayes）判别为宜。贝叶斯判别的基本思想是有一个新样品，计算把它归入每一类的概率，最后把该新样品判归到概率最大的一类去。由于概率计算不方便，实际上还是对每一类建立一个判别函数式，然后按函数值的大小作类别归类。不论如何划分，总会发生错分现象，Bayes 法就是寻找错分损失尽可能小的划分法。

假定由任一类误判为另一类的损失相同，这种划分法相当于求得某一样品属于每一类的概率（后验率）后，那个具有最大后验概率的类别，就是所判定的类别（因为此时错分的可能性最小）。

设 A_1、A_2……A_g 类中分别有 n_1、n_2……n_g 个样品，各样品有 m 个观测指标。

需区分的类别为 g，共有 $n=n_1+n_2+\cdots\cdots+n_g$ 个样品，欲求判别函数。

$$\begin{cases} Y(A_1)=C_0(A_1)+C_1(A_1)X_1+C_2(A_1)X_2+\cdots\cdots+C_m(A_1)X_m \\ Y(A_2)=C_0(A_2)+C_1(A_2)X_1+C_2(A_2)X_2+\cdots\cdots+C_m(A_2)X_m \\ \cdots\cdots \\ Y(A_g)=C_0(A_g)+C_1(A_g)X_1+C_2(A_g)X_2+\cdots\cdots+C_m(A_g)X_m \end{cases}$$

使得该判别函数能根据指标 X_1、X_2……X_n 之值代入，即可求得 $Y(A_1)$、$Y(A_2)$……$Y(A_g)$，其中最大者设为 $Y(A_f)$，则判断该样品属于 A_f 类。

判别系数 C_0、C_1……C_m 通过协方差分析计算得到。

求得判别函数后，还需对它进行假设检验。此时的检验假设 H_0 为：各类来自同一总体，判别函数无意义。可用 F 检验。

例 4-11：仍用例 4-5 的数据，除 A、B 两类医院外，再加上工作质量中等的医院 10 个，资料见表 4-25。

表 4-25 质量中等（C 类）的医院各指标值

C 类			
编号	X_1	X_2	X_3
21	80.83	80.69	85.05
22	72.21	80.95	85.40
23	70.84	83.67	90.85
24	77.32	79.64	89.72
25	68.87	82.81	92.75

续表

C 类			
编号	X_1	X_2	X_3
26	88.00	80.96	79.32
27	73.39	71.40	92.54
28	80.13	87.65	85.10
29	76.22	80.82	86.61
30	80.74	80.14	92.34

解：根据 Bayes 判别方法，计算得到判别函数

前已算得

$$\begin{cases} Y\ (A)\ =-769.7882+1.9856X_1+7.0076X_2+8.3175X_m \\ Y\ (B)\ =-620.0133+1.7609X_1+6.3999X_2+7.3817X_m \\ Y\ (C)\ =-684.0163+1.81222X_1+6.6847X_2+7.8226X_m \end{cases}$$

若另有一所医院，其三项指标的观测值分别为 $X_1=80.83$，$X_2=85.69$，$X_3=90.50$，如利用上述判别函数，可求得：

Y (A) $=743.9194$（优）、Y (B) $=738.7728$（差）、Y (C) $=743.7270$（中）。

由于 Y (A) 最大，故判定该所医院的工作质量为 A 类（即工作质量优）。与前面完全一样，最后要进行回顾性效果检验，结果见表 4－26。

表 4－26 回代检验效果表

判别函数分类	原分类		
	A	B	C
A	9	1	0
B	2	8	3
C	1	1	6

贝叶斯判别需要一些假定条件。

(1) 要知道观察指标的分布类型，并且各类相应指标之间的方差相等。

(2) 要知道每一类的个体在总体内的比例，即所谓事前概率，可根据理论或经验确定。但在实际中有时很难知道每一类在总体中的比例，而且这种比例往往随着条件而改变。例如，痢疾在人群中的发病率随季节有很大差异，不同医院收治患者的病情、病型也可能不同，因此有时很难确定一个事前概率。这时往往用某一类的例数在总例中所占的比例作为事前概率的估计值。

(3) 还要考虑如果对一个样品发生错判所造成的损失大小。往往把由错判所造成的损失相等，也就是说不考虑这一项。

用 SPSS 软件做 Bayes 判别分析，分类函数系数见表 4－27。

表 4-27　分类函数系数表

	1=A，2=B，3=C		
	1.00	2.00	3.00
X_2 治愈率	7.007	6.400	6.685
X_1 床位使用率	1.985	1.761	1.812
X_3 诊断指数	8.317	7.382	7.823
（常量）	−770.870	−621.083	−685.101

结果得到好、中、差三类判别函数。

$$Y(A)=1.985X_1+7.007X_2+8.317X_3-770.870$$

$$Y(B)=1.761X_1+6.400X_2+7.382X_3-621.083$$

$$Y(C)=1.812X_1+6.685X_2+7.823X_3-685.101$$

把某医院的三项指标观测值 $X_1=80.83$，$X_2=85.69$，$X_3=90.50$ 分别代入上述三个判别函数，可求得以下结果。

$$Y(A)=742.69\text{（优）}$$

$$Y(B)=737.74\text{（差）}$$

$$Y(C)=742.18\text{（中）}$$

由于 Y（A）最大，故判定该所医院的工作质量为 A 类。

从图 4-69 中可以看出，三类医院优、中、差分布合理，质心之间分离明显，易分类判别。从表 4-28 中可以看出，8 号和 10 号医院原本属于第一类（优），而 Bayes 判别法却判别属于第三类（中），16 号、19 号和 20 号医院原本属于第二类（差），而 Bayes 判别法却判别属于第三类（中），26 号医院原本属于第三类（中），而 Bayes 判别法却判别属于第二类（差），因此，判别准确率为 80%。

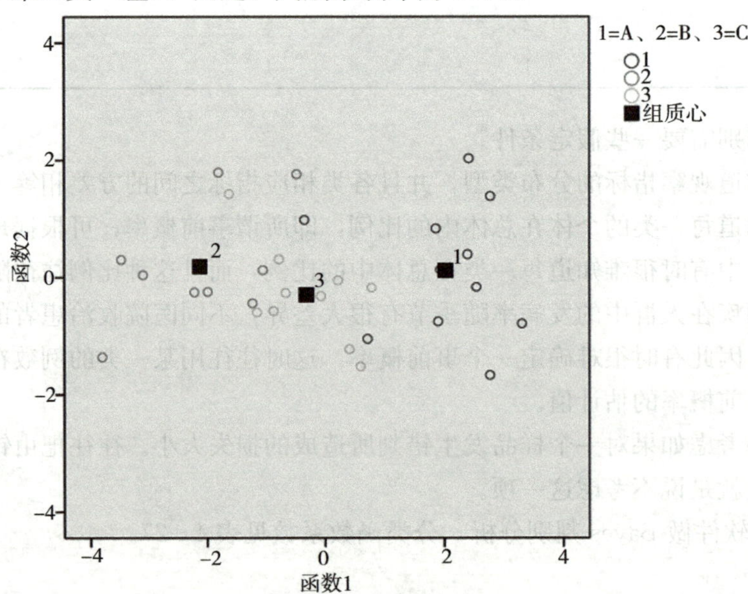

图 4-69　判别散点图

表 4－28　判别对照图

案例数目	实际组	预测组	p	df	P (G=g | D=d)	Mahalanobis 距离	组	P (G=g | D=d)	Mahalanobis 距离	函数 1	函数 2
1	1	1	0.340	2	0.994	2.155	3	0.066	12.300	2.764	1.386
2	1	1	0.842	2	0.980	0.344	3	0.020	8.103	2.532	−0.164
3	1	1	0.901	2	0.978	0.209	3	0.022	7.761	2.387	0.393
4	1	1	0.154	2	0.978	3.742	3	0.22	11.286	2.758	−1.668
5	1	1	0.677	2	0.896	0.781	3	0.104	5.084	1.898	−0.755
6	1	1	0.151	2	0.987	3.785	3	0.011	12.808	2.407	2.026
7	1	1	0.766	2	0.939	0.534	3	0.061	6.006	1.861	0.833
8	1	3	0.439	2	0.695	1.645	2	0.239	3.781	−0.347	0.980
9	1	1	0.289	2	0.996	2.483	3	0.004	13.317	3.305	−0.791
10	1	3*	0.446	2	0.666	1.615	1	0.322	3.072	0.716	−1.051
11	1	1	0.996	2	0.931	0.007	3	0.068	5.233	1.936	0.131
12	2	2	0.901	2	0.847	0.208	3	0.152	3.639	−2.218	−0.258
13	2	2	0.073	2	0.983	5.228	3	0.017	13.323	−3.804	−1.362
14	2	2	0.619	2	0.969	0.959	3	0.031	7.849	−3.091	0.041
15	2	2	0.265	2	0.876	2.657	3	0.123	6.581	−1.801	1.787
16	2	3*	0.658	2	0.547	0.836	2	0.449	1.229	−1.214	−0.446
17	2	2	0.900	2	0.786	0.210	3	0.213	2.819	−1.989	−0.250
18	2	2	0.397	2	0.986	1.848	3	0.014	10.392	−3.478	0.301
19	2	3*	0.118	2	0.577	4.272	2	0.367	5.177	−0.476	1.759
20	2	3*	0.701	2	0.555	0.709	2	0.438	1.184	−1.037	0.125
21	3	3	0.746	2	0.641	0.587	2	0.342	1.843	−0.771	0.311
22	3	3	0.680	2	0.599	0.772	2	0.396	1.597	−1.137	−0.601
23	3	3	0.503	2	0.801	1.374	1	0.175	4.410	0.409	−1.227
24	3	3	0.971	2	0.823	0.058	2	0.091	4.473	−0.071	−0.324
25	3	3	0.313	2	0.757	2.320	1	0.229	4.714	0.600	−1.523
26	3	2*	0.411	2	0.810	1.778	3	0.189	4.683	−1.618	1.423
27	3	3	0.828	2	0.704	0.378	2	0.286	2.182	−0.860	−0.578
28	3	3	0.843	2	0.766	0.342	1	0.177	3.278	0.217	−0.051
29	3	3	0.941	2	0.738	0.122	2	0.242	2.354	−0.659	−0.271
30	3	3	0.546	2	0.543	1.210	1	0.443	1.619	0.782	−0.176

注：＊表示预测的与实际有差别。

三、应用判别分析解决实际问题的一般步骤

应用判别分析解决实际问题的一般步骤如下。

1. 选取分析样品（参考组）

判别分析首先需要足够多的已知类别指标的原始资料。通常将已测得的原始资料称为参考组或训练样品。训练样品是判别分析的依据，其记录越完整，各指标的测定值越精确，原始样品越正确，所建立的判别函数就越有效，用于判别新样品的判别函数越可靠（任何数学方法都不能弥补不正确的原始资料的缺陷）。

2. 建立判别函数及判别分类

对所得的训练样品，用适当的方法求出判别函数，确定判别阀值，用以决定新样品的归属。

3. 判别效果的考核

判别函数求得后，必须对其判别效果进行考核，只有效果满意，才能实际用于判别分类，效果考核一般分为两种。

（1）回顾性考核（回代或组内考核）　将训练样品的各例逐一代入判别函数，观察其判别与分类是否一致。

（2）前瞻性考核（组外考核）　用一批已知和分类的新样品（不属于训练样品），代入判别函数，进行判别观察其效果如何。

4. 判别函数

用判别函数指导判别新个体的分类

5. 灵活应用逐步判别分析

逐步判别分析运用于定量或半定量资料，当有部分定性指标时，函数才比较稳定，至少也应当在 k 的 5 倍以上。

6. 参数与非参数判别分析

Fisher 判别法和 Bayes 判别法均属于参数判别分析，要求变量服从多元正态分布。对于指标变量为二分类变量或等级变量，易用 Logistic 回归方法进行非参数判别分析。

思考题

1. Excel 的四舍五入函数有哪些？它们的函数功能和参数作用有什么不同？
2. 如何在工作表 BOOK1 的单元格内对 BOOK2 工作表的 A1 做绝对引用？
3. 什么是数据透视表及数据透视表的用途。
4. 阐述 SPSS 软件的主要功能及其特点。
5. 介绍 SPSS 软件的常见六种界面窗口。
6. 介绍个案和变量的概念。
7. 聚类分析与判别分析的区别与联系。
8. 两步聚类有何优点。
9. 系统聚类与动态聚类的使用有何特点。
10. 某木材加工厂需要将相同直径的 7.3m 的长的木料截成 200 根 2.9m、306 根 2.1m、92 根 1.5m 木料。现在有 5 种下料方法，每种方法截出的各种木料的根数和残料的长度见表 4－29，请问怎样截取，才使所用的原料最少。

表 4－29　下料方法表

方法＼下料	2.9m 木料	2.1m 木料	1.5m 木料	残料
1	2	0	1	0
2	1	2	0	0.2
3	0	2	2	0.1
4	0	1	3	0.7
5	0	0	4	1.3

第五章 医药数据挖掘

随着信息技术的进步、网络的发达、数据存储技术的提升、计算机运算能力的增强、数据爆炸式的增长，以及数据中隐含的知识对各行各业决策和支撑作用的贡献越来越被重视，数据挖掘也随之被行业内外关注。

数据挖掘是一个多学科交叉领域。很显然，想要发现蕴藏在数据中的有用知识，可能涉及统计学、机器学习、神经网络、深度学习、人工智能、模式识别、知识库系统、信息检索、高性能计算和可视化等学科领域。数据挖掘通常包含业务（研究）理解、数据理解、数据预处理（数据清理、数据集成、数据选择、数据变换等）、建模、评估、知识表示等阶段。狭义的数据挖掘比较关注数据预处理、分类、关联、聚类、离群点分析等。

医药数据挖掘是数据挖掘的理论、技术与方法在医药领域的研究和应用。医药领域涉及数据的范围较广，包括医院产生的与健康相关的生理数据、病理数据、临床诊断决策数据、药品数据、科研数据、处方数据等，药品企业对药品研究、生产、购销数据等，科研院所的医药实验设计及实验数据等，医药管理机构获取的与医药相关的统计数据等。医药数据挖掘为这些数据的充分利用、辅助科研、辅助决策等起到重要作用。

本章在介绍数据挖掘相关概念的基础上，给出医药数据挖掘实践简单示例。

第一节 数据挖掘概述

本节内容主要包括两部分，即数据挖掘简介及数据挖掘常用功能和软件。

一、数据挖掘简介

（一）需求背景

1. 数据时代的需要

数据的爆炸式增长、广泛可用和巨大数量，这些急需功能强大和通用的工具，以便从海量数据中发现有价值的信息。

根据国际数据公司（international data corporation，IDC）的统计，全球不同设备产生的数据量，到 2020 年预计突破 40ZB。在信息时代的未来，这个数据规模将不断突破，如此海量、持续、细粒度、多样化的数据，让各个行业都看到了巨大潜在的价值。

2. 行业的需要

数据挖掘在众多行业都有需求，以卫生领域为例，《国务院关于印发“十三五”深化医药卫生体制改革规划的通知》中指出：积极发展基于互联网的健康服务，促进云计算、大数据、移动互联网、物联网等信息技术与健康服务深度融合，为健康产业植入“智慧之芯”；《国务院关于印发中医药发展战略规划纲要（2016—2030 年）的通知》中指出：大力发展中医远程医疗、移动医疗、智慧医疗等新型医疗服务模式。开展对中医药民间特色诊疗技术的调查、挖掘整理、研究评价及推广应用。按照健康医疗大数据应用工作部署，在健康中国云服务计划中，加强中医药大数据的应用。

医药数据挖掘是数据挖掘在医药领域中的应用，涉及文献数据挖掘、临床数据挖掘、分子生物学数据挖掘、预防医学数据挖掘、药学数据挖掘等。医药数据挖掘从概念和理论来讲，属于数据挖掘的范畴。

（二）数据挖掘的含义

数据挖掘大致可认为是利用数学、机器学习等技术和方法，从数据中挖掘出潜在有用的信息、知识、模式或趋势的过程。不同的资料可能有不同的描述，以 Jiawei Han、Micheline Kamber 和 Jian Pei 合作撰写的专著 *Data Mining*：*Concepts and Techniques*（《数据挖掘：概念与技术》）为例。

1. 数据挖掘

数据挖掘也称从数据中挖掘知识，即从数据中提取有趣的（非平凡的、蕴涵的、先前未知的、潜在有用的）信息、知识或模式。

2. 数据挖掘的其他名称

数据挖掘还有其他多种名称，如知识发现、知识提取、数据分析、模式分析、数据考古、数据捕捞、信息收获、商务智能等。

3. 数据挖掘基本步骤

数据挖掘相关步骤，大致可分为 7 步。

（1）数据清理　主要是消除噪声和删除不一致数据。

（2）数据集成　即将多种数据源组合在一起。

（3）数据选择　主要是从数据源中（包括数据库、数据仓库或其他存储形式）提取与分析任务相关的数据。

（4）数据变换　通过汇总或聚集操作，把数据变换或统一成适合挖掘的形式。

（5）数据挖掘　这是基本步骤，也是核心，即使用智能方法和技术提取数据模式。

（6）模式评估　根据某种兴趣度量，识别代表知识的真正有趣的模式。

（7）知识表示　使用可视化和知识表示技术，向用户提供挖掘的知识。

步骤（1）～（4）是数据预处理的不同形式，为挖掘准备数据。

步骤（5）～（6）是用户或知识库交互。

步骤（7）将有趣的模式提供给用户，或作为新的知识存放入知识库。

整个过程，可根据实际需要不断修正和调整，数据挖掘可视为知识发现过程的一个步骤，如图 5-1 所示。

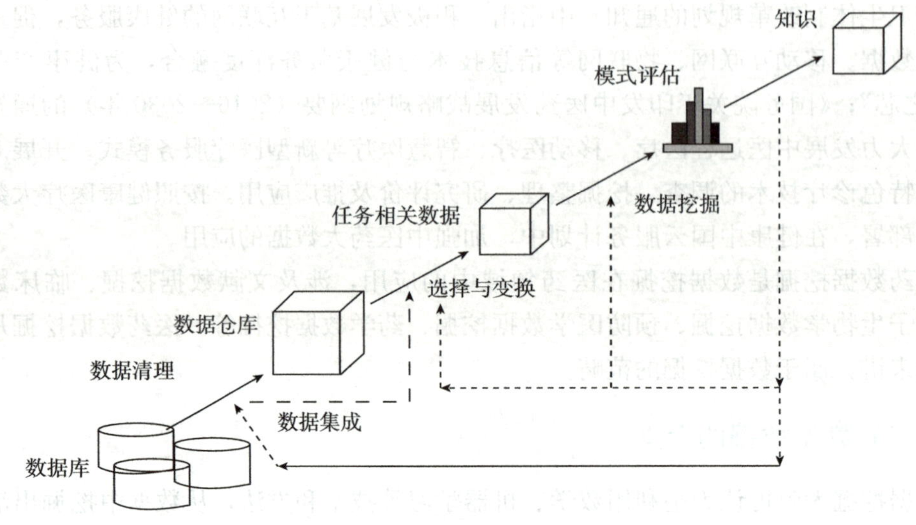

图 5-1 知识发现过程示意图

在行业内，数据挖掘过程可有 6 阶段法，包括业务/研究理解阶段、数据理解阶段、数据准备阶段、建模阶段、评估阶段及部署阶段。

二、数据挖掘常用功能和软件

(一) 数据挖掘的常用功能

数据挖掘最常用的功能及能完成的任务包括特征化与区分，挖掘频繁模式、关联性，用于预测分析的分类与回归、聚类分析、离群点检测等。

1. 特征化与区分

数据特征也称属性、字段、变量、维度等。一个特征的类型由该特征可能具有的值的集合决定。特征可以是标称的、离散的、二元的、序数的或数值的。数据特征化是指目标类数据的一般特性或特征的汇总。数据区分是将目标类数据对象的一般特性，与一个或多个对比类对象的一般特性进行比较。数据特征化与区分是从数据特征角度来阐述的，是将目标类数据对象的一般特性，与一个或多个对比类对象的一般特性进行比较。

UCI 数据集中的 Chronic _ Kidney Disease Data Set 部分数据（http://archive.ics.uci.edu/ml/datasets/Chronic _ Kidney _ Disease），目标类 class 包括 ckd，no，notckd。数据特征化后的特征包括 age - age，bp - blood pressure，sg - specific gravity，al - albumin，su - sugar，rbc - red blood cells，pc - pus cell，pcc - pus cell clumps，ba - bacteria，bgr - blood glucose random，bu - blood urea，sc - serum creatinine，sod - sodium，pot - potassium，hemo - hemoglobin，pcv - packed cell volume，wc - white blood cell count，rc - red blood cell count，htn - hypertension，dm - diabetes mellitus，cad - coronary artery disease，appet - appetite，pe - pedal edema，ane - anemia。数据区分以特征 htn 为例，目标类 ckd 的 htn 值大部分表现为 yes，目标类 notckd 的 htn 值大部分表现为 no，见表 5 - 1。

表 5 - 1 chronic kidney disease data set 子集

age	bp	sg	al	su	rbc	pc	pcc	ba	bgr	bu	sc	sod	pot	hemo	pcv	wc	rc	htn	dm	cad	appet	pe	ane	class
48	80	1.02	1	0	?	normal	notpresent	notpresent	121	36	1.2	?	?	15.4	44	7800	5.2	yes	yes	no	good	no	no	ckd
7	50	1.02	4	0	?	normal	notpresent	notpresent	?	18	0.8	?	?	11.3	38	6000	?	no	no	no	good	no	no	ckd
62	80	1.01	2	3	normal	normal	notpresent	notpresent	423	53	1.8	?	?	9.6	31	7500	?	no	yes	no	poor	no	yes	ckd
48	70	1.01	4	0	normal	abnormal	present	notpresent	117	56	3.8	111	2.5	11.2	32	6700	3.9	yes	no	no	poor	yes	yes	ckd
51	80	1.01	2	0	normal	normal	notpresent	notpresent	106	26	1.4	?	?	11.6	35	7300	4.6	no	no	no	good	no	no	ckd
44	70	?	?	?	?	?	notpresent	notpresent	106	25	0.9	150	3.6	15	50	9600	6.5	no	no	no	good	no	no	notckd
41	70	1.02	0	0	normal	normal	notpresent	notpresent	125	38	0.6	140	5	16.8	41	6300	5.9	no	no	no	good	no	no	notckd
53	60	1.03	0	0	normal	normal	notpresent	notpresent	116	26	1	146	4.9	15.8	45	7700	5.2	?	?	?	good	no	no	notckd
34	60	1.02	0	0	normal	normal	notpresent	notpresent	91	49	1.2	135	4.5	13.5	48	8600	4.9	no	no	no	good	no	no	notckd
73	60	1.02	0	0	normal	normal	notpresent	notpresent	127	48	0.5	150	3.5	15.1	52	11000	4.7	no	no	no	good	no	no	notckd
45	60	1.02	0	0	normal	normal	?	?	114	26	0.7	141	4.2	15	43	9200	5.8	no	no	no	good	no	no	notckd
44	60	1.03	0	0	normal	normal	notpresent	notpresent	96	33	0.9	147	4.5	16.9	41	7200	5	no	no	no	good	no	no	notckd
29	70	1.02	0	0	normal	normal	notpresent	notpresent	127	44	1.2	145	5	14.8	48	?	?	no	no	no	good	no	no	notckd
75	70	1.02	0	0	normal	normal	notpresent	notpresent	107	48	0.8	144	3.5	13.6	46	10300	4.8	no		no	no	good	no	no

2. 挖掘频繁模式及关联性

以 Apriori 算法为例，简单介绍相关概念。

（1）*频繁模式是在数据中频繁出现的模式* 其包括频繁项集、频繁子序列和频繁子结构。挖掘频繁模式导致发现数据中有趣的关联及相关性。以项集为例，具体如下。

设 $I=\{i1\cdots\cdots im\}$ 为所有项目的集合，D 为事务数据库，事务 T 是一个项目子集（T ⊆I）。每一个事务具有唯一的事务标识 TID。

设 A 是一个由项目构成的集合，称为项集。事务 T 包含项集 A，当且仅当 A ⊆T。

如果项集 A 中包含 k 个项目，则称其为 k 项集。

项集 A 在事务数据库 D 中出现的次数占 D 中总事务的百分比叫作项集的支持度。

如果项集的支持度超过用户给定的最小支持度阈值，就称该项集是频繁项集（或大项集）。

（2）*关联分析* 通过支持度、置信度等获取关联规则。包括单个谓词的关联规则、多维关联规则等。

关联规则是形如 X ⇒Y 的逻辑蕴含式，其中 X ⊂I，Y ⊂I，且 X ∩Y=∅。

1）支持度：如果事务数据库 D 中有 $s\%$的事务包含 X ∪Y，则称关联规则 X ⇒Y 的支持度为 $s\%$ 。

实际上，支持度是一个概率值。是一个相对计数。

Support（X ⇒Y）=P（X ∪Y）

项集的支持度计数（频率）support _ count 包含项集的事务数。

2）置信度：若项集 X 的支持度记为 support（X），规则的置信度为 support（X ∪Y）/support（X）。它是一个条件概率 P（Y | X），confidence（X ⇒Y）=P（Y | X）=support _ count（X ∪Y）/support _ count（X）。挖掘的关联规则结果，如图 5 - 2 所示。

后项	前项	支持度 %	置信度 %
class = notckd	al = 0 rbc = normal dm = no	34.25	100.0
class = notckd	al = 0 rbc = normal pe = no	34.5	100.0
class = notckd	al = 0 rbc = normal htn = no dm = no	34.25	100.0
class = notckd	al = 0 rbc = normal htn = no appet = good	34.0	100.0

图 5－2　关联分析结果图

3. 用于预测分析的分类与回归

（1）分类　是基于训练数据集，找出描述和区分数据类或概念的模型（或函数），使用模型预测类标号未知对象的过程，如图 5－3 所示。

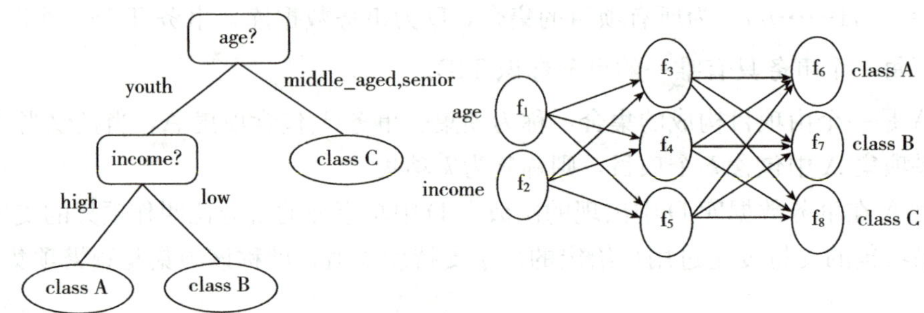

图 5－3　分类模型示意图

（2）回归　是建立连续函数模型，导出模型用来预测缺失的或难以获得的数值型数据值，如图 5－4 所示。

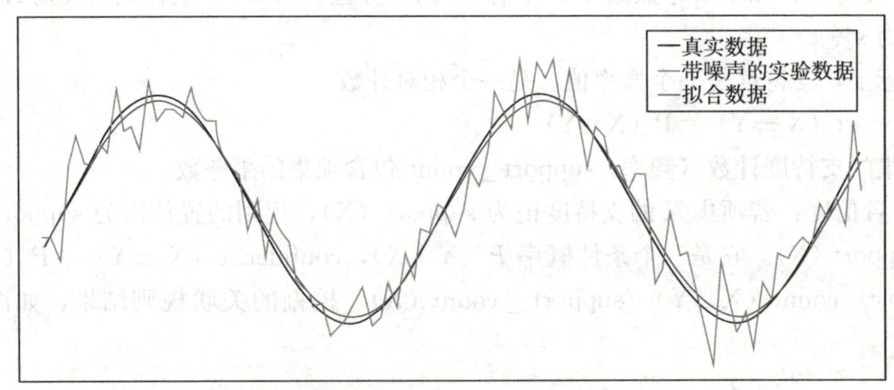

图 5－4　回归模型示意图

（3）相关分析 可能需要在分类与回归之前进行，它试图识别与分类和回归过程显著相关的属性（用于分类和回归过程），如图 5－5 所示。

100	-67	-2	-7	-42	9	-77	9	-23	-41	12
-67	100	-27	-18	28	11	27	32	26	35	-23
-2	-27	100	-52	-12	-77	29	10	3	-8	67
-7	-18	-52	100	9	24	11	-27	-5	-9	-53
-42	28	-12	9	100	17	4	-3	-16	-7	-21
9	11	-77	24	17	100	-51	8	9	18	-70
-77	27	29	11	4	-51	100	-37	27	8	27
9	32	10	-27	-3	8	-37	100	21	-4	9
-23	26	3	-5	-16	9	27	21	100	-31	6
-41	35	-8	-9	-7	18	8	-4	-31	100	-42
12	-23	67	-53	-21	-70	27	9	6	-42	100

图 5－5 相关分析示意图

4. 聚类分析

聚类是指分析数据对象，而不考虑类标号。对象根据最大化类内相似性、最小化类间相似性的原则，进行聚类或分组，所形成的每个簇都可以看作一个对象类，由它可以导出规则。三个虚线圆中的点分别代表三个类，如图 5－6 所示。

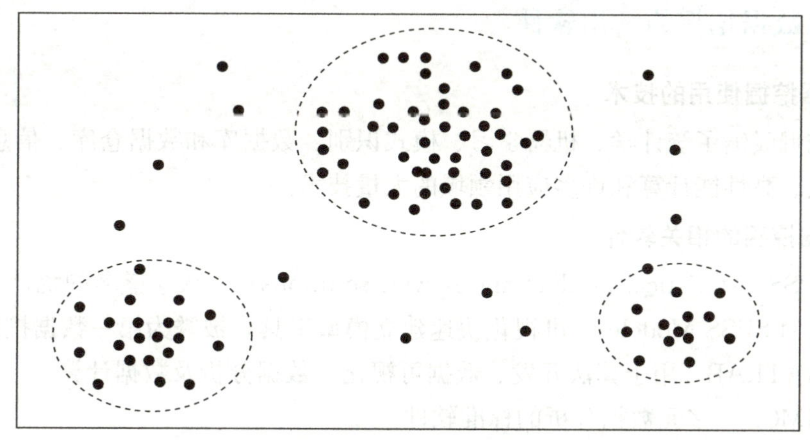

图 5－6 聚类分析示意图

5. 离群点分析

离群点也称特异点、兴趣点等。主要讨论的是数据集中可能包含一些数据对象，它们与数据的一般行为或模型不一致。大部分数据挖掘方法都将离群点视为噪声或异常而丢弃。然而在一些应用中（欺诈检测），罕见的事件可能比正常的事件更令人感兴趣。R 虚线圆中的 2 个点为离群点，如图 5－7 所示；黑色点为离群点，如图 5－8 所示。

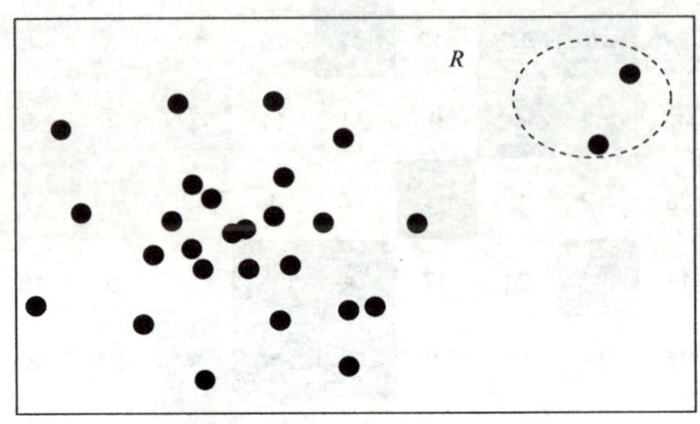

图 5－7　简单离群点示意图

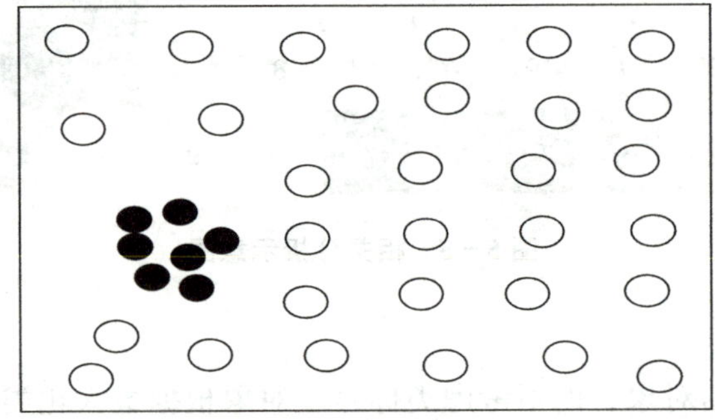

图 5－8　集体离群点示意图

（二）数据挖掘的常用软件

1. 数据挖掘使用的技术

数据挖掘吸纳了统计学、机器学习、模式识别、数据库和数据仓库、信息检索、可视化、算法、高性能计算和许多应用领域的大量技术。

2. 数据挖掘的相关软件

（1）SPSS（statistical product and service solutions）　久享盛名的统计分析工具。

（2）IBM SPSS Modeler　可视化快速建立模型工具，被誉为第一数据挖掘工具。

（3）MATLAB　用于算法开发、数据可视化、数据分析及数据计算。

（4）SIMCA　多元数据分析的标准软件。

其他还有如美国 SAS 公司的 SAS Enterprise Miner、IBM 公司的 Interlligent Miner、IBM 公司 Almaden 研究中心开发的 QUEST、加拿大 Simon Fraser 大学的 DB Miner、新西兰 Waikato 大学开发的 Weka、中国科学院计算机技术研究所的 MS Miner、以及 Microsoft Office Excel、python 语言、R 语言、专用软件、自制软件等。

第二节　医药数据挖掘实践

随着信息时代的到来，数据挖掘被越来越多地应用于临床实践。利用信息技术、医疗记录和随访数据可以更有效地被存储和提取。同时，从医学数据中寻找潜在的关系或规律，从而获得有效的诊断、治疗知识；增加对疾病的预测准确性，在早期发现疾病，提高治愈率。

本节主要介绍数据集获取、建模准备（数据流）、导入数据及预处理、关联挖掘四部分内容。通过介绍医药数据挖掘简单实践，采用 IBM SPSS Modeler 软件实现关联挖掘；通过这个建模过程，逐渐掌握数据挖掘及 IBM SPSS Modeler 14.1 软件的使用。

一、IBM SPSS Modeler 软件简介

IBM SPSS Modeler 的前身是英国 ISL（integral solutions limited）公司开发的一款名为 Clementine 的数据挖掘工具产品，1998 年 SPSS 被收购后，经过重新整合和开发。IBM SPSS Modeler 拥有丰富的数据挖掘算法，支持与数据库之间的数据和模型交换；同时，具有可视化操作界面、简单易用、分析结果直观易懂、图形功能强大等特点，已从 Statsoft Satistics、Sas Enterprise Miner、Oracle DM、Matlab、Angoss 等众多数据挖掘软件中脱颖而出。

先安装 IBM SPSS Modeler 14.1 软件，然后打开软件，待用。IBM SPSS Modeler14.1 主窗口如图 5-9 所示。

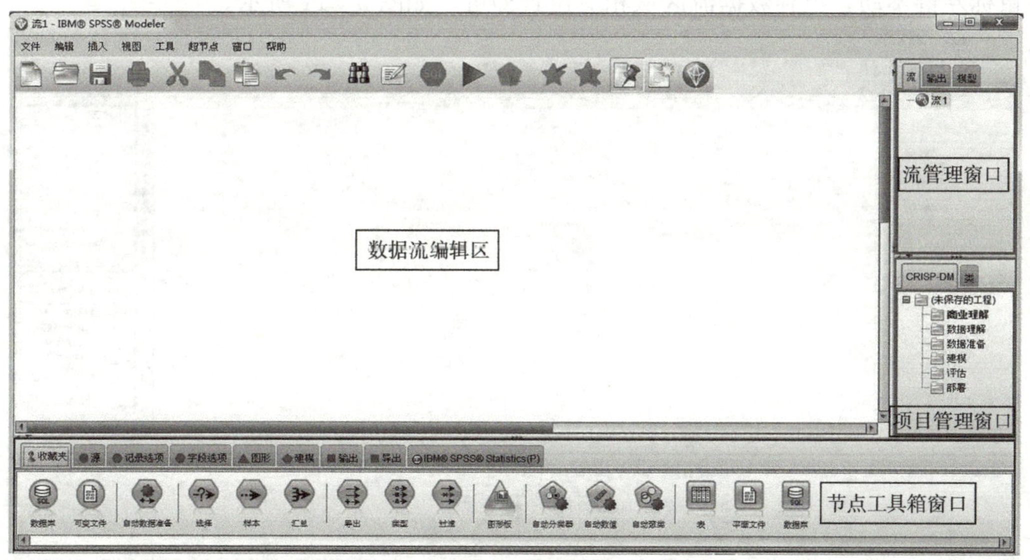

图 5-9　IBM SPSS Modeler14.1 主窗口

二、医药数据挖掘实例

医药数据挖掘的实践主要包括数据集获取、建模准备（数据流）、导入数据及预处理和关联挖掘四部分的内容。

（一）数据集获取

从 UCI 数据集中获取慢性肾脏病数据，用于本节医药数据挖掘操作对象，数据样本有 400 条，变量共有 25 个，其条件属性值为实数。数据来源于 chronic kidney disease 数据集，如图 5－10 所示。

Name	Data Types	Default Task	Attribute Types	# Instances	# Attributes	Year
Chess (King-Rook vs. King-Knight)	Multivariate, Data-Generator	Classification	Categorical, Integer		22	1988
Chess (King-Rook vs. King-Pawn)	Multivariate	Classification	Categorical	3196	36	1989
chestnut – LARVIC		Classification, Clustering		1451	3	2017
chipseq	Sequential	Classification	Integer	4960		2018
Chronic_Kidney_Disease	Multivariate	Classification	Real	400	25	2015

图 5－10　数据来源

（二）建模准备（数据流）

1. 数据源设置

在已打开的软件下方的选项板区，选定数据【源】标签，选定【Excel】图标，按住鼠标左键不动，拖到数据流区域相应位置即可，如图 5－11 所示。

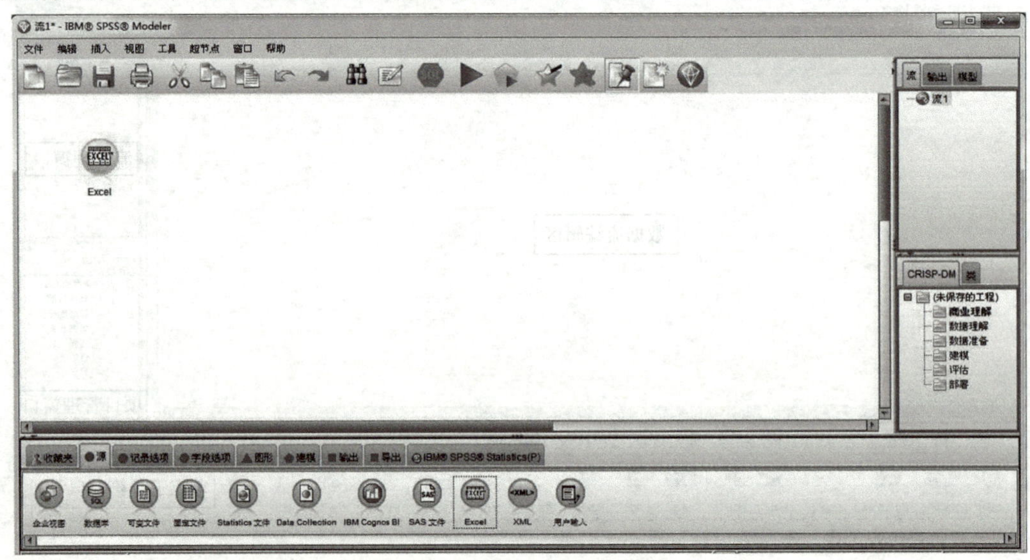

图 5－11　数据源设置界面

2. 字段选项

在选项板区，选定【字段选项】标签，选定【类型】图标，按住鼠标左键不动，拖到数据流区域相应位置即可，如图 5-12 所示。

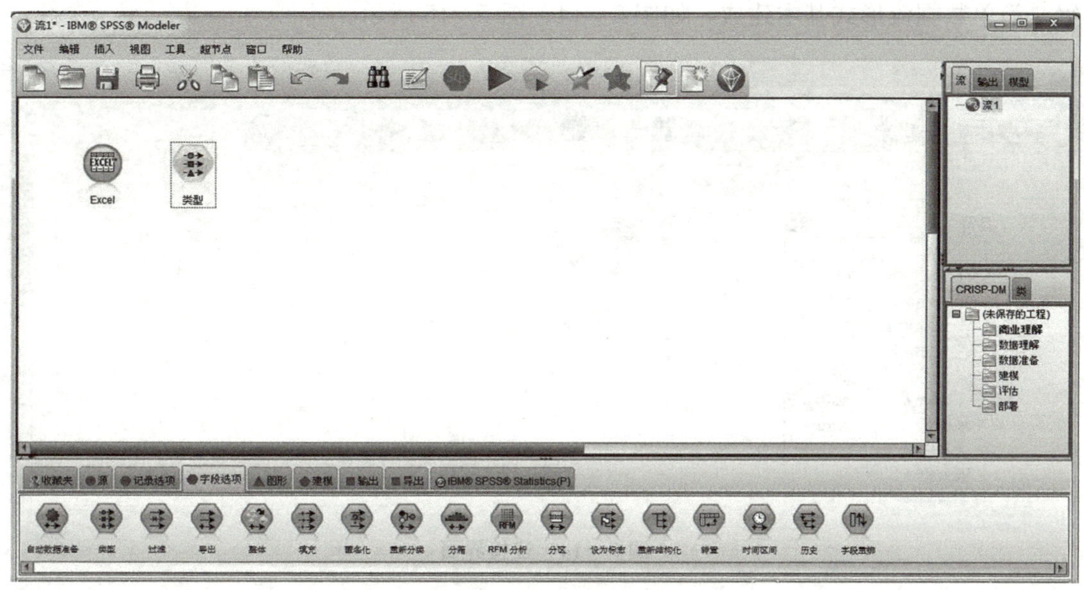

图 5-12 字段选项界面

3. 建模

在选项板区，选定“建模”标签，选定【apriori】关联挖掘算法图标，按住左键鼠标不动，拖到数据流区域相应位置即可，如图 5-13 所示。

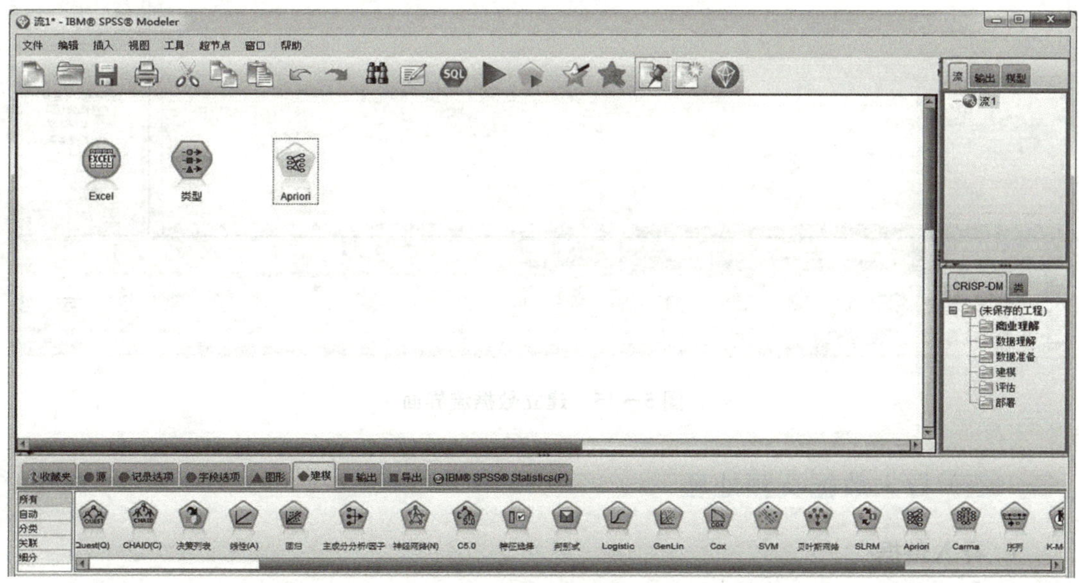

图 5-13 建模界面

4. 建立连接和数据流

在数据流区域，右击【Excel】图标，选择【连接】，指向【类型】，建立两者之间的数据流向；类似操作，使得“类型”连接“apriori”关联挖掘算法。其他默认系统设置，简单数据流形式基本建成，如图 5-14、图 5-15 所示。

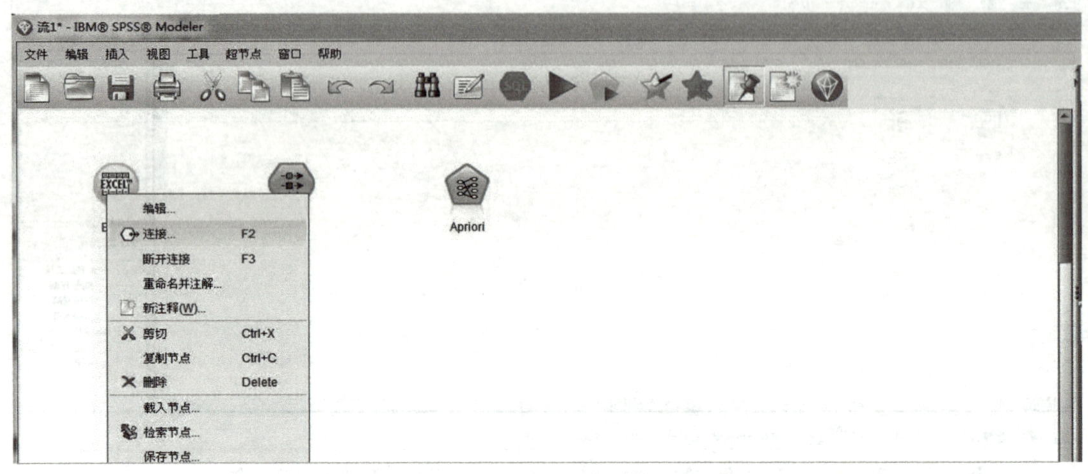

图 5-14 连接界面

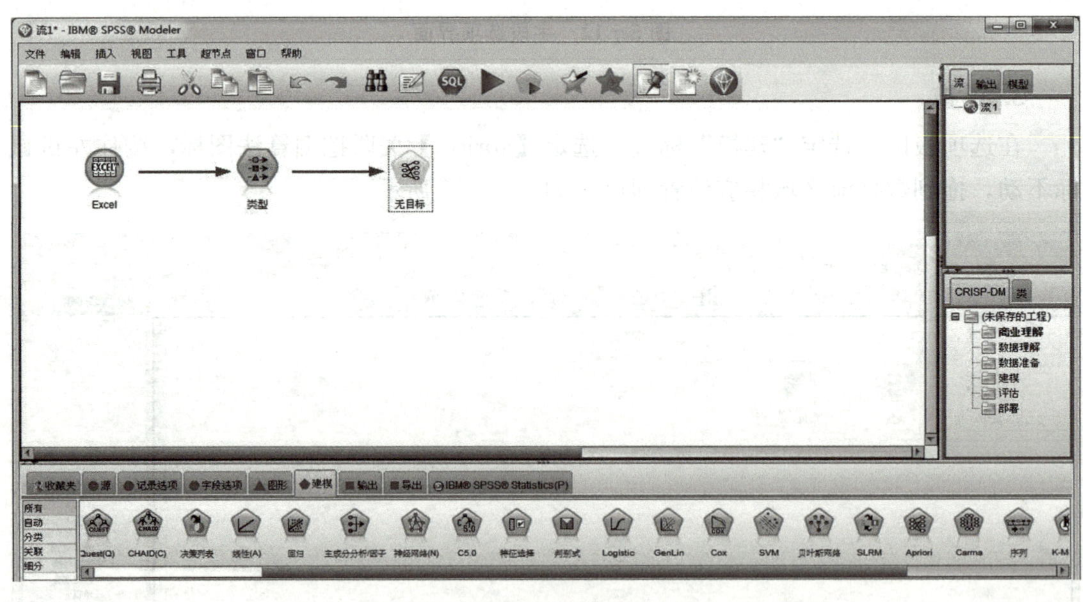

图 5-15 建立数据流界面

(三) 导入数据及预处理

1. 导入数据

在数据流图中，鼠标左键双击【Excel】图标，弹出对话框，在【数据】标签下，找到【导入文件】，点击右边的按钮，选择事先准备好的数据集文件。然后，选择工作表，选择数据集所在的工作表标签，如【sheet1】，点击【确定】按钮。操作过程，如图 5 - 16～图 5 - 19 所示。

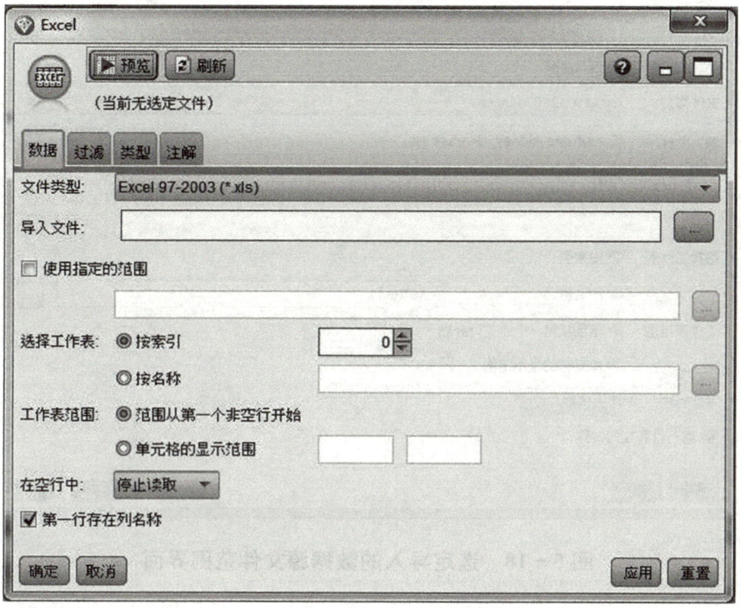

图 5 - 16　导入文件界面

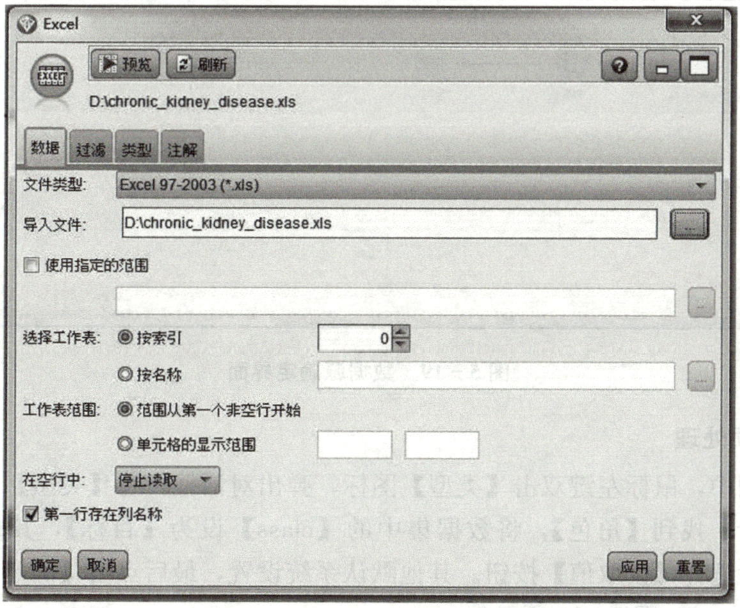

图 5 - 17　选定导入的 Excel 文件

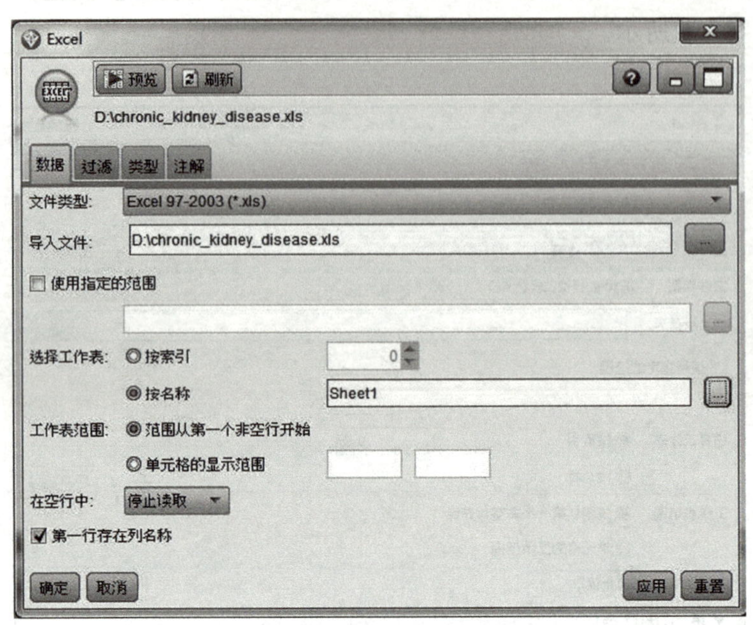

图 5－18　选定导入的数据源文件范围界面

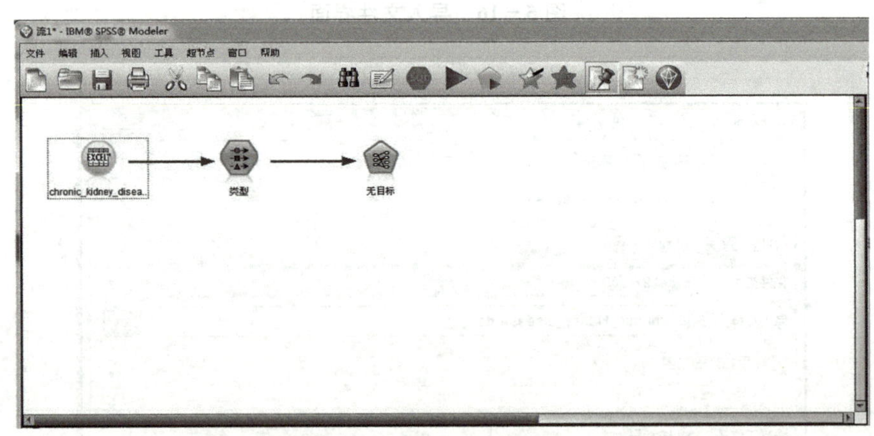

图 5－19　数据源确定界面

2. 数据预处理

数据流图中，鼠标左键双击【类型】图标，弹出对话框，在【类型】标签下，做相关选择或设置。找到【角色】，将数据集中的【class】设为【目标】，其他变量默认为【输入】。然后选择【读取值】按钮。其他默认系统设置，最后点击【确定】按钮。其过程依次如图 5－20～图 5－22 所示。

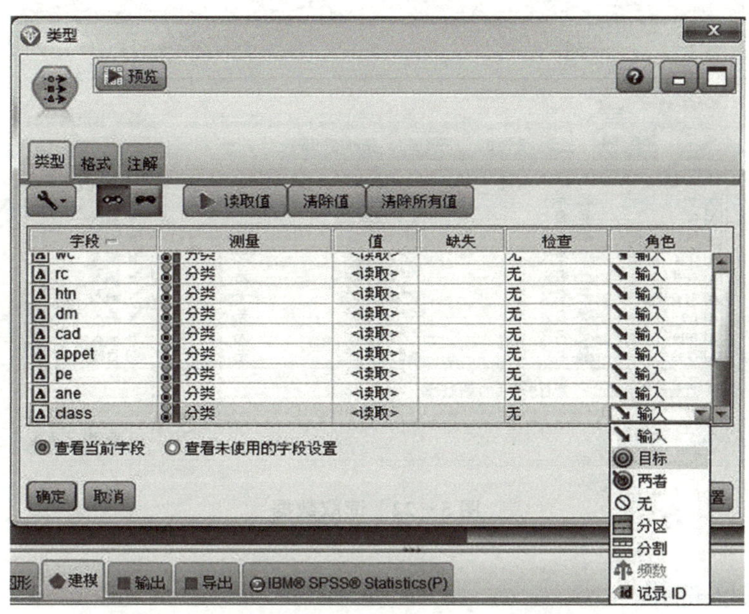

图 5-20 设定数据源字段（特征）角色

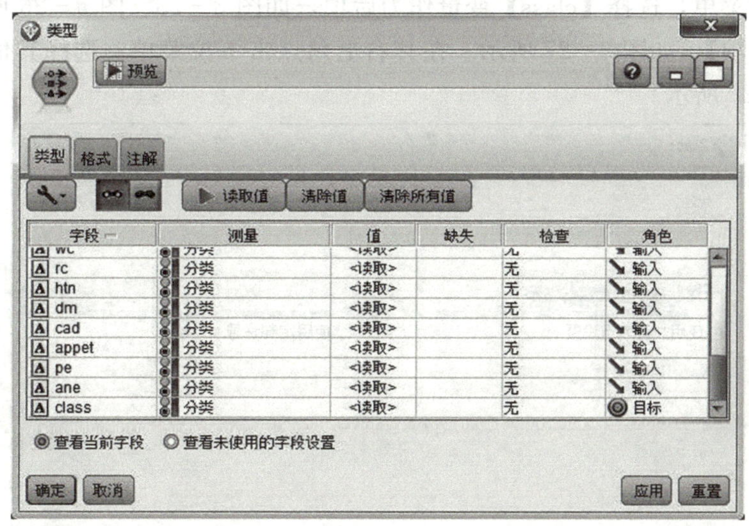

图 5-21 设定数据源字段（特征）结果

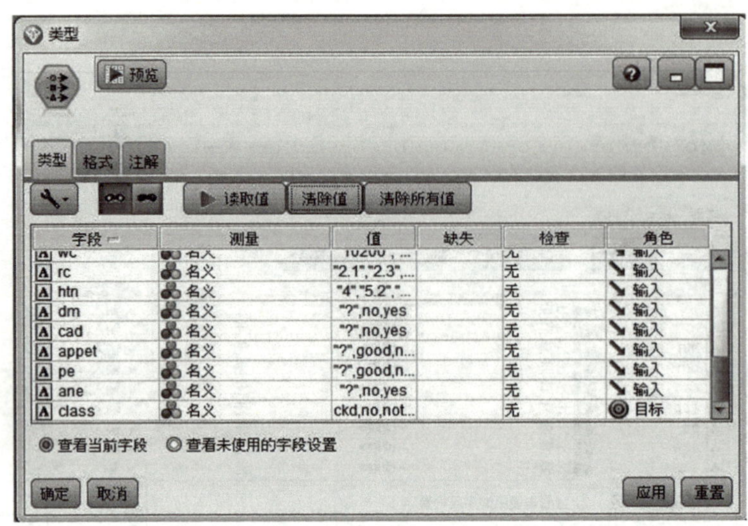

图 5－22　读取数据

(四) 关联挖掘

1. 数据流图中，鼠标左键双击【apriori】算法图标，弹出对话框，如图 5－23 所示。在【字段】标鉴下，做相关选择或设置，如图 5－24 所示。找到【后项】，在其右上角点击下拉菜单，选择【class】变量作为后项，如图 5－25、图 5－26 所示。类似操作，找到【前项】，如图 5－27 所示。在其右上角点击下拉菜单，选择其他变量作为前项，如图 5－28 所示。

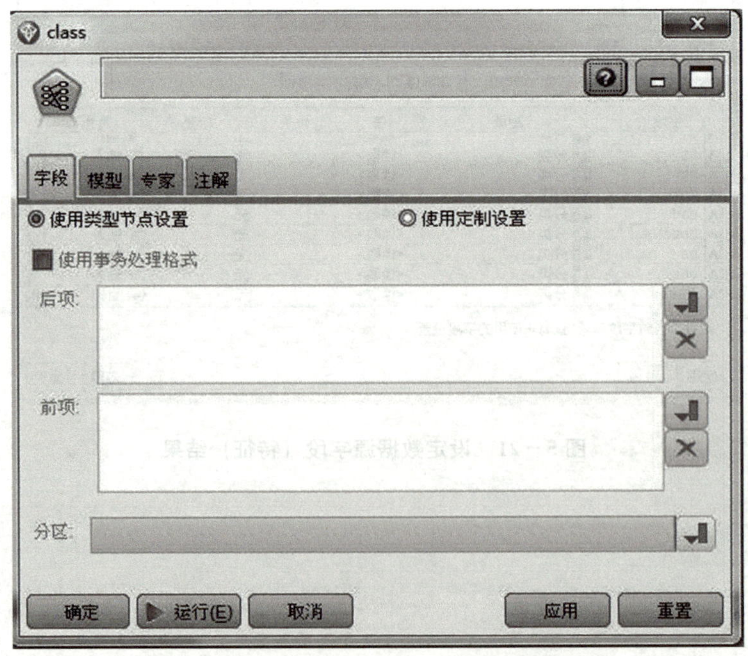

图 5－23　鼠标左键双击【apriori】算法图标

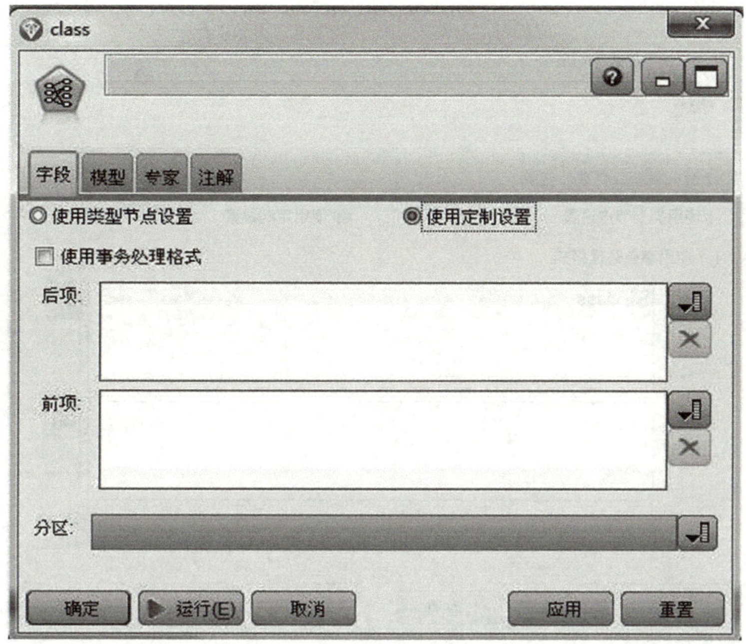

图 5-24 对话框定制设置

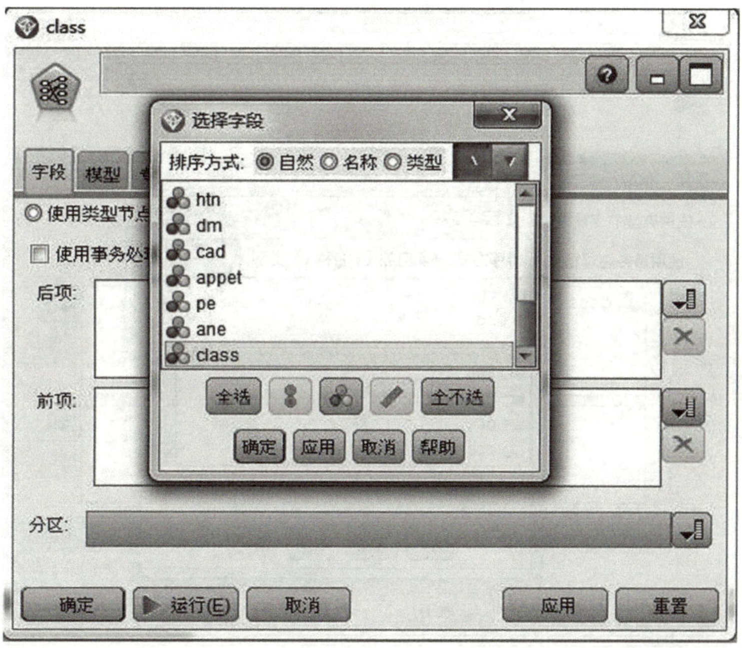

图 5-25 后项选择界面

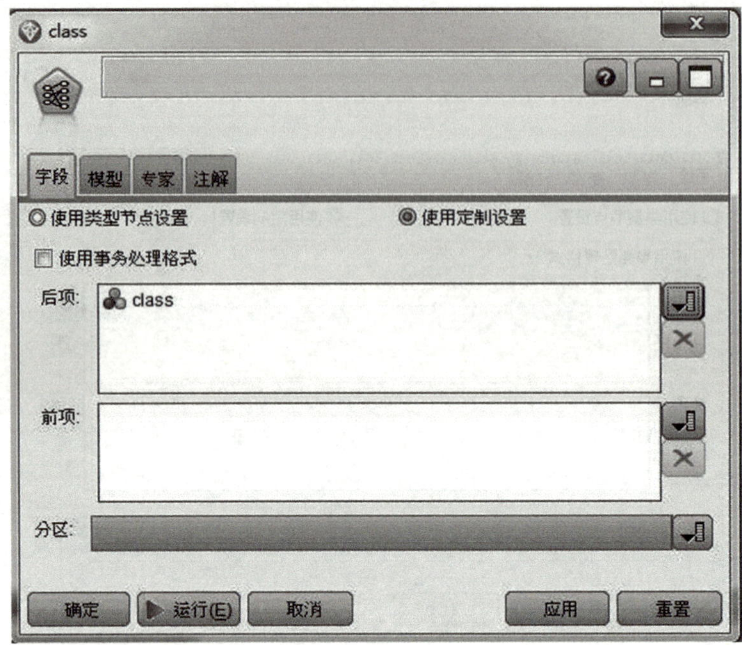

图 5-26　后项选定后的效果图

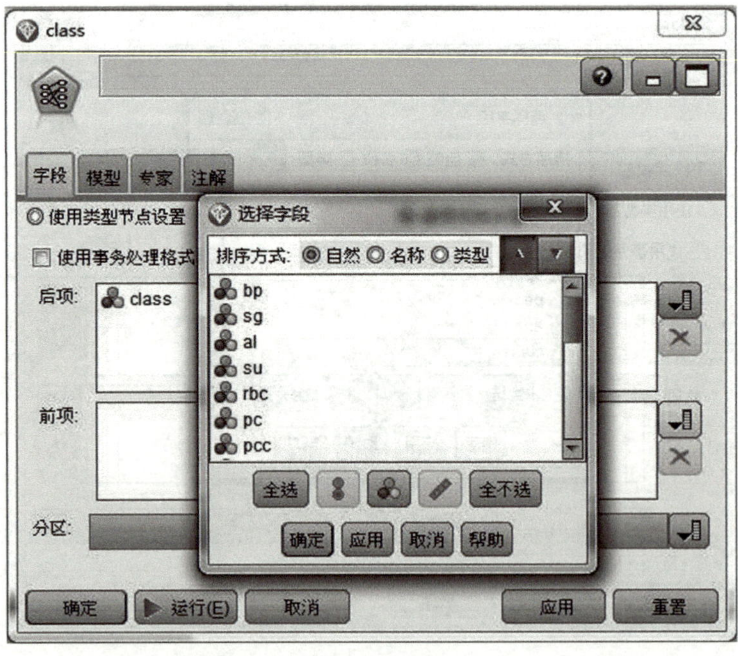

图 5-27　前项选择界面

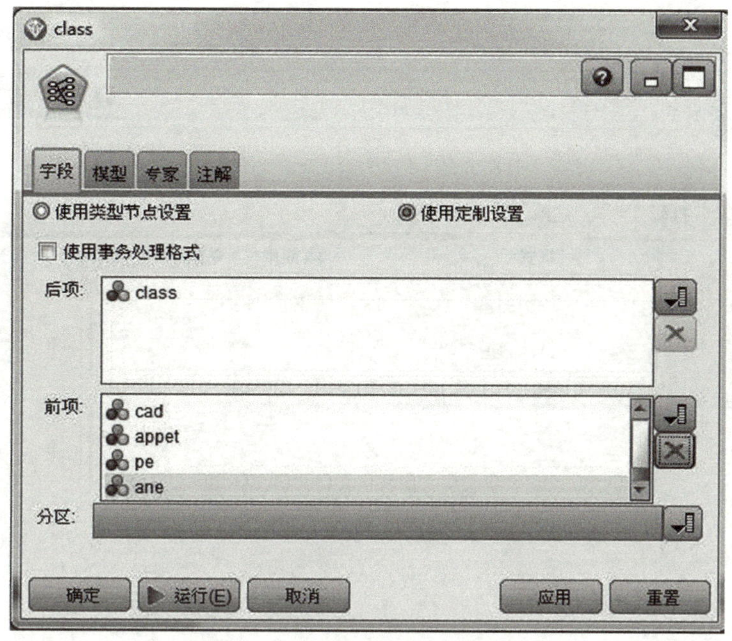

图 5-28　前项选定后的效果图

2. 接着按以下步骤操作，默认设置【模型】，如图 5-29 所示；【专家】的【简单】模式，如图 5-30 所示；【专家】的【专家】模式，如图 3-31 所示，在【模型】标签下，做相关选择或设置。本次操作选择【自动】设置，其他都默认设置，点击【运行】按钮，执行关联挖掘算法，得到关联挖掘建模结果，如图 5-32 所示。双击数据流图中【结果】图标，可显示关联挖掘部分结果图型化展示，如图 5-33 所示，挖掘部分结果见表 5-2。

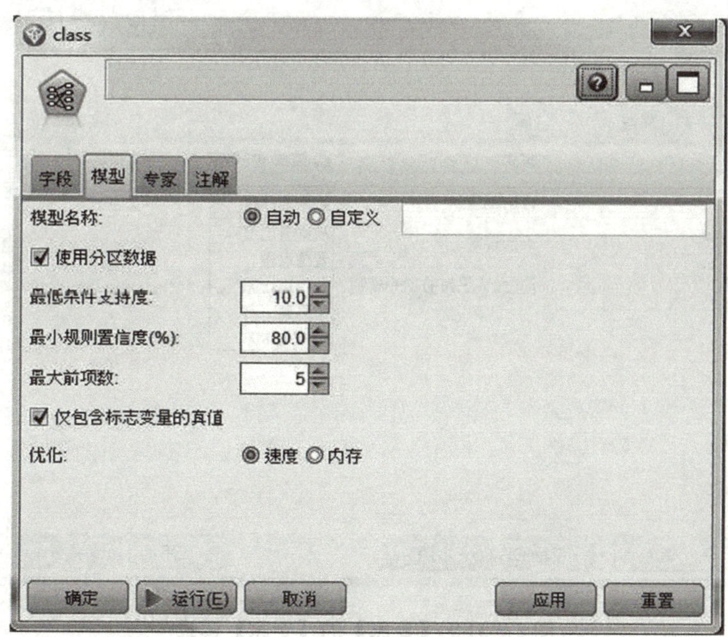

图 5-29　默认设置【模型】

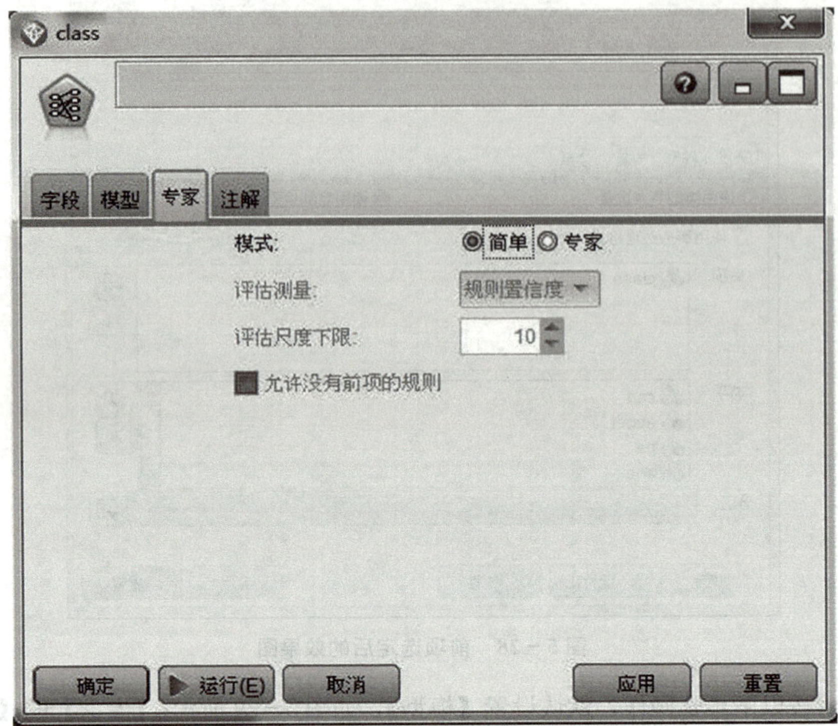

图 5-30 【专家】的【简单】模式

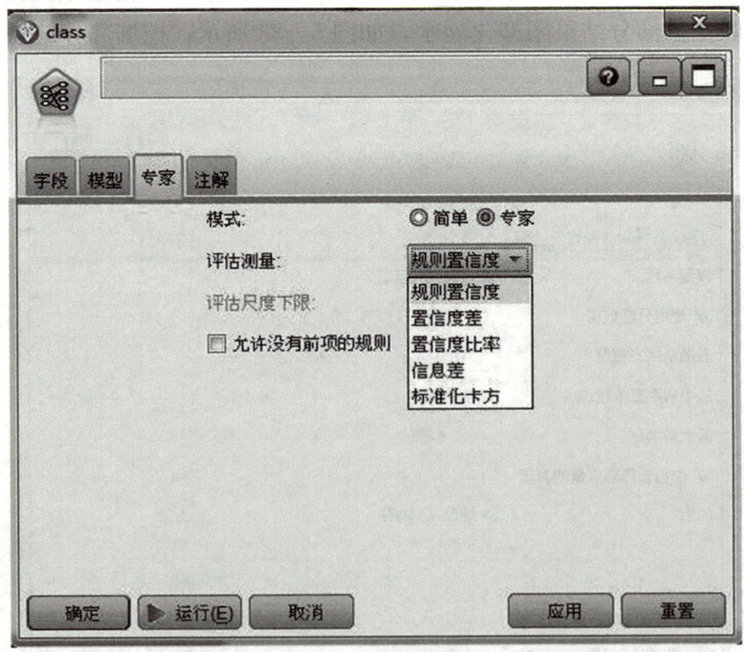

图 5-31 【专家】的【专家】模式

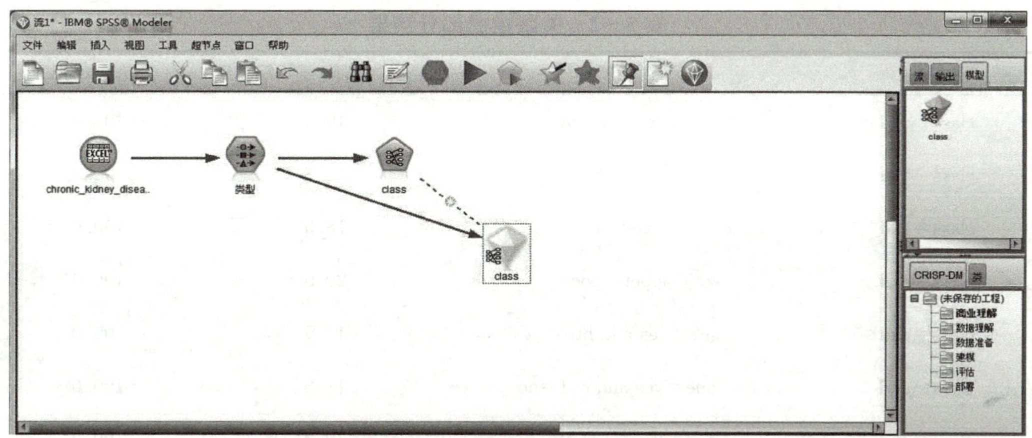

图 5－32　关联挖掘建模结果

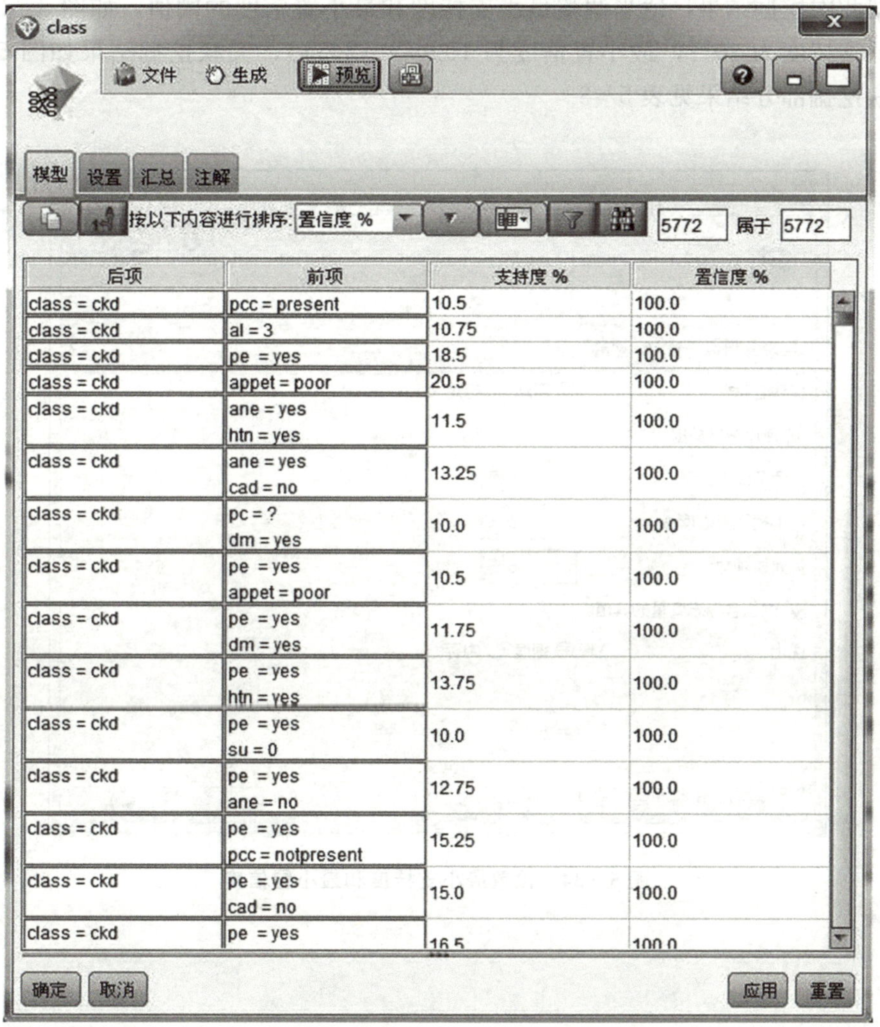

class

文件　生成　预览

模型　设置　汇总　注解

按以下内容进行排序: 置信度 %　5772　属于　5772

后项	前项	支持度 %	置信度 %
class = ckd	pcc = present	10.5	100.0
class = ckd	al = 3	10.75	100.0
class = ckd	pe = yes	18.5	100.0
class = ckd	appet = poor	20.5	100.0
class = ckd	ane = yes htn = yes	11.5	100.0
class = ckd	ane = yes cad = no	13.25	100.0
class = ckd	pc = ? dm = yes	10.0	100.0
class = ckd	pe = yes appet = poor	10.5	100.0
class = ckd	pe = yes dm = yes	11.75	100.0
class = ckd	pe = yes htn = yes	13.75	100.0
class = ckd	pe = yes su = 0	10.0	100.0
class = ckd	pe = yes ane = no	12.75	100.0
class = ckd	pe = yes pcc = notpresent	15.25	100.0
class = ckd	pe = yes cad = no	15.0	100.0
class = ckd	pe = yes	16.5	100.0

确定　取消　应用　重置

图 5－33　关联挖掘部分结果图型化展示

表 5-2 关联挖掘部分结果

后项	前项	支持度（%）	置信度（%）
class=ckd	pcc=present	10.5	100.0
class=ckd	al=3	10.8	100.0
class=ckd	pe=yes	18.5	100.0
class=ckd	appet=poor	20.5	100.0
class=ckd	ane=yes and htn=yes	11.5	100.0
class=ckd	ane=yes and cad=no	13.3	100.0
class=ckd	pc=? and dm=yes	10.0	100.0

根据此次挖掘结果，适当调整最小支持度和最小置信度的阈值，如图 5-34 所示。设置最低支持度为 30%，最小置信度为 100%，调整后，关联挖掘结果如图 5-35 所示，关联挖掘部分结果见表 5-3。

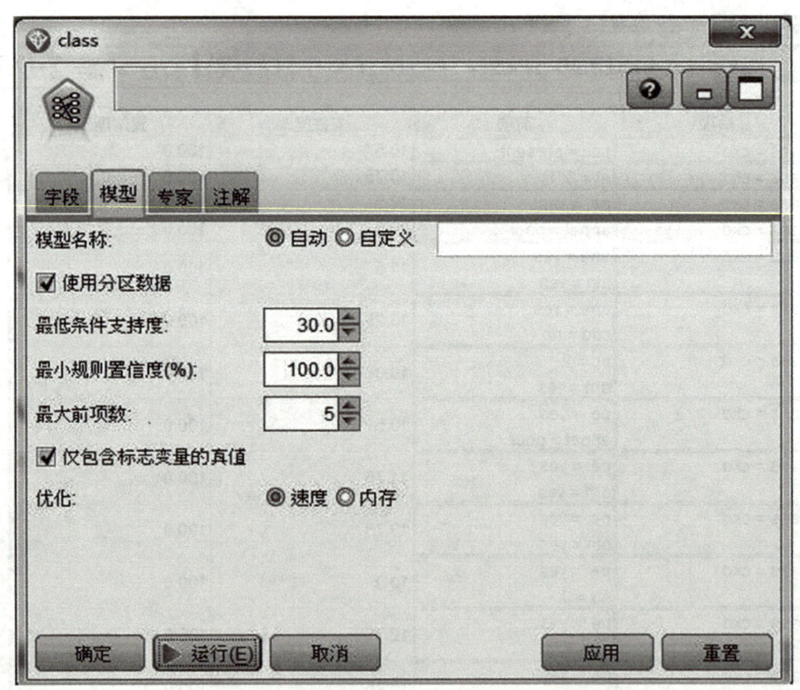

图 5-34 设置最小支持度和最小置信度

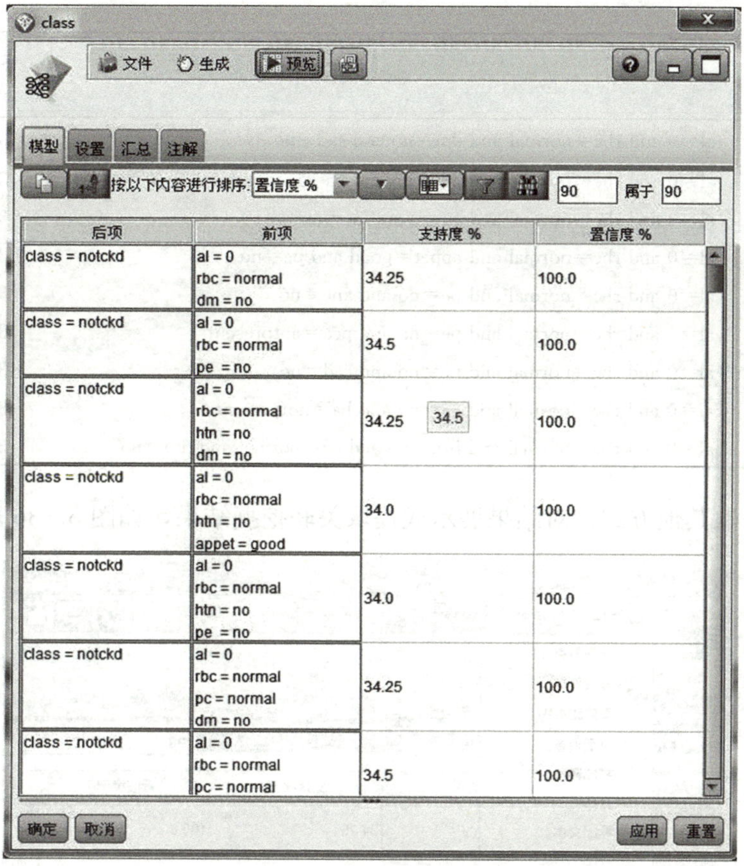

图 5-35 关联挖掘运行结果

表 5-3 调整后关联挖掘部分结果

后项	前项	支持度（%）	置信度（%）
class=notckd	al=0 and rbc=normal and dm=no	34.2	100.0
class=notckd	al=0 and rbc=normal and pe=no	34.5	100.0
class=notckd	al=0 and rbc=normal and htn=no and dm=no	34.2	100.0
class=notckd	al =0 and rbc=normal and htn=no and appet=good	34.0	100.0
class=notckd	al=0 and rbc=normal and htn=no and pe=no	34.0	100.0
class=notckd	al=0 and rbc=normal and pc=normal and dm=no	34.2	100.0
class=notckd	al=0 and rbc=normal and pc=normal and pe=no	34.5	100.0
class=notckd	al=0 and rbc=normal and dm=no and su=0	34.2	100.0
class=notckd	al=0 and rbc=normal and dm=no and appet=good	34.0	100.0
class=notckd	al=0 and rbc=normal and dm=no and pe=no	34.0	100.0
class=notckd	al=0 and rbc=normal and dm=no and ane=no	34.0	100.0
class=notckd	al=0 and rbc=normal and dm=no and pcc=notpresent	33.5	100.0

续表

后项	前项	支持度（%）	置信度（%）
class=notckd	al=0 and rbc=normal and dm=no and cad=no	34.3	100.0
class=notckd	al=0 and rbc=normal and dm=no and ba=notpresent	33.5	100.0
class=notckd	al=0 and rbc=normal and su=0 and pe=no	34.5	100.0
class=notckd	al=0 and rbc=normal and appet=good and pe=no	34.5	100.0
class=notckd	al=0 and rbc=normal and pe=no and ane=no	34.5	100.0
class=notckd	al=0 and rbc=normal and pe=no and pcc=notpresent	33.8	100.0
class=notckd	al=0 and rbc=normal and pe=no and cad=no	34.0	100.0
class=notckd	al=0 and rbc=normal and pe=no and ba=notpresent	33.8	100.0
class=notckd	al=0 and rbc=normal and htn=no and pc=normal and dm=no	34.3	100.0

还可以采取其他方式，对结果展示或提取关联挖掘结果，如图 5-36 所示。

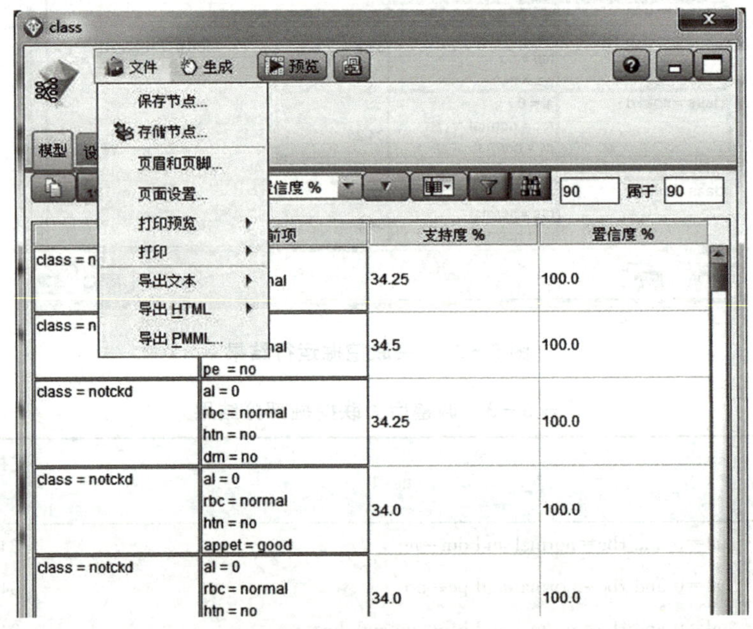

图 5-36　其他方式的结果展示

如上，整个关联挖掘建模过程完成。在实际操作过程中，根据需要选择合适的数据流和相关参数。

本节主要介绍了数据集获取、建模准备（数据流）、导入数据及预处理、关联挖掘四个部分内容，通过这个建模过程，逐渐掌握数据挖掘及 IBM SPSS Modeler 14.1 软件的使用。

为提高人类的健康水平，探索疾病的发生、发展规律，需要我们不断探究，通过对医学大数据的充分挖掘和利用，从海量的知识中发现其中隐藏的规律，从中发现有价值的信息，使其为临床实践和决策服务。

思考题

1. 数据挖掘的基本步骤。
2. 关联挖掘中的支持度和置信度如何计算。
3. 什么是离群点分析。
4. IBM SPSS Modeler 中如何建立数据挖掘的数据流。
5. 如何挖掘方剂的用药规律。

主要参考书目

[1] 李燕，张晓河，王欣．医学信息技术导论．兰州：兰州大学出版社，2014.

[2] 金艳，庞津．医药信息技术基础．北京：中国医药科技出版社，2015.

[3] 杨名经．医学信息学概论．北京：科学出版社，2015.

[4] 张俊涛．数字电路与逻辑设计．北京：清华大学出版社，2017.

[5] 李小华，周毅．医院信息系统数据库技术与应用．广州：中山大学出版社，2015.

[6] 王珊，萨师煊．数据库系统概论（4 版）．北京：高等教育出版社，2006.

[7] 沙行勉．计算机科学导论——以 Python 为舟（2 版）[M]．北京：清华大学出版社，2017.

[8] 施诚．医院信息系统分析与设计．北京：电子工业出版社，2014.

[9] 李小华．医疗卫生信息标准化技术与应用．北京：人民卫生出版社，2016.

[10] 马斌荣．医院信息系统理论与实践．北京：高等教育出版社，2014.

[11] 冯天亮，尚文刚．医院信息系统教程．北京：科学出版社，2012.

[12] 张毓晋．图像工程（2 版）．北京：清华大学出版社，2007.

[13] 章新友．医学图形图像处理（3 版）．北京：中国中医药出版社，2018.

[14] Excel Home. Excel 2013 数据透视表应用大全．北京：北京大学出版社，2016.

[15] 杨群．Excel VBA 应用实战技巧．北京：清华大学出版社，2013.

[16] 史周华，何雁．中医药统计学与软件应用．北京：中国中医药出版社，2017.

[17] 徐向宏，何明珠．实验设计与 Design-Expert、SPSS 应用．北京：科学出版社，2010.

[18] 周仁郁．中医药统计学．北京：中国中医药出版社，2008.

[19] Jiawei Han，Micheline Kamber，Jian Pei. *Data Mining Concepts and Techniques Third Edition*. 北京：机械工业出版社，2012.

[20] Richard O. Duda，Peter E. Hart，David G. *Stork. Pattern Classification Second Edition*. 北京：机械工业出版社，2015.

[21] 薛薇，陈欢歌．SPSS Modeler 数据挖掘方法及应用（2 版）．北京：电子工业出版社，2016.

[22] 任昱衡，姜斌，李倩星，等．数据挖掘：你必须知道的 32 个经典案例（2 版）．北京：电子工业出版社，2018.